卫生部"十二五"规划教材
全国高等医药教材建设研究会"十二五"规划教材
全国高职高专教材　供五年一贯制护理学专业用

急危重症护理学

第2版

主　编　谭　进
副主编　胡大杰　马晓衡
编　者（以姓氏笔画排列）
马晓衡（廊坊市卫生学校）
王继彦（大庆医学高等专科学校）
刘庆国（厦门医学高等专科学校）
宋　晶（哈尔滨市卫生学校）
张淑凤（黑龙江省医院）
罗红艳（湖北襄樊职业技术学院）
赵丽华（昆明学院医学院）
胡大杰（安徽省阜阳卫生学校）
徐小娜（青岛卫生学校）
黄艳萍（西双版纳职业技术学院）
谭　进（湘潭职业技术学院）

人民卫生出版社

图书在版编目（CIP）数据

急危重症护理学 / 谭进主编 . —2 版 . —北京：人民卫生出版社，2011.7

ISBN 978-7-117-14513-8

Ⅰ. ①急… Ⅱ. ①谭… Ⅲ. ①急性病 - 护理学 - 高等职业教育 - 教材②险症 - 护理学 - 高等职业教育 - 教材 Ⅳ. ①R472.2

中国版本图书馆 CIP 数据核字（2011）第 115260 号

急危重症护理学

第 2 版

主　　编：谭　进
出版发行：人民卫生出版社（中继线 010-59780011）
地　　址：北京市朝阳区潘家园南里 19 号
邮　　编：100021
E - mail：pmph @ pmph.com
购书热线：010-59787592　010-59787584　010-65264830
印　　刷：北京市艺辉印刷有限公司
经　　销：新华书店
开　　本：787 × 1092　1/16　　印张：13
字　　数：325 千字
版　　次：2004 年 6 月第 1 版　2022 年10月第 2 版第 28 次印刷
标准书号：ISBN 978-7-117-14513-8
定　　价：21.00 元
打击盗版举报电话：010-59787491　E-mail：WQ @ pmph.com
质量问题联系电话：010-59787234　E-mail：zhiliang @ pmph.com
数字融合服务电话：4001118166　E-mail：zengzhi @ pmph.com

第二轮全国高职高专五年一贯制护理学专业卫生部规划教材

修订说明

第一轮全国高职高专五年一贯制护理学专业卫生部规划教材是由全国护理学教材评审委员会和卫生部教材办公室2004年规划并组织编写的，在我国高职高专五年一贯制护理学专业教育的起步阶段起到了非常积极的作用，很好地促进了该层次护理学专业教育和教材建设的发展和规范化。

全国高等医药教材建设研究会、全国卫生职业教育护理学专业教材评审委员会在对我国高职高专护理学专业教育现状（专业种类、课程设置、教学要求）和第一轮教材使用意见调查的基础上，按照《教育部关于加强高职高专教育人才培养工作的意见》等相关文件的精神，组织了第二轮教材的修订工作。

本轮修订的基本原则为：①体现“三基五性”的教材编写基本原则：基本理论和基本知识以“必须、够用”为度，可适当扩展，强调基本技能的培养。在保证教材思想性和科学性的基础上，特别强调教材的适用性与先进性。同时，教材融传授知识、培养能力、提高素质为一体，重视培养学生的创新能力、获取信息的能力、终身学习的能力，突出教材的启发性。②符合和满足高职高专教育的培养目标和技能要求：本套教材以高职高专护理学专业培养目标为导向，以护士执业技能的培养为根本，力求达到学生通过学习本套教材具有基础理论知识适度、技术应用能力强、知识面较宽、综合素质良好等特点。③注意与本科教育和中等职业教育的区别。④注意体现护理学专业的特色：本套教材的编写体现对“人”的整体护理观，使用护理程序的工作方法，并加强对学生人文素质的培养。⑤注意修订与新编的区别：本轮修订是在上版教材的基础上进行的修改、完善，力求做到去粗存精，更新知识，保证教材的生命力和教学活动的良好延续。⑥注意全套教材的整体优化：本套教材注重不同教材内容的联系与衔接，避免遗漏和不必要的重复。⑦注意在达到整体要求的基础上凸显课程个性：全套教材有明确的整体要求。如每本教材均有实践指导、教学大纲、中英文名词对照索引、参考文献；每章设置学习目标、思考题、知识链接等内容，以帮助读者更好地使用本套教材。在此基础上，强调凸显各教材的特色，如技能型课程突出技能培训，人文课程增加知识拓展，专业课程增加案例导入或分析等。⑧注意包容性：本套教材供全国不同地区、不同层次的学校使用，因此教材的内容选择力求兼顾全国多数使用者的需求。

全套教材共29种，配套教材15种，配套光盘12种，于2011年9月前由人民卫生出版社出版，供全国高职高专五年一贯制护理学专业师生使用，也可供其他学制使用。

第二轮教材目录

序号	教材名称	配套教材	配套光盘	主编	指导评委
1	人体结构学	√	√	杨壮来　牟兆新	赵汉英
2	病理学与病理生理学	√	√	陈命家	姜渭强
3	生物化学			赵汉芬	黄　刚
4	生理学			潘丽萍	陈命家
5	病原生物与免疫学	√		许正敏	金中杰
6	护理药理学	√	√	徐　红	姚　宏
7	护理学导论	√	√	王瑞敏	杨　红
8	基础护理技术	√	√	李晓松	刘登蕉
9	健康评估	√		薛宏伟	李晓松
10	护理伦理学			曹志平	秦敬民
11	护理心理学		√	蒋继国	李乐之
12	护理管理与科研基础	√		殷　翠	姜丽萍
13	营养与膳食			林　杰	路喜存
14	人际沟通			王　斌	李　莘
15	护理礼仪		√	刘桂瑛	程瑞峰
16	内科护理学	√	√	马秀芬　张　展	云　琳
17	外科护理学	√	√	党世民	熊云新
18	妇产科护理学	√	√	程瑞峰	夏海鸥
19	儿科护理学	√		黄力毅　张玉兰	梅国建
20	社区护理学			周亚林	高三度
21	中医护理学	√		陈文松	杨　军
22	老年护理学	√		罗悦性	尚少梅
23	康复护理学			潘　敏	尚少梅
24	精神科护理学		√	周意丹	李乐之
25	眼耳鼻咽喉口腔科护理学			李　敏	姜丽萍
26	急危重症护理学	√		谭　进	党世民
27	社会学基础			关振华	路喜存
28	护理美学基础		√	朱　红	高贤波
29	卫生法律法规			李建光	王　瑾

第一届全国卫生职业教育护理学专业教材

评审委员会名单

顾　　　问： 郭燕红　卫生部医政司
李秀华　中华护理学会
尤黎明　中山大学护理学院
姜安丽　第二军医大学
涂明华　九江学院

主任委员： 熊云新　柳州医学高等专科学校

副主任委员： 金中杰　甘肃省卫生厅
夏海鸥　复旦大学护理学院

委　　　员：（按姓名汉语拼音首字母排序）
陈命家　安徽医学高等专科学校
程瑞峰　江西护理职业技术学院
党世民　西安交通大学附设卫生学校
高三度　无锡卫生高等职业技术学校
高贤波　哈尔滨市卫生学校
黄　刚　甘肃省卫生学校
姜丽萍　温州医学院护理学院
姜渭强　苏州卫生职业技术学院
李春艳　北京朝阳医院
李乐之　中南大学湘雅二医院
李晓松　黑龙江护理高等专科学校
李　莘　广东省卫生职业教育协会
刘登蕉　福建卫生职业技术学院
路喜存　承德护理职业学院
梅国建　平顶山学院
秦敬民　山东医学高等专科学校

第2版前言

随着人类文明的进步，急危重症护理学不断发展，新理论与新技术不断涌现。为了适应我国高等卫生职业技术教育的迅速发展，全国高等医药教材建设研究会组织国内部分高职高专院校和医院教师编写了此教材。教材编写继续坚持“三基五性”的原则，特别强调教材的实用性与先进性。

本教材介绍了院前急救、急诊科及重症监护病房的管理和护理，对常用急救技术、监测技术、复苏技术以及常见急危重症患者的护理进行了重点介绍。在急救技术和监测技术编写时，强调操作前、中、后的护理重点。在编写急危重症患者护理时，以护理程序为框架，体现了“以人的健康为中心”的现代护理理念。另外，心肺脑复苏参考了《2010美国心脏病协会心肺复苏及心血管急救指南》进行编写。同时，本书采用知识链接形式，介绍了急危重症护理学的新进展。

此教材主要适用于五年一贯制高职护理专业学生使用，亦适用于三年制高专护理专业学生和在职护理专业人员继续教育培训使用。

本教材编写过程中得到了各编者所在单位及有关领导的大力支持和帮助，中南大学湘雅二医院倪江东教授、西安交通大学继续教育学院党世民副教授等专家对于本教材的编写给予了不少关心和指导，在此一并表示衷心的感谢。

限于编写时间仓促、编写经验不足，难免有欠缺之处，恳请广大师生和临床护理工作者不吝指正，以便再版时修订完善。

谭　进

2011年5月

第1版前言

随着社会的发展、社会人口的老龄化、疾病谱的改变以及生活节奏与压力的加快、加大，急重症病人迅速增多，急重症救护工作越来越受到重视；随着科技的进步及医疗水平的提高，抢救技术和监测技术不断发展，各种新的用于抢救和监测的仪器投入临床，对急重症护理人员的救护水平提出了更高的要求。本教材以急重症救护工作的基本理论、基本知识、基本技能为基础，力求突出一条主线（高级护理专业）、两个目标（应用型人才培养目标、高职课程目标），力求体现“三贴近”（贴近职业、贴近岗位、贴近学生）、“三特色”（理论够用、着重能力、突出实用）。按照本套教材的约定，本教材编写结构及内容按急救医疗服务体系的三个组成部分：院前急救、急诊科、重症监护病房等组织，并介绍了常用的急救技术及常见急重疾病的救护，临床各科的急重症由相应的教材编者编写。

本教材是由在教学及临床第一线工作的教师撰写而成，编写组成员既有丰富的教学经验，又有实践经验。但限于编写经验及编写时间仓促，肯定有不足之处，望广大教师和学生在使用中多提宝贵意见，以便及时修订。

编　者

2004 年 3 月

目　录

第一章 绪 论

学习目标

1. 掌握急危重症护理学、急诊医疗服务体系的概念。
2. 熟悉急危重症护理学的范畴、急诊医疗服务体系的管理。
3. 了解急危重症护理的发展简史、急危重症护理人员应具备的素质。

随着人类活动范围的不断扩大、生活节奏的加快、现代化程度的提高以及交通运输多样化，急危重症患者迅速增多，急危重症救护工作越来越受到重视。为了满足社会的需要，现代急危重症护理学应运而生，在挽救患者生命、提高抢救成功率、促进患者康复、减少伤残率、提高生命质量等方面发挥越来越重要的作用。

第一节 急危重症护理学的概念和范畴

一、概 念

急危重症护理学是一门研究各类急性病、急性创伤、慢性病急性发作及危重患者的抢救与护理的跨学科的综合性应用学科。

急危重症护理学是近二三十年来发展起来的一门新兴学科，既是护理学的重要组成部分，又是急诊医学、危重病医学的组成部分。随着医学学科的发展，急危重症护理学得到了快速发展，在救治急危重症患者方面发挥了重要作用。

二、研究范畴

急危重症护理学是急救医学的重要组成部分，随着急救医学的发展，研究范畴日益扩大，内容更加丰富。

1. 院前急救 是指急危重症患者进入医院前的救护，包括现场急救和途中监护两大任务。现场急救指在发病现场对患者进行初步救护，如复苏、止血、解毒等的救护。途中监护指从发病现场转送到医院途中需要实行的监测及护理，为后续救治争取时机。

2. 急诊科救护 是指急诊科医护人员对急危重症患者实行集中式抢救、监护、留观。经急诊科处理后，部分患者治愈出院；部分患者住院继续治疗；部分患者需收入重症监护病房进一步救治。

3. 重症监护病房救护 是指受过专门训练的医护人员在配备先进急救设备和监护设备的重症监护病房，对危重症疾病，如心搏呼吸骤停、休克、昏迷、多器官功能衰竭、严重水电解质酸碱平衡紊乱、急性多发性创伤等患者进行全面监护及治疗。

4. 灾难救护 是指对自然灾难（如地震、洪水、旱灾、台风、海啸、雪崩、火山爆发、泥石流、虫害等）和人为灾难（如交通事故、化学中毒、放射性污染、战争、武装冲突等）所造成的人员伤害迅速有效地进行救治。

5. 急危重症护理教学、管理和科研 包括急危重症护理人员的技术业务培训、急救护理工作的管理、科学研究和情报交流等。

第二节 急危重症护理的发展简史

一、急危重症护理学的起源

急危重症护理学的起源可追溯到1854～1856年间的克里米亚战争。前线战伤的英国士兵死亡率高达50％，Florence Nightingale率领38名护士前往前线实行救护，使死亡率下降到2.2％。这充分说明了有效的抢救和急救护理技术在抢救急危重症患者中的重要作用。实际上，Florence Nightingale及其同事在当时所从事的就是现代急诊医疗服务体系中的院前急救工作。

二、国际急危重症护理的发展简史

急危重症护理学是随着急救医学发展起来的护理学科。美国是急救医学的发源地。

20世纪50年代与60年代初，欧美国家的一些大的医疗中心相继建立了重症监护治疗病房。

1963年，美国耶鲁的New Haven Hospital急诊科首次运用分诊技术（triage）。

1966年，美国颁发了《公路安全法案》，规定要重视现场急救，并为此培训急救人员及非医务工作者的初级急救技术，取得较好效果。

1968年，美国麻省理工学院建立急诊医疗服务体系。

1972年，英国皇家护理学院（The Royal College of Nursing，RCN）A&E护理团体（Accident & Emergency Nursing group）成立，该团体的主要功能之一便是为A&E护士不断更新临床急救知识与技术，并由此形成了当今急救护理课程的雏形。

20世纪60年代，随着电子设备的发展，如心电示波器、电除颤器、人工呼吸机、血液透析机的出现并用于临床，使急救护理的理论和实践得到了进一步发展。

1975年5月，国际红十字会在前联邦德国召开了急救医疗会议，提出了急救事业国际化、国际互助和标准化方针，要求急救车装备必要的仪器，国际统一急救电话号码及交流急救经验。

1979年，国际上正式承认急救医学是一门独立的医学学科，紧随其后，急救护理学也成为了护理学中的一门重要学科。

1983年，美国医学专业委员会确立麻醉、内科、外科和儿科四大医学专科中设立危重症医学专业。

此后,急危重症护理在国际上迅猛发展,为急危重症患者提供最及时的救护,挽救了成千上万人的生命。

三、我国急危重症护理学的发展

我国的急危重症护理工作,开始于抗日战争和解放战争时对伤员的战地初级救护和转运。20 世纪 50 年代,我国按照前苏联模式开始在大中城市建立急救站。70 年代开始建设心脏监护病房;80 年代各医院相继成立急救中心。1980 年 10 月,卫生部颁发"关于加强城市急救工作的意见",要求根据条件加强急救工作。1981 年《中国急救医学》杂志创刊。1983 年,卫生部颁布了"城市医院急诊室(科)建设方案",这个方案规定了急诊科的任务、急诊医疗工作的方向、组织和管理,以及急诊工作的规章制度。许多医院相继成立了急诊科、专科或综合监护病房。从此我国的急危重症护理步入正轨。

1986 年 11 月,我国通过了"中华人民共和国急救医疗法"。此后,急救工作加快发展,设立全国统一呼叫号码为"120"。20 世纪 90 年代以来,随着我国经济实力的增强和全社会对急危重症护理重要性认识水平的提高,由院前急救、急诊科、ICU 构成的急诊医疗服务体系逐步建立健全,拥有了现代化的监护型救护车和灵敏的通讯工具,使抢救半径缩短至 5km 左右。1999 年由我国 54 个民航医疗机构联合发起成立了"中心民航机构管理委员会现代医学航空救援专业组",使航空急救做到"应急、就近、方便"。

教育部将"急救护理学"确立为护理学科的必修课程,高等医学院校本、专科护理教育都开设了"急救护理学"。中华护理学会和危重症病监护委员会等各级专业协会积极开展专科培训及学术活动,培养了大批急危重症护理人才。

目前,我国急诊医疗服务体系基本健全、急救网络逐步形成,全民急救意识普遍提高。急危重症护理学的内容和范畴不断扩展,在急诊医疗服务体系中显示出举足轻重的地位和作用。

第三节 急诊医疗服务体系

一、概 念

急诊医疗服务体系(emergency medical service system,EMSS)是综合院前急救、院内急诊科救护、重症监护室救护和各专科的"生命绿色通道"为一体的急救网络。EMSS 把急救医疗措施迅速送到危重症患者身边或发病现场,经初步急救处理,维护其基础生命,再把患者安全地转运到医院进行进一步救治,确保用最短的时间把最有效的医疗服务提供给急危重症患者。

知识链接

EMSS 是必须具有较强的受理应答呼救能力的专业通讯指挥、承担院外急救的机构。同时迅速的派出救护力量,到达现场处理急危重症患者。为了缩短救护时间,急救系统应该有一个统一的电话号码。如美国家喻户晓的"911"、法国的"15"、中国香港特别行政区的"999"、日本的"119"以及德国的"112"。1986 年,我国将"120"定为医疗急救电话,近年来,部分城市开通了红十字会系统设立的"999"急救电话。

二、急诊医疗服务体系的管理

我国 EMSS 工作起步较晚，与发达国家相比还存在一定的差距。卫生部从急救事业的组织建立、体制管理、救治质量等方面给予了政策性和指导性支持，推动我国 EMSS 的进程，探索一条符合我国国情的 EMSS 发展道路。

1. 建立灵敏的通讯网络 建立健全灵敏的通讯网络是提高急救应急能力的基础，对重要单位、重点部门和医疗机构设立专线电话，以确保在紧急呼救时通讯畅通无阻，提高反应时效。

2. 改善院前急救的运输工具 急救用的运输工具既是运送病员的载体，又是现场及途中实施抢救、监护的场所。救护车要配备必要的设备，可实施气管插管、输液、心脏除颤等措施和心电监护、血氧饱和度等监测。在沿海地区、边远地区、牧区及有条件的城市，应因地制宜，根据急救需要发展急救直升机或快艇。各级卫生行政部门，要制定完善急救运输工具的使用管理制度，保证其功能正常良好。

3. 加强急救专业人员培训 编著统一并不断更新的适合我国院前急救实际情况的培训教材，对急救专业人员进行理论知识和操作技能的培训。建立院前急救人员准入制度，确保院前急救人员都经过专业培训并具备相应的业务水平。建立急救专业人员复训和考试制度，促进急救专业人员的业务水平不断提高。EMSS 的管理人员需要具有医学资格，并接受管理培训。

4. 普及社会急救 政府和各级各类医疗卫生机构应广泛宣传培训，普及急救技术，如徒手心肺复苏、骨折固定、止血、包扎、搬运等。意外灾害发生时，在专业人员尚未到达现场时，现场人员能自救和互救。广大群众在各种场所遇到急诊时，有义务向就近医疗机构或急救部门呼救。社会各部门、各单位接到呼救信息，必须从人力、物力、财力和技术方面给予全力援助。

5. 完善卫生法律法规 目前，我国的急救医疗规范、装备配备标准、急救人员培训与使用、院前急救服务标准还不统一，因此，需要完善相关的卫生法律法规，稳定急救队伍，加快学科发展，提高服务质量。

6. 组建布局合理的急救网络 我国人口众多，各地经济发展差异较大，卫生资源的配置利用不平衡，EMSS 的各环节存在衔接不良的问题。根据实际情况，卫生行政部门在县以上地区应组建本地区急救站、医院急诊科（室）、社区卫生服务中心等相结合的医疗急救网。在省（自治区、直辖市）应建立急救中心，掌握急救信息，承担院前急救、院内抢救、培训和科研等工作。通过建立统一管理机构，优化急救网络，合理利用急救资源，促进 EMSS 更加完善。

第四节 急危重症护理人员的素质要求

急危重症患者具有起病急、病情危重、变化快和病因复杂等特点，要求护理人员在最短的时间内用最简练的方法对接诊患者作出初步判断，并给予紧急救护。这对急危重症护理人员提出了更高的素质要求。要学好急危重症护理学，成为一名合格的急危重症护理人才，应从以下几方面努力：

一、培养良好的职业道德

急危重症患者起病急、病情危重、变化快，要求急危重症护理人员要有强烈的责任心，牢固树立"时间就是生命"的观念，高速度、高效率抢救患者的生命。还需要有不怕脏、不怕累、不怕危险的精神，在抢救灾害性事故患者时，还需要有献身精神。如果护士在工作中疏忽大意或掉以轻心，就会增加患者的痛苦，丧失抢救治疗患者的时机。

二、具有良好的管理协调能力

急危重症护士是各项救护措施的执行者，需要积极实施和配合各种急救操作，辅助抢救人员正确使用各种仪器，保证用药准确、及时。急危重症护士还是患者、医护人员、家属和对外的联系者，能否排除抢救护理的各种障碍，协调好各个方面的关系，直接关系到抢救工作能否顺利开展。因此，急危重症护士必须具备良好的管理协调能力，才能有条不紊的开展各项抢救工作，提高抢救成功率。

三、掌握扎实的理论知识

急救所面对的患者常常有多种疾病共同存在，会涉及内、外、妇、儿等各专科疾病中的急性病、危重病，工作中需要这些专业范畴的专业知识，还会涉及伦理学、社会学、心理学等多方面的知识。这就要求护士不仅要有扎实的基础理论知识，还要善于将基础理论与各科知识相互联系，融会贯通，并将理论与实践结合，认真总结成功的经验和失败的教训，善于分析在抢救中遇到的各种问题，经过科学的思考，提高分析问题、解决问题的能力。

四、熟悉常用急救技术

对急诊患者的抢救，特别是大规模急危重伤病患者的抢救，是一个系统工程，要求各方面人员协调作战，所以对技术水平要求很高，必须准确到位，否则很容易影响整体抢救效果。护士一定要熟悉急救技术，达到技术成型，才能及时有效应用。

五、具备健康的体魄和良好的心理素质

急重症患者的病情危重、变化快，抢救工作紧张激烈，随时可能出现大批的患者，使工作负荷加大，要求急危重症护士具有充沛的精力，随时应对突发事件。因此，急危重症护士必须拥有健康的体魄，有较强的耐力与体力，能吃苦耐劳，才能完成急危重症护理工作。

急救工作充满着风险，随机性强，常常面对突发事件，在抢救急危重症患者过程当中往往出现意想不到的紧急情况，要求护士具备稳定的心理素质，在整个工作过程中做到遇事不慌、沉着冷静、准确迅速地配合抢救工作。

急危重症护士在救治护理工作中还时常会遇到危险的场地、危重的伤情、危急的情况，有时甚至会见到一些惨不忍睹的境况，急危重症护士应有顽强的意志，在困难面前百折不挠，才能最终战胜困难，完成急救任务。

（谭　进）

思考题

1. 简述急危重症学的概念、研究范畴和发展简史。
2. 急诊医疗服务体系包括哪几部分？
3. 如何才能成为一名合格的急救护理人员？

第二章　院前急救

学习目标

1. 掌握院前急救的现场评估、现场救护和转运与途中的监护。

2. 熟悉院前急救的概念、急救特点、任务和急救原则。

3. 了解院前急救模式、灾害的定义、分类、特点、急救流程和突发公共卫生事件的救护。

现代救护的新概念改变了传统的急救医疗模式，将急救实施场所从医院拓展到家庭、社区和其他公共场所等，在急危重伤病患者的发病初期就给予及时、有效的现场抢救，维持患者的生命，防止再损伤，减轻痛苦，并迅速护送患者到医院进行进一步的救治，为院内急救赢得时间和条件，减少急危重伤病患者的死亡率和致残率。大量实践证明：急危重症患者多由于抢救时机延误，并发症加重而死亡，而死于原发疾病的不到 10%。院前急救是急救医疗服务体系的首要环节，是社会医疗保障系统的重要组成部分，它的完善和健全反映一个国家的急救医疗反应能力和急救医学水平。

第一节　概　　述

一、概　　念

院前急救(pre-hospital emergency medical care)是指急危重症患者进入医院前的救护。有广义和狭义之分，主要区别在于是否有公众参与。

广义上讲，院前急救是指患者在进入医院前，由救护人员或目击者对其进行必要的急救，以维持基本生命体征和减轻痛苦的医疗活动和行为的总称。狭义上讲，院前急救专指从事专业急救的医务人员为急危重症患者提供现场急救、分诊分流、转运和途中监护服务的医疗活动。

随着社会的发展和进步，人们要求在急危重症发病初期就能得到及时有效的救治，最大限度地缩短“无治疗期”——即从患者发病至获得治疗为止的时间，降低急救患者的死亡率。

二、院前急救的特点

院前急救与院内急救相比，情况更为复杂，在地点、环境、时间以及患者对医疗服务的要求等方面有许多不同，院前急救有其自身的特殊性，其主要特点有以下 6 个方面。

1. 社会性强，随机性大 重大灾难及突发事故的现场救援常常涉及社会的多个方面，因此，院前急救超出了纯粹的医学领域，体现出政府职能，这是其社会性强的表现。其随机性大则主要表现在患者呼救无时间限制，急救地点又分散在区域内各个角落，患者的流向一般也不固定，遇到特殊情况时还可能超越行政医疗区域分管范围。尤其是患者何时呼救以及重大事故、灾害事件的发生往往无法预料。

2. 时间紧迫 急症患者病情紧急、危重，当其发出呼救时，必须充分体现“时间就是生命”的紧急处理原则，其次还表现在不少患者或家属心理上焦虑和恐惧，要求迅速送往医院的心情十分迫切。

3. 病种多样复杂 紧迫性、重大性、突发性的灾害事故后伤员的情况，不管是危重患者还是急诊患者，在呼救时都可能涉及多科病种，病情程度也各异。

4. 急救环境条件差 其主要原因有病史不详，缺乏客观资料；非医疗环境，急救人员、设备、仪器受限制；运送时救护车的震动、噪声和路途颠簸等常影响检查治疗工作。

5. 以对症治疗为主 院前急救因时间紧迫和医疗条件差，故要明确治疗非常困难，只能以对症治疗为主。

6. 对急救人员要求高 既要有良好的专业素质，又要有良好的身体素质。换言之，急救人员要有狮子样的体力，牛一样的奉献，猴子样的敏捷，骆驼样的耐劳。

三、院前急救的任务

根据院前急救的重要社会职能和功能定位，院前急救的任务包括以下 5 个方面。

1. 承担日常情况下呼救患者的急救处理。
2. 承担突发事件、灾难或战争时医疗救护工作。
3. 承担特殊情况下的急救任务（指当地的大型集会、游行、重要会议、国际比赛、外国元首来访等的急救）。
4. 承担向民众普及急救知识的任务。
5. 承担接受信息、传递信息、指挥调度及与上级领导、救灾急救指挥中心、急救现场、急救车和医院急诊科联络的任务。

四、院前急救原则

院前急救往往没有充分的时间和条件明确诊断，所以现场救治患者时，为了提高抢救的成功率、减少伤残率和降低死亡率，须遵循以下 6 个基本原则。

1. 先排险后救护 是指在实施现场救护前，应先进行环境评估，排险后再实施救护。如因触电导致的意外事故现场，应先切断电源后再进行救护；如遇有害气体造成的中毒现场，应先将患者移至空气新鲜的环境中再进行救护，以保证施救者与患者的安全。

2. 先复苏后固定 是指遇有心搏呼吸骤停又有骨折者，应首先用口对口呼吸和胸外按压等技术使心肺复苏，直至心跳呼吸恢复后，再进行骨折固定。

3. 先重伤后轻伤 是指在实施现场救护的过程中，如遇成批患者时，应在有限的时间、人力和物力情况下，遵循“先重后轻”原则，重点抢救有可能存活的患者。

4. 先止血后包扎 是指遇有大出血又有创口者，首先立即用指压、止血带或药物等方法止血，接着再消毒创口进行包扎。

5. 先施救后运送　是指对垂危重患者，先进行现场初步的紧急处理后，才可在严密监护下进行转运。

6. 急救与呼救并重　是指在遇到成批伤病者时，又有多人在现场的情况下，要紧张而镇静地分工合作，急救和呼救同时进行，以更快地争取急救外援。

第二节　院前急救模式

根据国外和国内院前急救的程序，总结目前西方国家院前急救模式和我国院前急救模式的特点，对院前急救模式进行简要地叙述。西方国家因隶属关系不同，目前院前急救模式主要有英-美模式和法-德模式；我国因各地区经济发展不平衡，城市规模、急救意识、服务区域以及传统观念影响等方面存在较大差异，为此在设立院前急救医疗机构时主要有独立型、依附医院型、单纯调度指挥型和联合型 4 种类型。

一、国外院前急救模式

全球范围内存在着多种院前急救模式，主要有英-美模式和法-德模式两大类。

1. 英-美模式　主要施救方式是"把患者带回医院"，其观点是患者被带回以医院为基础的急诊科，以得到更好的救护。在这种模式中急诊救护开始于到达医院之前，由专业人员，如急诊技师和护士进行现场对症救护为主，带回医院急诊科后由专业人员进行急诊处理。目前采用英-美模式的国家和地区包括澳大利亚、加拿大、爱尔兰、日本、新西兰、菲律宾和韩国等。

2. 法-德模式　主要施救方式是"把医院带到患者家中"，即送医师和技术到现场，希望在患者到达医院前得到高水平的医疗救护，救护措施主要放在现场，其具体操作者是医师及有关专业人员。医师大多是麻醉师，他们向患者提供大部分救护，所采取的急救手段多为救生与止痛。由于急诊科通常发展不完善，因此患者在现场分类后直接送进专科病房。这一模式存在一些问题，如医师没有受过很好的训练和监管，因此没有英-美模式中专业人员那样有质量保证；患者急诊治疗时间长、存活率低等。目前采用法-德模式的国家和地区包括奥地利、比利时、芬兰、挪威、波兰、葡萄牙、拉脱维亚、斯洛文尼亚、俄罗斯、瑞士和瑞典等。

二、我国院前急救模式

我国因各地区经济发展不平衡，城市规模、急救意识、服务区域以及传统观念影响等方面存在较大差异，主要有独立型、依附医院型、单纯调度指挥型和联合型 4 种类型。

（一）独立型

包括单纯院前型和院前-院内结合型。

1. 单纯院前型　如上海模式。这是由医疗救护中心站及其所属分站与该市若干医院紧密协作的急救模式。采用这种模式的城市，急救中心在县、区下设若干分站，这些分站设在协作医院内或附近，协作医院大多为县、区中心医院。各分站负责院前急救。院内救护则由各协作医院负责。急救流程：患者及家属或第一目击者（经过短期培训的救护员）通过"120"电话向急救中心呼救，中心站调度室调度指派就近分站出车出人到现场施救，然后监护运送患者到协作医院，也可到患者的医保医院继续院内救护。

2. 院前-院内结合型　如北京模式。北京急救中心是北京市院前急救和重大急救医疗任务的统一指挥、调度和抢救中心。该中心由院前急救科、院内急诊科、重症监护室、住院病房构成，并拥有现代化的调度通讯设备，可以和市政府、卫生局以及北京各大医院直接进行通讯联系。院前急救工作由医师、医士、护士协作承担，部分患者经院前抢救处理后转送中心监护室继续治疗，多数患者则被转运到其他医院。急救流程：患者及家属或第一目击者（经过短期培训的救护员）通过"120"电话向急救中心呼救，中心站调度室调度出车出人到现场施救，然后监护运送患者回急救中心或附近医院。

（二）依附医院型

依附医院型，如重庆模式，其特点是急救中心主要附属于一家大型综合医院，使用急救专线电话"120"，拥有现代化的急救仪器设备和救护车，患者经院前处理后可送到附近医院或收入自己的附属医院。因其有一所具有接受各专科患者能力的医疗单位，故扩大了院前急救和救治患者的范围。特点是投资少，对院前患者处理能力较强，但指挥权威性的建立有一定困难，适宜于中小城市中心医院兼急救中心。急救流程：患者及家属或第一目击者（经过短期培训的救护员）通过"120"电话向市县急救中心呼救，急救中心院前急救科派人派车到现场施救，然后监护运送患者回急救中心，由院内急救科或重症监护病房继续救治。

（三）单纯调度指挥型

单纯调度指挥型，如广州模式，是"120"急救指挥中心作为全市急救工作的总调度，以各医院急诊科为区域，按医院专科性质分片分科负责急救的模式。急救指挥中心负责与其他急救系统、单位（如公安）、消防、人防、血液中心和防疫站等联系协作，以应付突发灾害事故；急救情报的收集和研究，与红十字会合作培训全市的各级医务人员，并对群众进行现场急救知识普及教育。急救流程：患者及家属或第一目击者（经过短期培训的救护员）通过"120"电话向市急救指挥中心呼救，当接到呼救后，立即通知该区域承担院前急救任务的医院急诊科，急诊护士接到电话指令后，由值班护士按病情通知有关专科医师、护士及驾驶员赶赴现场抢救，然后监护运送患者回本院继续治疗。

（四）联合型

联合型，如香港模式，香港特区的医疗急救采用与消防、司警统一的通讯网络，报警电话为"999"，消防署从就近的救护站派出救护人员赶赴现场，把患者送入医管局所辖医院或患者指定医院。日常的医疗急救任务由消防署负责，遇到大型事故时，还有医疗辅助队和救伤队（均为志愿团体）等参与抢救，他们训练有素，设备精良，反应速度快，能为社会提供应急医疗服务。

我国有些地区采取整合110（公安）、112（交警）、119（消防）和120（急救）的报警救援系统，建立四警合一，联合出动救援模式，如苏州、镇江和南宁等，以此提升综合应急能力，提高应急救援效率。

第三节 院前急救护理

一、现场评估

（一）环境评估

快速评估造成事故、伤害及发病的原因，是否存在对救护者、患者或旁观者造成伤害的危险环境，如对触电者现场救护，必须先切断电源；如伤员围困在险区，先消除险境；如为有毒环境，应做好防毒防护措施，以保安全。

（二）病情评估

1. 初步评估 快速评估危重病情，包括对意识、气道、呼吸、循环等几方面进行评估。

(1)意识：先判断患者神志是否清醒。如对患者呼唤、轻拍面颊、推动肩部时，患者会睁眼或有肢体运动等反应；拍打婴儿足底或掐捏其上臂，婴儿会出现哭泣，说明存在一定的意识。如对上述刺激无反应，则表明意识丧失，已处于危重状态。

(2)气道：保持气道畅通是呼吸的必要条件。如患者有反应但不能说话、咳嗽，出现呼吸困难，可能存在气道梗阻，必须立即检查原因并予清除。

(3)呼吸：检查者将自己面颊部靠近患者的口鼻处，通过一看（胸廓有无起伏）、二听（有无呼吸音）、三感觉（有无气流冲击面颊的感觉）的方法来判断患者自主呼吸是否存在。对呼吸存在的患者评估呼吸活动情况，即频率、深浅度、节律有无改变，有无呼吸困难、被动呼吸体位、发绀及三凹征。如出现呼吸变快、变慢、变浅或不规则，呈叹息样，提示病情危重，如呼吸已停止，应立即进行人工呼吸。

(4)循环：测量患者脉率及脉律。常规触摸桡动脉，如未触及，则应触摸颈动脉或股动脉，婴儿触摸肱动脉。缺氧、失血、疼痛、心力衰竭、休克时脉率加快、变弱；心律失常出现脉搏不规则；桡动脉触摸不清，说明收缩压＜80mmHg；也可通过触摸患者肢体皮肤了解皮肤温度、有无发热、有无湿冷，以及观察有无发绀、花纹出现，了解末梢循环来判断血液循环情况。

2. 进一步评估 在快速完成现场危重病情评估后，根据情况，对患者的头部、颈部、胸部、腹部、骨盆、脊柱及四肢进行全身系统或有针对性的重点检查。

(1)头部体征：①口：口唇有无发绀、破损，有无因误服腐蚀性液体致口唇烧伤或色泽改变，口腔内有无呕吐物、血液、食物或脱落牙齿，如发现牙齿松脱或安装有义齿，要及时清除。经口呼吸者，观察呼吸的频率、幅度、有无呼吸阻力或异味。②鼻：鼻腔是否通畅，有无呼吸气流，有无血液或脑脊液自鼻孔流出，鼻腔是否完整或变形。③耳：耳廓有无异物、变形，有无液体流出。如有血液或脑脊液流出，则提示有颅底骨折。另外，还要检查听力如何。④眼：观察眼球表面及晶状体有无出血或充血，视物是否清楚等。⑤面部：面部是否苍白或潮红，有无额部出汗。⑥头颅：注意头颅大小、外形，头皮有无外伤。

(2)颈部体征：观察颈部外形与活动，有无损伤、出血、血肿，有无颈项强直，项后部有无压痛。触摸颈动脉的强弱和脉律，注意有无颈椎损伤，以及观察气管是否居中。

(3)脊柱体征：主要是针对创伤患者，在未确定是否存在脊柱损伤的情况下，切不可盲目搬动患者。检查时，用手平伸向患者后背，自上向下触摸，检查有无肿胀或形状异常。

(4)胸部体征：检查锁骨有无异常隆起或变形，在其上稍施加压力，观察有无压痛，以确定有无骨折并定位。检查胸部有无创伤、出血或畸形，吸气时胸廓起伏是否对称。另外，通过双手轻轻在胸部两侧施加压力，检查有无肋骨骨折。

(5)腹部体征：观察腹部外形有无膨隆、凹陷，腹式呼吸运动情况，以及有无创伤、出血；腹部有无压痛或肌紧张等。确定可能损伤的脏器及其范围。

(6)骨盆体征：可以通过双手分别放在患者髋部两侧，轻轻施加压力，检查有无疼痛或骨折存在。另外还要观察外生殖器有无损伤。

(7)四肢体征：①上肢：检查上臂、前臂及手部有无形态异常、肿胀或压痛。如患者神志清醒，能配合体检者，可以让患者自己活动手指及前臂；检查推力和皮肤感觉，并注意肢端、甲床血液循环。②下肢：用双手在患者双下肢同时进行检查，两侧相互对照，看有无变形或肿胀，但注意不能随意抬起患者双脚，以免加重创伤。

二、急救护理措施

（一）紧急呼救

经过现场快速评估和病情判断后，立即对危重患者进行现场救护，同时及时向专业急救机构、医疗部门或社区卫生单位报告求救。

1. 救护启动 这是被国际上列为抢救危重患者的“生存链”中的第一步，即早期呼救，启动急诊医疗服务系统。有效的呼救系统，对危重患者获得及时的救治至关重要。呼救网络系统的“通讯指挥中心”对急救电话应立即作出反应。根据患者所处的位置和病情，指令就近的急救站、急救中心或医疗部门去救护患者，以加快救援，利于转运，提高效率。

知识链接

院前急救的“生存链”

在实践中人们发现，危重症、意外伤害突发的现场，从第一目击者（懂得初步救护措施，在事故现场能开展自救、互救措施的人，也称第一反应人）开始至专业急救人员到达现场进行抢救整个过程中，隐存着一条排列有序的链条，美国心脏协会在 1992 年正式用“生存链（chain of survival）”一词来描述这一系列措施。它是以四个相互联系的环节组成，即早期通路（呼救）、早期心肺复苏、早期除颤、早期高级生命支持，环环相扣。其中任何一环都必须及时、正确、充分实施，才能保证行之有效。“生存链”的定义为第一目击者、急救调度、急救服务人员、急救专业人员作为团队，共同为抢救生命进行的有序工作。该项工作普及实施得越早、越广泛，急危重症患者获救的成功率越高。

2. 电话呼救 “120”是我国大陆统一的医疗急救电话号码。如果现场目击者只有一人，对心脏停搏患者，应先进行心肺复苏，1～2 分钟后再尽快拨打电话呼救；如果现场有多人，呼救与抢救可同时进行。电话呼救时注意：①呼救人电话号码与姓名，患者姓名、性别、年龄和联系电话。如患者是儿童，还应将患儿家长姓名告诉对方。②患者所在的确切地点，尽可能指出周围明显标记和最佳路径等。③患者目前最危急的情况，如昏迷、大出血、呼吸困难等。④灾害事故、突发事件，要说明伤害性质、严重程度、发生的原因、受伤人数等，以及现场已采取的救护措施。如患者只有独自一人，神志清醒时，拨通急救电话，同样把自己的姓名、病情、详细告诉对方，请求速来急救，或呼救邻居速来协助。使用呼救电话必须要用最精练、准确、清楚的语言说明目前的情况及严重程度，患者的人数及存在的危险。

（二）检伤、分类与分流

在检伤中本着边检伤、边分类、边抢救，同时并举的原则，尽量少移动或不移动患者。注意倾听患者或第一目击者的主诉以及与发病或创伤有关的细节；要重点观察患者的生命体征及受伤、病变主要部位的情况。

在成批伤员出现时，应进行现场分类，以利对各类患者进行及时、有效的处理。在此基础上，同时按不同病情进行患者的快速分流，以及时得到后续救治与处理。按伤情可分为危重伤、中重伤、轻伤和死亡四类，分别用红、黄、绿和黑四种颜色的伤情分类卡标记。

1. 危重伤（红色标记） 此类患者随时有生命危险，即危及呼吸、循环及意识者，如窒息、大出血、严重中毒、休克及心室颤动等。经现场急救、维持生命措施后，生命体征稍趋稳定可分流到附近有条件的医院。

2. 中重伤（黄色标记） 此类患者伤病情介于轻伤与重伤之间，只要短时间内得到及时处理，一般不危及生命，否则伤情很快恶化。经对症应急处理后可分流到附近有条件的医院。

3. 轻伤（绿色标记） 此类患者病情较轻，意识清醒，对检查能积极配合，反应也灵敏，血压、呼吸和脉搏等基本生命体征正常，如一般挫伤或擦伤。经一般对症处理后可分流到住处或暂住点，或到社区卫生站点。

4. 死亡（黑色标记） 此类患者意识丧失，颈动脉搏动消失，心跳呼吸停止，瞳孔散大，已死亡。做好善后与遗体处理。

（三）现场救护要点

在现场，护士应配合医师共同完成救援任务。常规的现场救护要点包括协助患者取合适的体位、保持呼吸道通畅、维持呼吸系统功能、维持循环系统功能、建立有效的静脉通路、止血包扎、固定、搬运和病情监测等。在转运途中连续监护并进行必要的治疗护理，为患者争取最佳的抢救时机。

1. 协助患者取合适的体位 对意识丧失者，应将头偏向一侧，防止舌根后坠或呕吐物等阻塞呼吸道引起窒息。对需行心肺复苏者，在其身体下垫硬木板，开放气道，应取去枕平卧位，头向后仰，以利于人工呼吸。对于一般危重患者，根据病情取舒适卧位，如屈膝侧卧位、半卧位、平卧位、半坐位等，同时注意保暖。

2. 保持呼吸道通畅 护士应在最短的时间内，先将患者的衣领、领带或围巾等解开，双手夹住患者的颌部把头偏向一侧，右手拇指与示指捏住患者下颏，打开口腔，左手示指缠上纱布伸入口腔，将口腔内的污泥、土块、痰、呕吐物等异物清除，以利于呼吸道通畅。如遇呼吸心跳骤停的患者，因其全身肌肉松弛，口腔内的舌肌也松弛后坠而阻塞呼吸道，采用开放气道的方法，可使阻塞呼吸道的舌根上提，使呼吸道通畅。

3. 维持呼吸系统功能 对呼吸停止者，建立人工气道，行人工呼吸。昏迷者要防止舌后坠，协助医师采用口咽通气管通气或用舌钳拉出舌体固定。对缺氧者及时给予氧气吸入。协助医师迅速有效处理胸部损伤，对开放性气胸者，应密封包扎伤口；对张力性气胸的患者，行锁骨下第 2 肋间穿刺排气，亦可放置胸腔闭式引流，迅速减压；对胸腔内积液、积血者，进行胸腔闭式引流；对多根多处肋骨骨折，引起反常呼吸的患者，应及时用胸带做临时固定。

4. 维持循环系统功能 对心脏骤停的患者，配合医师立即行胸外心脏按压，以建立有效循环，促进自主循环的恢复，保护重要组织器官的功能，维持生命。如条件允许，应尽早行心脏电除颤、心电监护及药物治疗。

5. 建立有效的静脉通路 对急危重症患者应迅速建立静脉通路，静脉通路最好采用静脉留置针，这样可保证快速输入药物，维持有效循环血量和保证治疗药物及时进入体内，而且在患者躁动、体位改变和转运中均不易刺穿血管。在抢救治疗过程中，护士应掌握液体及所用药物的药理作用、副作用及配伍禁忌，并严密观察用药效果。在院前急救用药中，护士常常执行口头医嘱，必须执行“三清一复核”的用药原则，“三清”即：听清、问清、看清；“一复核”即：药物的名称、剂量、浓度，复述两遍，与医师复核无误后方可执行。用后的空瓿应暂时保留。

6. 对症救护措施

(1)止血:对外伤性出血者,根据出血的种类或程度,立即用指压、止血带或药物等方法止血,接着再消毒创口进行包扎。

(2)止痉:对痉挛性疼痛或痉挛性哮喘者,可用药物或心理支持等方法缓解或消除疼痛、平息哮喘。

(3)止痛:对病因明确的疼痛创伤者,立即选用相应的止痛药缓解伤者的疼痛。

(4)止吐:遇有呕吐的患者,可用药物的方法控制患者的症状。

(四)转运与途中监护

转运包括搬运与运输。快速、安全的转运,使患者得到进一步的救治,对提高抢救成功率起着重要的作用。但要避免不视病情而一味强调迅速转运,导致严重的不良后果。如外伤大出血未进行止血处理就运送可致失血性休克,甚至死亡;脊椎骨折未进行初步固定即搬运和转送,致使瘫痪等严重并发症的发生;对心跳呼吸骤停的患者,未先及时进行现场初步心肺复苏即转运,使患者失去了宝贵的抢救时机,未能得救。因此,对一些危重患者,应先通畅气道、行心肺脑复苏、控制大出血、骨折固定等再转运是极其重要的。同时,要做到医疗监护运输,作为医疗运输工具,除运输作用外,还必须成为途中监护急救的场所,才能使患者安全到达目的地。

1. 常用的转运工具与特点 担架、救护车、列车、轮船或快艇是我国使用较广的运输工具,我国某些城市已在陆地急救运输的基础上,开展了空中运输与急救。一般应根据不同的病情选用合理的搬运方法(详见第六章第九节),结合运输工具的特点与实际情况选用合适的转运工具。

(1)担架转运特点:较舒适平稳,一般不受道路、地形限制,工具不足时可用木板、树枝、竹竿等代用品临时制作使用。但由于非机械化,速度慢、人力消耗大,而且受气候条件影响。

(2)汽车转运特点:速度快,受气候条件影响小,但在不平的路面上行驶颠簸较严重,途中救护受到影响,而且部分患者易发生晕车,出现恶心、呕吐,甚至加重病情。

(3)轮船、汽艇转运特点:轮船运送平稳,但速度慢,遇风浪颠簸厉害,极易引起晕船。汽艇运送速度快,一般作为洪涝灾害时的运输工具。

(4)飞机转运特点:速度快、效率高、平稳,不受道路、地形的影响。但随飞机高度的上升,空气中的含氧量会下降,会对心脏、肺部病变以及心、肺功能不全等患者不利。飞机上升与下降时气压的变化会对开放性气胸、腹部术后、外伤致脑脊液漏患者不利;湿度低、气压低会对气管切开患者不利等。

2. 转运中的监测与护理

(1)根据不同的运输工具和伤病情摆好患者体位,一般患者平卧,恶心、呕吐者应侧卧位。颅脑损伤、昏迷者头偏向一边,胸部创伤呼吸困难者取平卧位。下肢损伤或术后患者应适当抬高下肢 15°~20°,以减轻肿胀及术后出血。颅脑损伤者应垫高头部。

(2)担架在行进途中,患者头部在后,下肢在前,以利于病情观察。注意途中安全,必要时要在担架上捆保险带,并注意防雨、防暑、防寒。

(3)若遇脊柱受伤者,应保持脊柱轴线稳定,将其身体固定在硬板担架上搬运,观察生命体征变化,预防并发症发生。对已确定或疑有颈椎创伤者,要尽可能用颈托保护颈椎,运送时尽可能避免颠簸,不摇动伤者的身体。

(4)救护车在拐弯、上下坡、停车调头中要防颠簸,以免患者病情加重,发生坠落等。

(5)空运中,注意保温和湿化呼吸道,这是因为高空中温度、湿度较地面低。一般将患者横放,休克者头朝向机尾,以免飞行中引起脑缺血。颅脑外伤所致颅内高压者应在骨片摘除减压后再空运。脑脊液漏患者因空中气压低,会增加漏出液,要用多层纱布加以保护,严防逆行感染。腹部外伤有腹胀者应行胃肠减压术后再空运。气管插管的气囊内注气量要较地面少,因高空低压会使气囊膨胀造成气管黏膜缺血性坏死。

(6)途中要加强生命支持性措施,比如输液、吸氧、吸痰、气管插管、气管切开、心肺复苏、深静脉穿刺等,注意保持各种管道在位、畅通。

(7)用先进的监测、治疗手段加强生命维护,要随时观察监测患者的呼吸、体温、脉搏、血压等生命体征以及意识、面色变化、出血等情况;对使用心电监护仪的患者进行持续心电监测,一旦出现病情突变,应在途中进行紧急救护,如采取心电除颤术等。

(8)做好抢救、观察、监护等有关医疗文件的记录,并做好患者的交接工作。

第四节　灾难现场救护

由于人类活动空间和范围的不断扩大,各种自然灾害和人为灾害也随之上升。我国幅员辽阔,人口众多,是世界上少数易受灾害袭击和受灾最严重的国家之一。如果医务人员熟悉现场急救和灾难发生规律,做好灾难发生时的紧急救治,就能减少灾害所造成的损失。

一、概　　述

(一) 灾害的定义

客观条件突变给人类社会造成人员伤亡、财产损失、生态破坏的现象称为灾害(disaster)。世界卫生组织对灾害的定义是:“任何能引起设施破坏,经济严重损失、人员伤亡,人的健康状况及社会卫生服务条件恶化的事件,当其破坏力超过了所发生地区所能承受的程度而不得不向该地区以外的地区求援时,就可以认为灾害发生了。”

灾害常常造成大量人员伤亡,全世界每年因各种灾害伤亡人数超过百万,2008 年汶川地震夺走了 8 万余人的性命。灾害同时对社会经济、财产等造成极大的破坏。

(二) 灾害的分类

按照起因分人为灾害和自然灾害,以人为影响为主因的灾害称为人为灾害,如人为引起的火灾和交通事故;以自然变异为主因的灾害称为自然灾害,如地震、风暴潮、海啸等。根据发生方式不同分为突发性灾难和渐变性(潜在性)灾难。根据发生的时间不同分为原生灾难、次生灾难和衍生灾难。根据原因、发生部位和发生机制划分为地质灾害、天气灾害、环境灾害、生化灾害和海洋灾害等。

有些灾害如山体滑坡、泥石流、沙尘暴、洪水等,虽说是天灾,但实际与森林砍伐、生态环境破坏等“人祸”分不开。

(三) 灾害急救的特点

1. 时间性强　时间就是生命,必须争分夺秒,尽快赶赴现场实施救援。

2. 任务繁重　急救人员必须在短时间内对大批的伤员作出伤情判断及采取抢救。

3. 伤情复杂　灾害往往造成人体多组织、多器官的损害,常合并大出血、窒息、休克等严重伤。

4. 工作条件差　灾害现场多缺乏必要的条件和医疗设备,加上环境受到不同程度的破坏，给灾害急救带来更多的困难。

（四）灾害急救的流程

1. 现场急救、分检与运送

（1）脱离现场：事故发生后首先将伤者安全转移。移动时动作要轻柔，对疑有颈椎损伤的伤员要注意保护颈部。要注意判断现场的危险程度，注意有无能导致施救者伤亡的情况。如着火、爆炸等。

（2）检伤分类：伤员的分类要以醒目的标志卡片表示，多数国家采用红、黄、绿、黑四色系统。红色表示即刻优先，患者有生命危险，需立刻进行紧急处理；黄色表示紧急优先，患者伤情严重，但相对稳定，允许一定时间内进行处理；绿色表示延期优先，指患者轻伤不需紧急处理；黑色表示无救治希望或死亡者。

（3）现场急救：保持呼吸道通畅是现场急救的首要任务，及时清除口腔异物，对窒息、昏迷患者应行气管插管或气管切开。创伤后大出血，要及时止血。对四肢骨折的患者进行妥善固定。怀疑脊髓脊柱损伤者应立即进行固定。对颈椎损伤的患者要用颈托固定。对休克患者现场可补液，危重患者应予吸氧，心跳呼吸停止患者应立即进行心肺复苏。

（4）转运：经过现场分检和急救处理，部分患者需要送到医院治疗。运送危重伤者，可在途中不中断抢救。普通型救护车用于运送轻伤员。医疗直升机速度快，但在国内只有少数地区开始尝试，已取得较好效果。

2. 院内急救

（1）抢救室：将危重患者即刻送入急诊抢救室。急诊抢救室应配备各种抢救设施，如氧气管道、气管插管、心电监护仪、除颤器和各种抢救药。

（2）全面评估与诊断：经过采集受伤史，分析损伤机制和全面体格检查，对患者全身情况作出评估，决定下一步治疗方案。

（3）多发伤救治：治疗与诊断同时进行，不能等诊断明确后才开始抢救。危及生命的主要情况是失血和颅脑损伤。以颅脑损伤为主的患者应先降颅压，再行检查。失血为主的患者，要立即补液，保证液体的快速输入，必要时输血。

二、常见灾害的特点与急救

在整个灾难救助工作中，医疗救援是其中一个非常重要的环节。由于突发事件和灾害事故的应急处理不同于正常的医疗工作，因此，如何有预见、有针对性地开展应急救治，成为现代急救医学面临的重大课题。

（一）地震灾害急救

地震灾难是大地震动造成的灾害，是世界上最严重的自然灾害之一，俗有“群灾之首”之称。21 世纪以来，全世界因地震死亡的人数达 260 多万，约占各种自然灾害死亡人数的 58%。因此，地震时人员的应急防护和地震伤员的救治对于减少人员伤亡具有重要意义。

1. 地震伤害的特点 发生突然，伤员数量多；骨折伤多，常为复合伤、多发伤、挤压伤，伤情严重、复杂；现场条件恶劣，救护环节中断，救治难度大。

2. 地震灾害的现场救护

（1）现场救护的首要问题是处理威胁生命的窒息、心脏骤停和大出血等情况。现场进行心肺复苏，支持循环呼吸功能，保持呼吸道通畅，进行止血、包扎、骨折固定等。

（2）要根据伤员的伤情，按轻、中、重、死亡分类，以绿、黄、红、黑颜色卡置于伤员显要位置，便于有序的抢救救治。

(3)地震创伤以骨折伤发病率最高，其次是挤压伤、多发伤等。开放性创伤、外出血应首先止血，同时急救。开放性骨折不应现场复位，一般用清洁纱布覆盖创面，简单固定后再进行转运。脊柱骨折伤员要由经过急救技能培训的人员搬运、处置，以免加重损伤造成瘫痪。

(4)认真做好转运标志的登记佩戴工作，注明编号、姓名、性别、单位、诊断、已处理情况、是否注射过破伤风抗毒素等。

(5)自救互救：是灾难后在外援力量未到达之前，灾民自发和自觉的抢救被压埋人员的救助行动。自救互教能够最大限度地减少伤员现场死亡，为后续治疗创造有利条件。

(二) 水灾急救

水灾又称洪涝灾害，可分为洪灾、涝灾、渍灾和潮灾。水灾对人的伤害主要是淹溺、浸泡、饥饿等；同时常发生电击伤、冻伤、中毒、瘟疫等次生灾害。

1. 水灾的特点 伤员伤情重、伤类复杂，对救护技术要求高；灾区救援工作复杂，环境恶劣，需要有效组织，严密安排；易发生传染病流行。

2. 水灾的现场救护

(1)现场急救时，首先强调互救，不能只等待医务人员，贻误抢救时机。

(2)对心搏呼吸骤停的患者，要坚持不懈地进行人工呼吸和胸外按压，不能轻易放弃。

(3)有外伤者应对症处理，如包扎、止血、固定等。

(4)经急救复苏患者必须加紧转送，严密观察病情，酌情处理。

(5)注意饮食卫生和消毒，预防疾病流行。

(三) 火灾急救

火灾是日常生活中最常见的一种灾害。火灾给人类带来的是破坏、苦难和死亡。火灾急救的首要任务是使受伤人员迅速脱离火灾现场。

1. 火灾的特点 主要损害是烧伤或烫伤；烟气蔓延迅速，患者多因窒息死亡；人物聚集，杂乱拥挤，影响救援。

2. 火灾的现场救护

(1)将伤员迅速脱离火区，扑灭身上的火焰。如出现呼吸心脏骤停，立即予心肺复苏。

(2)评估烧伤面积、深度和程度。检查有无合并损伤。

(3)烧伤后，呼吸道受烟雾、热力等损伤，须保持呼吸道通畅，给予吸氧。

(4)合理使用镇静止痛药。

(四) 交通事故急救

交通事故是由人为因素造成的灾害。交通事故伤亡已成为人类意外伤害的重要死因之一。它每年造成的伤亡人数远远超过了地震等自然灾害造成的伤亡人数。在交通事故中，因现场处理不当而导致生命不必要的丧失或肢体、器官损伤。现场急救对挽救伤者生命、减轻损伤具有重要意义，及时且恰当的处理可为后续的医院治疗奠定坚实的基础。

1. 交通伤的特点 暴力大，伤情严重；多脏器损伤；致残、死亡率高。

2. 交通事故的现场救护

(1)检伤：交通事故一旦发生，常有多人受伤，需要根据伤情的严重程度进行分类，便于有序的救治。

(2)急救：突发呼吸心搏骤停时，要及时对伤员进行心肺复苏，以挽救生命。

(3)控制严重出血：可采用直接加压法、压迫止血法等方法对外出血进行有效止血。

(4)转运伤员：在对重伤员进行就地检查伤情和初步处理后再转运。转运采取就近原则。

(五) 矿难急救

我国矿难发生频繁，每年死亡人数达 6000 人。其中以矿井塌方和瓦斯爆炸为主要形式。

1. 矿难的特点 群体伤多、高能量伤多、复合伤多、死亡率高；瓦斯爆炸伤以头面部及呼吸道伤多、复合伤多，合并一氧化碳中毒。

2. 矿难的现场救护

(1)立即救出伤员，开放气道，保持呼吸道通畅，充分供氧。必要时行人工呼吸或气管插管。心搏骤停者立即予心脏按压。

(2)妥善处理出血创口，防止创面二次损伤。

(3)建立静脉通路，确保输液通畅。迅速补充血容量，防治休克。

(4)迅速转送，加强途中监护。

(六) 急性放射性损伤急救

急性放射性损伤是由于核放射物泄漏、核爆炸时电离辐射作用造成人体组织和功能的损伤，又称为急性放射病。损伤的严重程度、症状特点和预后主要与患者所遭受放射剂量的大小有关。

1. 放射性损伤的特点 几率小，发生突然，发展迅速；损伤重，损害时间长，影响范围广；社会心理影响大。

2. 放射性损伤的现场救护

(1)进入现场前必须按要求穿戴个人防护用具。

(2)迅速将患者从事故现场撤离，并进行相应的医学处理，对危及生命、伤情重的患者优先抢救。

(3)用肥皂水或清水洗除非损伤皮肤表面的放射性污染。

(4)初步判断患者有无放射性核素内污染，必要时及早采取吸收或促进排泄措施。

(5)填好患者登记表，根据初步分类，按要求转送。

三、突发公共卫生事件的救护

突发公共卫生事件是指突然发生，造成社会公众健康严重损害的重大传染病疫情、重大食物和职业中毒以及其他严重影响公众健康的事件。突发公共卫生事件发生后，参加应急的工作人员应当严格按照预案的规定，采取卫生防护措施，并在专业人员的指导下进行工作。

1. 特点

(1)事件多为突发，发病急，没有预兆，难以预测。

(2)发病人数多，病情严重或死亡率高。疾病直接影响到相当数量的人群，传播速度快，对社会的正常生活构成威胁。

2. 现场救护原则

(1)突发公共卫生事件情况紧急，必须及时向上一级领导汇报，按照《突发公共卫生事件应急条例》的要求逐项汇报。

(2)立即将受害者脱离现场，送往有条件的专科医院，必要时进行隔离。

(3)采取措施最大限度地减少危险因素的扩散，对疑似受害者以及其他有关高危人群，启动相应的医学观察程序。

(4)尽快查明事故的原因。

(黄艳萍)

思考题

1. 对伤员进行检伤时注意事项有哪些?
2. 院前急救护理要点包括哪些内容，应从哪些方面进行危重病情的现场评估?
3. 转运途中对患者监测与护理的要点是什么?
4. 简述常见灾害的特点与急救措施。

第三章　急诊科的管理与护理

学习目标

1. 掌握急诊护理工作程序。

2. 熟悉急救绿色通道服务范围和工作制度。

3. 了解急诊科的设置、急诊科护理人员要求、护理管理制度和涉及法律问题的患者的处理。

急诊科工作是医院医疗和护理工作的前哨，承担着救治急危重症患者的重任。急诊科质量集中反映医院科学管理水平和医疗技术水平的优劣以及医务人员的综合素质。急诊科管理需从体制改革、制度建设、设备投入等方面积极进行创新，调动医护人员的积极性，工作人员要有严格的时间观念、高度的责任心和熟练的抢救技能，做到既安全，又高质量、高水平、高效能，及时、准确地抢救患者。

第一节　急诊科设置

一、急诊科设置原则

急诊科合理的布局是急诊患者就诊程序顺利与否的关键。医院急诊科接诊的多是突发性的急危重症患者，一切医疗护理过程均以“急”为中心，所以布局要从应急出发，出入路线应短捷，标志明显，以方便患者识别、迅速就诊治疗。

1. 急诊科应设置在医院楼体的一侧或临街的最醒目位置，相对独立，有直接通往门诊部和住院部的通道。

2. 急诊科入口应当通畅，设有无障碍通道，方便轮椅、平车出入，并设有救护车通道和专用停靠处；有条件的可分设普通急诊患者、危重伤患者和救护车出入通道。

3. 急诊门厅应设有预检分诊处和挂号室，备有平车、轮椅等物品供患者使用。

4. 急诊科门要求宽大，大厅宽敞，以便于担架、平车、轮椅的进出和较多的患者和家属做短暂候诊和停留。

5. 急诊专科诊室和抢救室应靠近大厅入口处，便于急诊患者就诊和危重患者的抢救。

6. 急诊各诊室及通道要光线明亮、空气流通，要求保证冷暖气；通道要宽敞。为便于患者迅速找到就诊科室，急诊各专科诊室及辅助科室应有醒目、突出的标志。

7. 急诊科应有醒目的路标和标志，以方便和引导患者就诊，与手术室、重症医学科等相连接的院内紧急救治通道标志应当清楚明显。

8. 急诊科要设有急诊的通讯设备装置(电话机、传呼、对讲机)。

9. 急诊科应设医疗区和支持区，如就诊室、分诊处、治疗室、输液室、处置室、抢救室、急诊清创室(急诊手术室)、观察室、挂号室、药房、收款处、各类辅助检查部门、护士站、值班室、医护办公室以及开水房、卫生间等。

医疗区和支持区应当合理布局，有利于缩短急诊检查和抢救距离半径。

二、急诊科的设置

1. 预检分诊处 应设在急诊科入口明显位置，是急诊患者就诊的第一站。分诊护士一般由有经验的护士担任，具体负责分诊工作和登记工作，要做到快速疏导患者进入抢救室或专科诊室。应配备诊查床、候诊椅、平车、轮椅、电话机、传呼、对讲机、呼叫器、指示灯、闭路电视监控装置等设施，还需要简单的医疗检查器械，如血压计、听诊器、手电筒、体温计，以及各项登记本、常规检验单等。

2. 急诊专科诊室 综合医院设有内科、外科、儿科、妇产科、眼科、耳鼻喉科等专科诊室。儿科诊室还要与成人诊室分开设置，有单独的出入口，避免交叉感染。

3. 急诊抢救室 急诊科抢救室应当邻近急诊分诊处，根据需要设置相应数量的抢救床。抢救室内应当备有急救药品、器械等抢救和监护设备。

(1)仪器设备：心电图机、心脏起搏/除颤仪、心脏复苏机、简易呼吸器、呼吸机、心电监护仪、负压吸引器(有中心负压吸引可不配置)、给氧设备(中心供氧的急诊科可配置便携式氧气瓶)、洗胃机。三级综合医院还应配备便携式超声仪和床旁X线机。有需求的医院还可以配备血液净化设备和快速床旁检验设备。

(2)急救器械：一般急救搬动、转运器械，各种基本手术器械。

(3)抢救室急救药品：呼吸兴奋药；血管活性药、利尿及脱水药；抗心律失常药；镇静药；止痛、解热药；止血药；常见中毒的解毒药、平喘药、纠正水电解质酸碱失衡类药、各种静脉补液液体、局部麻醉药、激素类药物等。

(4)重要的抢救物品：抢救车、氧气袋、外科止血带、加压输血器、三腔两囊管、胃管、冰袋、冰帽、全套的气管插管、各型号无菌输液器、注射器、输血器、无菌手套、无菌物品、胃肠减压器、吸痰管、吸氧管、导尿包、胸穿包、腹穿包、气管切开包、静脉切开包、备皮包、开口器、压舌板等用品。

4. 急诊监护室 可设监护床2～8张。护士人数与床位数之比应为3∶1以上；每床使用面积不少于15m^2，床间距大于1m；最少配备一个单间病房，使用面积不少于18m^2，用于收治隔离患者。室内配备必要的抢救仪器、药品和物品。

5. 急诊观察室 一般观察床位按全院总床位的5%设置，设备基本与普通病房相同。

6. 急诊清创室(或急诊手术室) 位置应与抢救室、外科诊室相邻。室内应配备手术床、活动手术桌、无影灯、麻醉机、中心供氧及负压吸引装置、器械柜、无菌柜、手术无菌包、一次性消耗品、紫外线循环风、洗手池、治疗台、污物桶等，还应配置必要的仪器、设备、物品、药品等。

7. 注射室 主要处置急诊患者静脉注射、肌内注射、抽血送检等工作。室内应放置护理柜、处置车、氧气筒、诊查床、诊查椅等。

8. 处置室 设有治疗床、护理柜、处置台，柜内存放各种无菌包，如导尿包、换药包、缝合包、静脉切开包、无菌手套、无菌刀片、无菌注射器等无菌物品。处置台上放置消毒液、棉签、止血带、胶布等。

9. 隔离室 供传染病患者使用。遇疑似传染病患者，预检分诊护士应及时通知专科医师到隔离室进行诊治。室内配有专用卫生间，以及必要的隔离用品及物品，如隔离衣、隔离裤、帽子、口罩、手套、防护镜以及消毒液、感染性垃圾桶等。对患者的排泄物要及时处理。凡确诊为传染病的患者，应就地隔离，及时转入传染病房或传染病医院接受治疗。

10. 辅助科室 急诊科不能独立无援，必须与其他相关科室相互依托，共同完成急救医疗工作。急诊科区域附近应设 X 线室、B 超室、CT 室、化验室、药局、挂号室、收款处等相关辅助科室。力求做到患者未出急诊室便可顺利进行基本的辅助检查及处置。要求各室标志清晰，布局合理，减少交叉穿行，方便患者。

三、急救绿色通道

为了确保危重患者和急诊抢救工作及时、准确、有效进行，医院应为急危重症患者提供快速、高效的服务系统，即“急救绿色通道”。它是对急危重症患者按照优先抢救、优先检查和优先住院的原则，进行快速有效的救治，最大限度争取抢救的时间，进一步提高患者的抢救成功率。

1. 急救绿色通道服务人群 生命体征不稳定和预见可能出现危及生命的各类急危重症患者均应纳入急救绿色通道。包括：

（1）休克、昏迷、循环呼吸骤停、严重心律失常、急性重要脏器功能衰竭、生命垂危等患者的急诊处理。

（2）各种急性中毒患者。

（3）急危重孕产妇。

（4）无家属陪同且须急诊处理的患者。

（5）无法确定身份（如弱智且无人陪伴等）且须急诊处理的患者。

（6）不能及时交付医疗费用且须急诊处理的患者。

（7）其他急症而有生命危险的患者。

2. 急救绿色通道的硬件要求

（1）现代化的通讯设备：应有电话等通讯设备，设立急救绿色通道专线，接收院前急救的信息，联系院内急救相关科室和医务人员。

（2）急救绿色通道流程图（图 3-1）：在急救大厅设立简单明了的急救绿色通道流程图，方便患者及家属快速进入急救绿色通道的各个环节。

（3）急救绿色通道的醒目标志：绿色通道的各个环节均应用绿色或红色的标牌及箭头标志。

3. 急救绿色通道的人员要求

（1）医务人员均有义务积极参加“绿色通道”的抢救工作，不得推诿患者，或对“绿色通

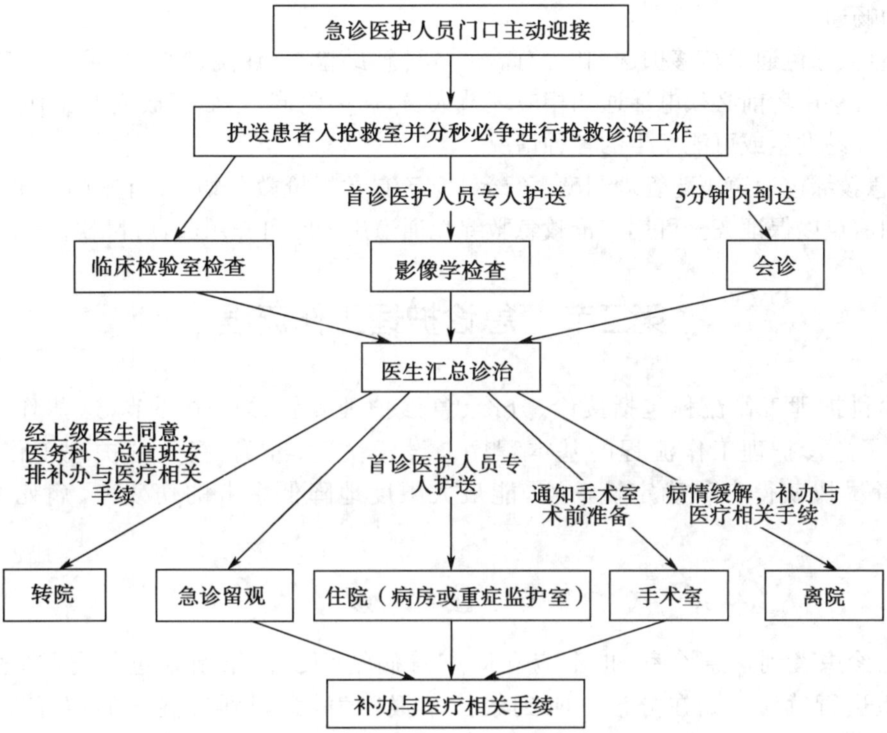

图 3-1 急救绿色通道流程图

道”的呼叫不应答。

(2)急救绿色通道的各个环节医务人员实行 24 小时值班制度。抢救设备和备用抢救药品齐全,随时做好危重患者和急诊抢救的准备。

(3)院内紧急会诊原则上相关科室医师在 5 分钟内到达抢救现场。

(4)急救绿色通道的各个环节人员均能胜任各自工作,必须有两年以上的急诊工作经验。

(5)急救绿色通道的各个环节人员应定期沟通,探讨出现的新问题,寻找解决方法,以完善急救绿色通道整个工作环节的衔接。

(6)设立急救绿色通道抢救小组,由业务院长领导,包括急诊科主任、护士长和各相关科室领导。

4. 急救绿色通道的相关工作制度

(1)急救绿色通道的首诊负责制:首诊医护人员根据病情决定启动急救绿色通道,通知相关环节,并及时报告科主任和护士长或相关院领导。负责患者的急救和生命体征的维持,直至落实好专门医疗部门和医师进行诊疗为止。在绿色通道急救时,首诊医护人员要随时在场并做好各环节的交接,在适当的时候由患者家属和陪同人员补办医疗手续。

(2)急救绿色通道记录制度:急诊科建立“急救绿色通道”记录本,对进入急救绿色通道抢救的患者应做好详细的记录,由急诊护士填写姓名、性别、年龄、住址、就诊时间、陪护人员及联系电话、生命体征情况和初步诊断、事发地点、病情摘要、治疗措施及去向等,以便核查。患者的处方、辅助检查申请单、住院单等单据上须加盖“急救绿色通道”的标志,保证患者抢救运送的畅通。

(3)急救绿色通道转移护送制度:对需做各种辅助检查、住院、紧急手术等患者,首诊医护人员在转移患者前必须电话通知相应环节人员,途中陪同,当面完成交接工作,明确交代注意事项和易发生或可能发生的各种情况。

(4)急救绿色通道用药管理制度:急诊科应备有常规抢救药物,并有专门人员或班次负责保管和清点以保证齐全可用。抢救急救绿色通道患者时可先用药,后付款。

第二节 急诊护理工作流程

急诊科护理工作流程包括接诊、分诊、急诊护理和转诊四个环节,这些环节紧密衔接,构成了急诊护理工作流程的基本程序。设置快速、准确、高效的护理工作流程,可以使患者尽快获得专科确定性治疗,能最大限度地降低患者的伤残率、病死率和医疗纠纷。

一、接 诊

当急诊患者到达急诊室,护士应立即查看病情,及时、果断地进行分诊,安排到相应的诊室进行就诊。如在分诊室听到救护车报警声,意识到有突发的情况发生时,护士应主动推平车或轮椅到急诊室门口迎候。立即检查患者的生命体征,并判断疾病的严重程度,迅速通知相关科室医师参加抢救,如院外已经确诊急需手术者,则立即送入手术室。

对前来就诊的患者要根据病情缓急和就诊先后进行就诊顺序的排列。在候诊过程中,护士要密切观察患者的病情变化以便及时处理。先救治严重危及生命的急诊患者。

知识链接

急诊科患者的心理特点

急诊科就诊的患者及其家属普遍存在着焦虑、急躁、易怒、悲观、恐惧的心理状态,在就诊过程中,多数认为自己的病是最严重的,希望得到医护人员最先的诊断和治疗。因此,为了保证危重患者的早期救治以及防止急诊科医疗纠纷的出现,分诊护士必须了解患者的心理特点,进行有效的协调和沟通,安抚患者的情绪,忍耐患者的偏激言行,并采取行之有效的措施进行处理,从而安排患者有序就诊。

二、分 诊

分诊是对来院急诊的患者进行快速、重点的资料收集,并将资料进行分析、判断、分类、分科,同时按轻、重、缓、急安排就诊顺序,并进行登记,一般应在2～5分钟内完成。一个合格的分诊护士,不仅应具有多专科的医疗护理知识、病情发展的预见能力,而且是集护理学、医学、心理学和社会学于一身的护理工作者。分诊时应做到迅速、准确、全面、细致,随时观察病情变化,避免贻误救治。

1. 分诊评估　分诊护士接诊后，为了准确分科，应进行必要的护理体检。首先观察患者的神志、精神状况，查看瞳孔变化、对光反应，测量血压、脉搏、呼吸、体温等。经过必要的护理体检，初步判断患者的疾病病种，然后转到相应的诊室。

2. 患者就诊的先后顺序

第一类：需进入急救绿色通道紧急抢救者。具体纳入急救绿色通道的人员范围，请参照本章第一节相关内容。

第二类：优先就诊者。疑似药物过量但意识清楚者；稳定性哮喘者；持续性的呕吐或腹泻者；撕裂伤合并肌腱损伤者；中等程度以上的腹痛者；行为异常者；高血糖者；动物咬伤者；抽搐者；眼部受伤者；不明原因的胸痛（非心脏疾病引起）者；开放性骨折者等。

第三类：病情较稳定，但仍需在3～6小时内治疗者。如轻度腹痛；轻度外伤；脓肿；阴道出血（但生命体征稳定，未怀孕者）；单纯性骨折且没有神经血管受损。

第四类：病情轻，无生命危险，可在门诊治疗或次日就诊者。如伤风感冒、咽喉痛、长期慢性疾病而病情没有急性变化者。

三、急诊护理

护理人员根据分诊了解到的情况确定进一步的处理措施，急诊处理原则如下：

1. 对一般急诊，可在通知专科医师的同时办理就诊手续。对病情复杂，难以确定科别的，按首诊负责制处理。根据医嘱转相关病房、观察室或出院（做好指导）。

2. 对危重患者，应立即通知专科医师进行紧急处理，然后再去办理就诊手续。在医师到来之前，立即实施抢救流程中的护理常规，做好吸氧、吸痰，建立静脉通道（输液），测量血压、脉搏、呼吸，连接心电监护仪，进行人工呼吸、胸外心脏按压、止血等抢救护理工作，同时密切观察患者病情变化。

3. 按病情需要送血、尿、大便常规检查和生化检查。需做X线、B超等检查者应有专人陪同。

4. 患者经抢救病情平稳允许移动时，要迅速转入病房。如需继续抢救或进行手术者，应通知病房或手术室做好准备。不能搬动而急需手术者，应在急诊清创室进行，留观察室或监护室继续抢救治疗，待病情平稳后再转入病房。

5. 凡是抢救的患者，都应有详细的病历和抢救记录。抢救记录填写要认真、细致、清楚。

6. 转入病房时，要有医护人员陪同，并将患者病情及处理经过与病房医护人员进行交接并在交接单上签字。

7. 遇有成批伤员就诊及需要多专科合作抢救的患者，应通知医务科和护理部人员，协助调配医护人员参加抢救。复合伤患者应由复合外科医务人员给予处理。

8. 严格执行交接班及查对制度，避免将未处理完的工作交由他人处理，特殊情况需离开时必须床边交接清楚。

9. 应及时、准确、详细的做好护理记录。详细、确切记录有关患者及抢救人员到达时间、各项诊断及治疗措施执行时间、出入量及生命体征等一系列病情变化。

10. 依据消毒隔离规定，对床单位、环境以及患者物品、排泄物进行处理。

四、转　诊

抢救后，需要专科治疗或转院的患者，由护理人员亲自护送至接收科室或外院，与接收人员做好床头交接，并做好相应的护理记录，以保证治疗和护理工作的连续性。

第三节　急诊科护理管理

一、急诊科的护理人员要求

应根据各医院急诊科的规模、急诊工作量、所设专科等条件确定人员编制，并参考卫生部制定的《急诊科建设与管理指南（试行）》标准执行。

急诊科应当有固定的急诊护士，护士结构梯队合理。急诊护士应具有扎实的业务基础和丰富的临床工作经验，掌握主要的危急重症和生命支持治疗的基本技能，熟悉抢救药品的应用，能熟练操作抢救仪器、分析监护数据和排除一般故障，熟悉急诊护理工作内涵与流程，经规范化培训合格，并定期接受急救技能的培训。

二、急诊科的护理管理制度

急诊科应严格执行《全国医院工作条例》中有关急诊方面的各项规章制度，并根据条例中有关制度的要求结合急诊科工作实际制定适合本部门急诊工作的制度及有关规定。同时，制订切实可行的急救程序、各项急救技术操作规程及质量标准和相关急救预案，制订各项急诊工作制度，如预检分诊制度、首诊负责制度、急诊抢救制度、急诊留观制度、急诊监护室工作制度、急诊值班制度、出诊抢救制度、急诊查房制度、疑难与死亡病例讨论制度、消毒隔离制度、医疗设备仪器管理制度、出诊抢救和重大突发事件呈报制度等，使工作规范、有章可循。

三、涉及法律问题的患者的处理

急诊护士常常会接触各种意外伤害事故，如交通事故、斗殴致伤、自杀、他杀等，患者进入医院后，当事双方对治疗有着不同的要求，双方的矛盾容易转移到医护人员身上。所以，护士在整个护理过程中要有高度的责任心，良好的职业道德，严格遵守规章制度、操作规程。同时应有法律意识，加强自我保护。

1. 对于自杀、他杀、交通事故、殴斗致伤及其他涉及法律问题的患者必须实行人道主义精神，主动采取积极救治的原则。

2. 急诊护士接到涉及法律问题的患者后，应立即通知护士长、科主任，并同时向医务科、保卫科等有关部门汇报。

3. 护理记录书写必须实事求是，及时、准确、清晰，病历要注意保管，切勿遗失或涂毁。

4. 如遇服毒患者，应将患者的呕吐物、排泄物取样保留送实验室鉴定。若系昏迷患者，须与陪护者一同检查其所带物品，有家属在场时应交给家属，若无家属在场，由值班护士代为保管，但应同时有两人签写财物清单。

5. 涉及法律问题的患者在院留观期间，必须有家属或公安人员陪守。

在积极救治的同时应提高自我保护意识，遇有干扰治疗及护理者，应镇静应对，同时通知医院保卫科或拨打“110”，保护自身安全。

（张淑凤）

思考题

1. 急诊科一般需要设置哪些诊室?
2. 分诊过程中护士如何进行资料的收集与患者的处理?
3. 现有一因交通意外而受伤的患者来急诊科就诊，你作为当班护士应如何处理?

第四章　常见急症患者的分诊与救护

学习目标

1. 掌握发热、呼吸困难、胸痛、腹痛、意识障碍和抽搐的分诊评估、分诊护理以及急救护理。

2. 熟悉发热、呼吸困难、胸痛、腹痛、意识障碍和抽搐的常见病因。

3. 了解发热、呼吸困难、胸痛、腹痛、意识障碍和抽搐的定义以及常用辅助检查。

第一节　发热患者的分诊与救护

发热(fever)是急诊科常见的症状之一，它是指各种致热因素使得体温调节中枢发生变化，体温超出正常范围。临床上引起发热的病因很多，半数以上由于感染性疾病所致，包括各种急慢性传染病和急慢性全身性与局灶性感染引起的发热。但是，非感染性疾病引起的发热也不少见，而且患者病情较危重，常见于中枢神经系统疾病，以脑出血、中暑多见；无菌性坏死物质的吸收，如大面积烧伤、大手术后；内分泌与代谢失常，如甲状腺功能亢进、重度失水；结缔组织疾病、肿瘤性疾病以及其他疾病等。

由于引起发热的原因复杂，病情变化快，护士需要仔细分析，全面评估，以保证分诊工作的顺利进行。

【护理评估】

(一) 健康史

询问患者近期有无风寒，有无传染病接触史；有无手术、分娩、服药史；有无急慢性疾病；有无出血征象，有无各种创伤等；重点了解患者发病的时间、季节、发热的持续时间、发热的程度、发热的特点，以及发热时伴随的症状等。

(二) 身体状况

1. 发热程度判断

(1)低热：腋下温度 37.4～38℃，称为低热。常见于上呼吸道感染、病毒感染、风湿热、妇科炎症、结核病、胆道感染以及甲状腺功能亢进症等。

(2)中度发热：腋下温度 38.1～39℃，称为中度发热。

(3)高热：腋下温度 39.1～41℃，称为高热。

(4)超高热:腋下温度超过 41℃,称为超高热或高热危象,重者可出现呼吸、循环衰竭。

中度发热及高热常见于流行性感冒、化脓性扁桃体炎、非典型肺炎、禽流行性感冒、胰腺炎、变态反应性疾病、败血症、急性肝炎、细菌性痢疾、流行性脑脊髓膜炎、流行性乙型脑炎、流行性出血热等。

2. 发热过程及热型的判断

(1)体温上升期:患者多感疲倦、全身不适、肌肉酸痛、怕冷或寒战。有两种形式:

1)骤升型:体温迅速上升,常在 1～2 小时内达 39～40℃,甚至更高,常伴寒战。多见于大叶性肺炎、急性肾盂肾炎、疟疾等。

2)缓升型:体温逐渐上升,经数小时可达高峰,常见于伤寒、结核病等。

(2)高热持续期:此期体温可达高峰,患者常自觉灼热,皮肤由苍白转为潮红,呼吸加快。常见的发热热型有以下几种(表 4-1)。

表 4-1　发热热型与疾病的关系

热型	常见疾病
稽留热	体温在 39℃以上,一日内波动不超过 1℃。常见于伤寒、流行性感冒、大叶性肺炎、粟粒性肺结核、禽流感、非典型肺炎等
弛张热	体温在 38℃以上,一日之内波动超过 1℃,最低温度仍高于正常。常见于化脓性感染、败血症、结核、成人 Still 病、肿瘤及血液病等
间歇热	体温升高数小时或更长时间,然后降至正常或者略低于正常,经过一个间歇,又反复发作。常见于疟疾、胆道感染等
不规则热	体温波动无规律性。常见于风湿热、流行性感冒、癌性发热等

3. 发热病程的判断

(1)急性发热:起病急,病程在 2 周内的发热,称为急性发热。常见于上呼吸道感染、流行性感冒、扁桃体发炎、化脓性感染、非典型肺炎、大叶性肺炎、流脑、乙脑、艾滋病合并结核、菌痢等。

(2)慢性发热:起病较缓,持续 2 周以上的发热,称为慢性发热。常见于伤寒、斑疹伤寒、败血症、深部脓肿、亚急性细菌性心内膜炎、胆道感染、风湿热、肿瘤及系统性红斑狼疮等。

4. 伴随症状　发热伴有呕吐、腹痛、腹泻可能为急性胃肠炎;伴黄疸可能是急性胆道感染;伴尿频、尿急、尿痛可能是尿路感染;伴淋巴结肿大常见于局灶性化脓性感染、脓毒血症、淋巴瘤、癌转移、结核病等;伴皮疹可见于麻疹、猩红热、伤寒、风疹、药物热等;伴关节肿痛可见于风湿热、类风湿关节炎、系统性红斑狼疮、痛风等;伴昏迷,常见于中枢神经系统感染(流行性脑膜炎、化脓性脑膜炎、病毒性脑膜炎等)、中毒性脑病(脓毒血症、中毒性痢疾、脑型痢疾、中暑等)以及脑外伤、脑血管意外、巴比妥类药物中毒等;伴咳嗽、呼吸困难、胸痛常见于肺炎、胸膜炎、肺脓肿、肺结核、急性呼吸窘迫综合征(adult respiratory distress syndrome,ARDS)等。

(三)实验室及其他辅助检查

1. 血常规　白细胞升高,中性粒细胞增加,常提示细菌感染。厌氧菌或病毒感染大多白细胞下降,同时淋巴细胞升高。

2. 尿、便常规检查　可了解泌尿系统及消化系统的某些感染性疾病。

3. X 线胸片 用于肺部、纵隔的某些疾病的诊断。

4. B 超检查 用于肝、胆、胰、子宫、附件、盆腔、泌尿系统感染或者肿瘤等实质脏器病变的诊断。

另外，根据病情选择性的行血清免疫学检查、细菌培养、腰穿、白细胞计数、尿粪常规、胸片、腹部 B 超等检查。

【护理措施】

(一) 分诊护理

根据上述评估给予分诊处理。如各种感染性发热、肿瘤发热、结缔组织系统疾病属于内科；胆道感染、脑外伤、淋巴系统感染等属于外科；中枢神经系统感染属于神经科等。分诊过程中，若怀疑为传染病患者，应做好隔离防护，同时注意地区、发病季节、接触史、预防接种史和当地的流行情况，必要者转入发热门诊。发热可涉及各个专科，因此要准确分诊，如果发热伴有昏迷、意识障碍、休克、惊厥（小儿）、心肌梗死等可能危及生命的患者，应予优先救治。

(二) 急救护理

1. 物理降温 体温超过 39℃时应给予物理降温。25%～35%乙醇擦拭颈部、四肢；冰袋或冷毛巾置于额、枕后、腋下以及腹股沟处；必要时可以给予冰水灌肠、温水浴等。

● 知识链接 ●

降温贴的使用

降温贴也称退热贴、冷敷贴，原理是利用国际当前流行的 TDDS 透皮供药技术，通过高分子亲水凝胶的高度保水优势使药物溶于凝胶中，逐渐透过皮肤毛孔吸收，使药物到达患处，从而降低体温。早期主要用来代替降温冰袋使用，避免了冰袋重复使用需要冷却、多人共用、降温时间短、容易冻伤儿童等诸多不便。降温贴属于物理降温用品，目前被广泛运用于小儿发热、消夏及高温作业等情况。

2. 药物降温 高热患者立即建立静脉通路，遵医嘱使用药物，常见降温药物有水杨酸制剂、糖皮质激素和冬眠合剂等；若伴有脑水肿，使用甘露醇等脱水剂；控制惊厥、抽搐，使用地西泮、苯巴比妥钠等镇静催眠类药物。注意，诊断不明确时不得随意使用退热剂、抗生素，以免掩盖病情。

3. 营养支持 胃肠活动减弱，消化吸收功能差，同时分解代谢增加，水分和营养物质大量消耗，致使入量不足，因此应给予发热患者高热能、高蛋白质的流质或半流质饮食，鼓励患者多饮水，或者静脉补充营养和水分。

4. 一般护理 密切观察患者病情，严格记录生命体征变化，尤其是体温变化，每 4 小时测体温 1 次，待体温恢复正常 3 日后，可减为每日 1～2 次；安排患者卧床休息，加强皮肤、口腔护理；对惊厥患者，应采取必要措施防止其坠床等。

5. 遵医嘱指导患者正确留取所需检查标本，并指导其掌握检查过程的注意事项等。

第二节 呼吸困难患者的分诊与救护

呼吸困难(dyspnea)是指各种原因引起的患者主观上感到有呼吸气量不足或呼吸费力的感觉；客观上表现为呼吸频率、深度与节律的异常。严重者可出现鼻翼扇动、发绀、端坐呼吸,甚至意识障碍,可见辅助呼吸肌参与呼吸运动。

【护理评估】

(一)健康史

呼吸困难患者就诊时常有明显的憋气或者持续的哮喘,可伴有鼻翼扇动、三凹症、发绀等临床症状,患者表现出焦虑、烦躁以及恐惧感。因此,护理人员首先应该快速评估患者的病史以及诱发因素:急性左心衰竭常见于因忽然发作的夜间呼吸困难或体力劳动、大量快速补液,甚至神经刺激而诱发者;阻塞性肺疾病常见于因感染、运动或者体力活动后引起呼吸困难加重;支气管哮喘常因接触某种过敏物质或者感染诱发呼吸困难;自发性气胸常因屏气用力、剧烈咳嗽、重体力活动等诱发进行性呼吸困难等。

(二)身体状况

1. 呼吸困难程度及性质

(1)呼吸困难的程度:①轻度:中重度体力活动可引起的呼吸困难;②中度:轻度体力活动可引起的呼吸困难;③重度:休息时也可出现的呼吸困难。

(2)呼吸困难的性质:

1)吸气性呼吸困难:吸气显著困难,几乎全部呼吸肌参与运动,可见三凹征,常伴有烦躁不安、干咳或者高调的吸气性喉鸣音。多见于喉头水肿、急性喉炎、气管异物、炎症、水肿、肿瘤、梗阻等。

2)呼气性呼吸困难:主要由于小支气管痉挛及肺组织弹性减弱所致,特点是呼气延长、费力、常伴有哮鸣音。多见于急性细支气管炎、支气管哮喘、慢性阻塞性肺疾病、肺气肿、肺心病等。

3)混合性呼吸困难:主要由于广泛性肺部病变,使呼吸面积减少,影响换气功能所致。特点是吸气和呼气均感到困难,呼吸频率也有增加。多见于大量胸腔积液、重症肺炎、自发性气胸、大片肺不张及广泛性肺纤维化等。

2. 呼吸频率、节律的改变　深大呼吸,见于糖尿病昏迷、尿毒症等;潮式呼吸,见于心力衰竭、颅内压升高等;间断呼吸,即毕-奥呼吸,见于脑炎、脑膜炎等。

知识链接

异常呼吸类型

临床上常见的异常呼吸类型包括:潮式呼吸(又叫陈-施呼吸),是一种周期性的节律异常,其特点是呼吸由浅慢逐渐变为深快,再由深快转为浅慢,经一段时间的呼吸暂停后,又开始重复以上的周期性变化;毕-奥呼吸(又称间断呼吸),其特点是有规律的呼吸几次后,继以长时间呼吸停止,后又开始呼吸,如此反复交替。

3. 伴随症状　①伴有高热,见于急性肺部感染、急性胸膜炎、肺脓肿、急性心包炎等;②伴有胸痛,见于自发性气胸、大叶性肺炎、肺栓塞、急性心肌梗死、主动脉夹层等;③发作性呼吸困难伴窒息感,见于支气管哮喘、花粉症等过敏性疾病、心源性哮喘、癔症等;④产妇或者大手术后忽然出现呼吸困难伴发绀、休克等,见于肺羊水栓塞症或肺栓塞;⑤伴咯血,见于支气管扩张、空洞性肺结核等;⑥伴大量粉红色泡沫痰,见于急性左心衰竭;⑦伴昏迷,见于急性中毒、肺性脑病、代谢性酸中毒等。

(三)实验室及其他辅助检查

1. 血常规　呼吸困难患者粒细胞常有升高,血小板正常,慢性阻塞性肺疾病可伴有红细胞增加。

2. X线胸片、CT检查有助于心脏、肺脏、纵隔、颅内病变的诊断。

3. 超声、心电图检查有利于心脏疾病、心律失常、瓣膜病等的诊断。

4. 血气分析 根据pH、$PaCO_2$、BE(或AB)判断酸碱失衡及呼吸困难类型。

5. 肺功能检查 通过其可了解呼吸疾病对肺功能损害的性质及程度，明确肺功能障碍的机制和类型，对某些如慢性阻塞性肺疾病具有早期诊断价值。

【护理措施】

(一) 分诊护理

对于呼吸困难者，分诊护士应首先采取措施，缓解呼吸困难。同时，根据上述评估诊断给予分诊，呼叫相应专科医师应诊：气管异物属眼耳鼻喉科；急慢性肺部感染、支气管哮喘、左心衰竭、肺栓塞、肺性脑病等属于内科；羊水栓塞属于妇产科；颅脑外伤属于神经外科。对有危及生命征象者立即送抢救室急救处理。

(二) 急救护理

1. 保持呼吸道通畅 及时清理口腔内分泌物；嘱患者选择合适的卧位，一般可取半坐位或者坐位身体前倾。

2. 合理氧疗 根据患者呼吸困难类型，选择合理的氧疗方法、浓度以及氧流量。

(1)高流量、高浓度氧疗：一般认为吸入氧浓度>50%为高浓度氧疗，但时间过长可引起氧中毒，对严重缺氧而无二氧化碳潴留者可短期应用。

(2)低流量、低浓度氧疗：一般认为吸入氧浓度<30%～35%为低浓度氧疗，适用于缺氧伴二氧化碳潴留的患者。

3. 机械辅助呼吸 对气道部分或者完全堵塞或神志不清者，遵医嘱及时使用人工气道辅助呼吸，并做好呼吸机使用的护理。

4. 对症处理 针对不同病因，给予不同的治疗。如哮喘性呼吸困难者使用氨茶碱；心源性呼吸困难者使用毛花苷丙、呋塞米、硝普钠等抢救；大量心包积液导致心包填塞引起的呼吸困难者应行心包穿刺术引流等。

第三节 胸痛患者的分诊与救护

胸痛(chest pain)是急诊常见的具有挑战性及重要意义的症状，包括了多种不同的诊断，其在临床上的预后也是不同的。如急性心肌梗死、主动脉夹层、肺栓塞等导致的胸痛随时有生命危险，必须立即抢救，而神经症、带状疱疹等引起的胸痛则症状较轻，不需要立即抢救。胸痛的常见病因有感染性疾病(如胸壁的皮肤化脓性感染、胸壁结核、带状疱疹、非化脓性肋软骨炎及膈下脓肿)、缺血性疾病(常见心肌梗死、心绞痛及肺梗死)、理化因素刺激和损伤(如胸腔内各种肿瘤的压迫，气管、支气管内异物刺激、强酸强碱中毒引起的气管损伤等)以及神经功能紊乱(心脏神经症、过度换气综合征、精神性胸痛等)。

【护理评估】

(一) 健康史

青壮年胸痛应注意结核性胸膜炎、自发性气胸、心肌炎、风湿性心脏病；40岁以上患者要注意心绞痛。了解与胸痛发生有关的情况，如有无外伤史，有无剧烈咳嗽，有无用力屏气的动作，有无过度疲劳，有无吞咽异物；了解以往有无胸痛发作的经历、发作情况，有无冠心病、肺、纵隔疾病史，有无食管炎、食管裂孔疝、溃疡病等消化系统疾病，有无肿瘤病史等。另外，胸痛的发生常常会与某些因素的诱发有关，如心绞痛常因饱食、劳累、精神紧张、情绪激动而诱发；胸壁疾病所致的疼痛常于局部压迫或胸廓运动时加剧；食管疾病的疼痛多于吞咽食物时发作或者加剧；肋骨骨折疼痛常于呼吸运动时加剧；主动脉夹层常见于长期高血压控制不佳，且伴或不伴动脉粥样硬化、心导管手术史者；主动脉瘤见于本人及家族成员中有马方综合征病史、梅毒病史者等。

（二）身体状况

1. 胸痛的部位及性质　局部性疼痛、骨压痛、胸壁疼痛应注意肋骨骨折、肋软骨炎、骨质疏松症等，伴有局部红、肿、热表现者应注意局部炎症病变；剧烈疼痛，并伴有水疱成簇沿肋间神经分布者，注意带状疱疹；胸骨后烧灼痛并伴有进食或吞咽困难者应注意食管及纵隔病变；心前区及胸骨后或剑突压榨性疼痛并且向左肩、左臂内侧、左颈、面颊部，甚至手指放射者，应注意心绞痛，疼痛持续不缓解，含服硝酸甘油无效，并伴有窒息感、呼吸困难等，应注意心肌梗死；剧烈胸痛并向下转移至腹部、腰部及两侧腹股沟或下肢者，应注意主动脉夹层；一侧刀割样胸痛，应注意自发性气胸、肺梗死；如果疼痛随着呼吸运动或者咳嗽加重，应注意胸膜炎；急性下胸部剧烈疼痛，并放射于背、颈部或下颌，应注意急性心包炎。

2. 胸痛时间　阵发性胸痛见于平滑肌痉挛或血管狭窄缺血，如心绞痛，胸痛呈阵发性，持续时间为3～5分钟；持续性胸痛见于炎症、肿瘤、血管栓塞、组织梗死等，如心肌梗死，胸痛持续，持续时间从几十分钟至数小时，甚至数天以上。

3. 伴随症状　胸痛伴恶心、呕吐、大汗淋漓、晕厥等见于心肌梗死；有心脏杂音见于主动脉狭窄、心脏瓣膜病等；奇脉、颈静脉充盈、脉压减小、心包摩擦音见于心包炎；呼吸音消失、叩诊鼓音注意气胸；出现双上肢血压差值超过30mmHg见于主动脉夹层；面色苍白、血压下降或休克表现，应考虑急性心肌梗死、动脉瘤破裂和大面积肺梗死等。

（三）实验室及其他辅助检查

白细胞计数及分类、心电图、胸片、胸部B超、心肌酶谱以及放射性核素实验、冠状动脉造影等均对急性胸痛有重要的诊断意义。

【护理措施】

（一）分诊处理

对于胸痛患者，由于涉及专科太多，护理人员应该认真分析，根据上述评估进行分诊：胸部炎症、肋骨骨折、血气胸、食管纵隔病变、夹层动脉瘤等属于外科；心绞痛、心肌梗死、肺栓塞、胸膜炎、急性心包炎、带状疱疹、肿瘤等属于内科。对突发胸痛的危急状态，分诊护士应立即置患者于安静环境，卧床休息，迅速给予吸氧、心电监护和建立静脉通道，并立即通知医师急救。

（二）急救护理

1. 密切观察病情　对胸痛的患者，应密切观察胸痛的部位、性质、程度及伴随症状和体征，积极诊断治疗原发病，同时加强生命体征的监测，如发生变化，立即采取抢救措施，以抢救患者生命。

2. 遵医嘱给予药物及其他治疗　冠心病心绞痛引起的胸痛，嘱患者立即卧床休息，舌下含服硝酸甘油0.3～0.6mg，1～2分钟即开始起作用。其副作用有头晕、头胀痛、头部跳动感、面红、心悸等，也可有血压下降，因此首次用药时患者应平卧片刻，必要时吸氧。另外，对各种原因所致气胸、血气胸、胸腔积液及纵隔气肿等引起的胸痛，护士应该配合医师行胸腔闭式引流术，并给予氧气吸入；肺栓塞和肺梗死引起的胸痛，立即给予氧气吸入，并按医嘱使用解痉、止痛、镇静等药物。

3. 基础护理 对病情严重、无自理能力的人，护士应及时做好口腔、皮肤的护理，合理安排患者的饮食，保证营养物质的摄入。

4. 心理护理 护理人员适当和患者交流，消除患者烦躁、焦虑、恐惧等情绪，必要时可以给予镇静剂。

第四节 腹痛患者的分诊与救护

腹痛(abdominal pain)是急诊常见的症状之一。多数由腹部脏器疾病引起，也可由腹腔外疾病及全身疾病引起。腹痛病因复杂、发病急、变化快、病情重，因此分诊护士必须谨慎、认真，才能正确分诊，不延误患者的救治。常见的引起腹痛的病因为腹腔脏器病变，如急性胰腺炎，胃、十二指肠溃疡、穿孔，肠梗阻、肠套叠、腹主动脉瘤、脾栓塞、外伤所致肝脾破裂及妊娠破裂、卵巢囊肿蒂扭转等妇科疾病。另外，腹腔外脏器或全身性疾病也可引起腹痛，如胸部疾病(如急性心肌梗死、心绞痛等)、中毒及代谢性疾病(有机磷中毒、低钙血症及慢性铅中毒等)、变态反应性疾病(如腹型紫癜、腹型风湿热等)以及其他，如急性溶血、腹壁脓肿及神经症等。

【护理评估】

(一) 健康史

患者的年龄、性别、婚育史、女性月经史等；腹痛的部位、性质、程度、伴随症状以及是否伴有放射痛等，急诊时的体位(是否为被动体位)、神情、面色以及有无早期休克征象，同时了解患者既往有无腹痛病史，有无消化性溃疡、胆囊炎、胆石症、胰腺炎，有无糖尿病、心血管疾病、手术创伤史、药物食物过敏史、是否用过甾体类药物等。常见的引起腹痛的诱发因素：胆囊炎或胆石症发作前常有进食油腻食物史；急性胰腺炎发作前常有酗酒、暴饮暴食史；部分机械性肠梗阻多与腹部手术有关；腹部受暴力作用引起的剧痛并有休克者，可能是肝、脾破裂所致。

(二) 身体评估

1. 腹痛的部位 一般腹痛多位于病变所在部位。如胃、十二指肠疾病、急性胰腺炎疼痛多在中上腹部；胆囊炎、胆石症、肝脓肿等疼痛多在右上腹；急性阑尾炎疼痛在右下腹McBurney点；小肠疾病疼痛多在脐部或脐周；结肠疾病疼痛多在下腹部；膀胱炎、盆腔炎及异位妊娠疼痛亦在下腹部；卵巢滤泡破裂或黄体破裂的腹痛开始于右侧或者左侧下腹部，较剧烈，并伴有腹部下坠感，腹部压痛广泛，位置较低；弥漫性或者位置不定的疼痛见于急性弥漫性腹膜炎、机械性肠梗阻、女性宫外孕输卵管破裂和盆腔炎、急性出血性坏死性肠炎、血卟啉病、铅中毒、过敏性紫癜等。

2. 腹痛的性质 ①突发的中上腹剧烈刀割样痛、烧灼样痛，多为胃、十二指肠溃疡穿孔；②中上腹持续剧痛或者阵发性加剧应考虑急性胃炎、急性胰腺炎；③阵发性绞痛，患者辗转不安，应注意胆石症和泌尿系统结石等；④阵发性剑突下钻顶样疼痛是胆道蛔虫病的典型表现；⑤持续性、广泛性剧烈腹痛伴腹肌紧张或板样强直，提示为急性弥漫性腹膜炎；⑥持续性钝痛或胀痛常见于腹内脏器梗阻或者炎症病变，如麻痹性肠梗阻等。

3. 发作时间与体位的关系 餐后痛多见于胆胰疾病、胃部肿瘤或消化不良所致；饥饿痛，发作呈周期性、节律性，见于胃窦、十二指肠溃疡；子宫内膜异位症患者腹痛与月经来潮有关；卵泡破裂者腹痛发生在月经间期。如果某些体位可使疼痛减轻或加剧，也可成为诊断的线索。例如，急性胰腺炎患者常喜蜷曲侧位，不敢活动；胃黏膜脱垂患者左侧卧位可使疼痛减轻；十二指肠壅滞患者膝胸或俯卧位可使腹痛及呕吐等症状缓解；胰体癌患者仰卧位时疼痛明显，而前倾位或俯卧位时疼痛减轻；反流性食管炎患者烧灼痛在躯体前屈时明显，直立位时减轻。

4. 伴随症状　腹痛伴发热、寒战者提示有炎症存在，如急性胆道感染、胆囊炎、肝脓肿、膈下脓肿以及其他腹腔外疾病等；伴黄疸者可能与胆系疾病或胰腺疾病有关，也可以考虑急性溶血性贫血；剧烈持续性疼痛，伴有恶心、呕吐的女性，应考虑卵巢囊肿蒂扭转；伴休克，同时有贫血者可能是腹腔脏器破裂（如肝、脾破裂或异位妊娠破裂），无贫血可能是胃肠穿孔、绞窄性肠梗阻、肠扭转、急性出血性坏死性胰腺炎；绞窄性肠梗阻、急性出血性坏死性肠炎及肠套叠还可出现血便。另外，一些腹腔外疾病，如急性心肌梗死、肺炎等也可有腹痛与休克的表现，应提高警惕。

（三）实验室及其他辅助检查

1. 血、尿、便常规对于诊断感染性疾病引起的腹痛有重要的意义；血、尿淀粉酶是急性胰腺炎的诊断依据。

2. 血糖、心肌酶谱有利于诊断糖尿病酮症酸中毒和急性心肌梗死。

3. B超、CT对腹部肝、胆、胰腺、子宫及附件和膀胱等形态以及腹腔积液和占位性病变、结石、异位妊娠有诊断价值。

4. 内镜检查对胃、十二指肠、胆及胰腺等脏器疾病能作出较为正确的诊断。

5. 诊断性腹腔穿刺适用于怀疑腹内脏器破裂出血等疾病。

【护理措施】

（一）分诊护理

急性腹痛可由内科、外科、妇科多系统多种疾病引起，如不及时处理，可导致严重的后果。胃十二指肠穿孔、急性胆囊炎、急性坏死性肠炎、胆道蛔虫病、急性阑尾炎穿孔、绞窄性肠梗阻、肝脾破裂、泌尿系统结石等属于外科；急性心肌梗死、代谢性中毒、过敏性紫癜等属于内科；宫外孕破裂、卵巢滤泡破裂、黄体破裂等属于妇产科。如病情危重，且一时难以确诊，应先救命，后分诊。

（二）急救护理

1. 迅速建立静脉通路，遵医嘱用药，维持水、电解质以及酸碱平衡，防止休克。

知识链接

止痛剂的使用

急腹症患者过早使用镇痛剂，虽可暂时缓解疼痛，但也可以因镇痛剂掩盖了疼痛的性质和部位，不利于医师作出正确的判断。而且在镇痛剂的掩盖下，腹腔内的病变还在继续恶化，如胃穿孔、阑尾炎穿孔合并腹膜炎中毒性休克等，会危及患者生命。

2. 对于病情危重的患者，护理人员要协同医师将“抢救生命”作为急救的最高原则，在治疗的同时做好急诊手术的准备工作。

3. 密切观察病情　严密观察患者的生命体征变化，注意患者的意识状态、表情、皮肤以及四肢温度，同时监测患者胸痛的部位、性质、程度及伴随症状等，并认真记录。

4. 休息与饮食 安排患者以合适的体位休息；急腹症患者，未明确诊断前应禁止饮食；有梗阻者，给予胃肠道减压，以减轻症状。

第五节 意识障碍患者的分诊与救护

意识障碍(disturbance of consciousness)系多种原因引起的机体对自身和外界环境刺激的反应能力减弱或丧失，包括意识水平(觉醒状态)受损以及意识内容的改变，是大脑功能紊乱所产生的严重症状之一。凡意识障碍的患者，必是脑功能活动发生障碍的结果，可以是因单纯的颅脑损伤，也可以是因全身性疾病引起脑细胞缺血、缺氧或中毒，从而引起脑代谢障碍。患者来院急诊的主要表现可有：认知缺陷、思维错乱、幻觉、躁动、嗜睡、谵妄或意识模糊，也可出现意识丧失。

【护理评估】

(一) 健康史

认真倾听患者家属及朋友的主诉。评估中应特别注意：起病的急缓，一过性还是持续性，发病前是否受到刺激，有无慢性疾病史，发病时有无伴随症状，入院前是否治疗用药及效果等。

(二) 身体状况

应强调重点突出、快速、准确，仅限于检查与意识有关的症状和体征。如生命体征、瞳孔、意识障碍的程度、皮肤变化、肢体活动及外伤等。

1. 生命体征(表 4-2) 如患者意识丧失，对周围刺激无应答，呼吸停止，大动脉搏动消失，可立即行初级生命支持，尽快恢复循环和呼吸功能。

表 4-2 有生命体征变化的意识障碍与疾病的关系

生命体征		常见原因
体温	体温升高	颅内外感染性疾病、中暑、脑出血、蛛网膜下腔出血等
	体温降低	酒精或者镇静类药物中毒、肝性脑病、低血糖、休克、一氧化碳中毒、甲状腺功能低下、冻伤等
脉搏	慢	颅内压增高、房室传导阻滞、Adams-Stokes 综合征、吗啡类药物中毒等
	快	休克早期颠茄类药物中毒、代谢性酸中毒、呼吸性碱中毒、感染等
血压	升高	高血压脑病、脑出血、颅内压增高、抗胆碱能药物中毒、子痫等
	降低	急性心肌梗死、内脏出血、肺梗死、糖尿病性昏迷、休克、镇静安眠药中毒等
呼吸	频率异常	
	减慢	颅内压增高、呼吸衰竭
	增快	急性感染
	节律异常	
	潮式呼吸	颅内压增高、巴比妥类药物中毒
	间断呼吸	颅内病变、呼吸衰竭

续表

生命体征		常见原因
呼吸	深浅度和声音异常	
	深大呼吸	代谢性酸中毒
	浅快呼吸	肋骨骨折、呼吸肌麻痹、濒死
	鼾声呼吸	脑出血、镇静安眠药中毒
	蝉鸣样呼吸	喉头水肿、喉头异物等
	呼吸困难	重症肺炎、哮喘、喉头异物等
气味	氨臭味	尿毒症昏迷
	烂苹果味	糖尿病酮症酸中毒昏迷
	大蒜味	有机磷农药中毒
	肝臭味	肝性脑病
	酒精味	酒精中毒

2. 瞳孔的改变 双侧瞳孔缩小常见于有机磷农药中毒、巴比妥类和阿片类药物中毒、脑桥出血等；双侧瞳孔散大见于颠茄类、酒精、氰化物、一氧化碳中毒等；双侧瞳孔不等大或者忽大忽小，是脑疝的早期征象；双侧瞳孔散大固定，为脑的不可逆性损伤；瞳孔对光反射不敏感提示昏迷。

3. 意识障碍的程度 根据格拉斯哥昏迷评分(GCS)标准，以睁眼动作、言语反应、运动反应综合评估(表 4-3)。

表 4-3 格拉斯哥昏迷评分

睁眼反应	评分	语言反应	评分	运动反应(非瘫痪侧)	评分
自动睁眼	4	正常	5	按指令动作	6
语言刺激睁眼	3	答错话	4	刺激能定位	5
疼痛刺激睁眼	2	能理解，不连贯	3	刺激时逃逸	4
任何刺激都不睁眼	1	不能理解	2	刺激时有屈曲反应	3
		不能言语	1	刺激时有过伸反应	2
				肢体无活动	1

注：轻型：13～15 分，中型：9～12 分，重型：3～8 分

知识链接

格拉斯哥昏迷评分法

格拉斯哥昏迷评分(Glasgow Coma Scale，GCS)是医学上评估患者意识状态的一种客观量化指标，是由英国格拉斯哥大学的两位神经外科教授 Graham Teasdale 与 Bryan J.Jennett 在 1974 年发表的。主要包括三方面的内容，即运动能力、语言能力和睁眼反应能力。

4. 皮肤 皮肤巩膜黄染、蜘蛛痣可见于肝性脑病；发绀见于窒息、肺性脑病等；皮肤苍白见于休克、贫血、尿毒症、低血糖性昏迷等；潮红见于颠茄类及酒精中毒；皮肤湿冷见于低血糖昏迷、吗啡类药物中毒。

5. 头颈部、四肢 意识障碍伴颈项强直可能有中枢神经病变，如脑膜炎、蛛网膜下腔出血等；伴外耳道出血，提示颅底骨折；一侧偏瘫常见于脑血管意外；四肢无肌张力提示昏迷；伴四肢抽搐，见于癫痫、脑出血、颅内肿瘤等。

（三）实验室及其他辅助检查

1. 脑脊液检查 对意识障碍的诊断及鉴别诊断均可提供有益的证据，尤其是对了解颅内压力改变、有无颅内感染及出血非常重要。

2. 血常规、心电图、脑电图、影像学检查对意识障碍患者的诊治也有一定的意义。

【护理措施】

（一）分诊护理

根据上述评估诊断给予分诊，呼叫相应专科医师应诊：各种急性颅脑损伤引起的意识障碍属神经科；各类中毒引起的意识障碍属急诊科；各种慢性疾病引起的意识障碍属内科。另外，如已初步确定患者存在生命危险，应迅速送往急诊抢救室进行抢救。

（二）急救护理

引起意识障碍的病因不同，病情演变较快，尤其是对于需要紧急处理的一些危象，急诊科护理人员需要在第一时间内对该类患者进行救护。

1. 保持呼吸道通畅，对使用呼吸机的患者做好呼吸机管理、气道护理。

2. 迅速建立静脉通道，根据医嘱合理用药，并注意输液速度和输液量。

3. 严密观察病情，15～30 分钟测血压、呼吸、脉搏、瞳孔各一次，同时，注意观察神志、颅内压变化。

4. 中重度患者，绝对卧床休息，禁食，减少不必要的刺激。

第六节 抽搐患者的分诊与救护

抽搐(tic)是指引起骨骼肌痉挛的癫痫样发作及其他不自主的骨骼肌发作性痉挛。抽搐是急诊常见的症状之一，病因可以是大脑功能性或器质性疾病，也可由全身代谢障碍疾病、中毒、缺血、缺氧等引起神经元异常放电所致，其发作形式可以是强直性(肌肉持续的收缩)、阵挛性(肌肉断续的收缩)和混合型(先后出现强直性和阵挛性收缩)收缩，部分患者发病时可无意识障碍。常见引起抽搐的病因有颅脑疾病，如各种颅脑感染、颅脑外伤、颅内肿瘤、脑血管疾病、脑寄生虫病、先天性疾病以及高血压脑病等。除此之外，全身性疾病也可以导致抽搐的出现，如循环系统疾病、代谢性疾病、中毒性疾病以及其他，如神经症(癔症)、高热惊厥、中暑、破伤风、狂犬病、特发性紫癜等。

【护理评估】

（一）健康史

认真了解患者的发病年龄、从事职业、发病季节、家族史、服药史、头部外伤史、生育史等；同时详细询问抽搐发作的先兆、诱发因素、发作形式、发作时间、持续时间以及发作后状态等。

（二）身体状况

1. 抽搐发作形式

(1)全身强直-阵挛性抽搐：多见于癫痫大发作、高热惊厥、主要表现为四肢及面部肌肉间歇性阵发性抽搐，常伴有意识障碍、两眼上翻或斜视、口吐白沫。

(2)强直性抽搐：多见于破伤风、脑炎及脑膜炎后遗症等，表现为阵发性全身肌张力增高、上肢屈曲、角弓反张，但神志一般清醒。

(3)局限性抽搐：多见于癫痫小发作、低钙性手足抽搐及颅内占位性病变等，表现为某一部位或肢体局限性抽搐，如口角、眼睑、手指或者足部，持续时间比较短。

2. 抽搐的类型

(1)真性抽搐：指由器质性病变引起的，患者常有意识改变以及脑电图异常等。

(2)假性抽搐：指类似抽搐发作的一系列疾病，常有反常的躯体运动和意识障碍，但脑电图检查一般无异常。

3. 伴随症状　伴有意识障碍和大小便失禁，见于癫痫大发作；伴有角弓反张、苦笑面容、牙关紧闭，见于破伤风；伴有意识障碍、精神症状、头痛、呕吐等，见于蛛网膜下腔出血、颅脑损伤、高血压及颅内占位性病变；伴有胸闷、心悸、头晕，见于循环系统疾病；伴有皮肤瘙痒、少尿、胃肠道症状，见于尿毒症；伴有发热，见于感染和小儿高热惊厥；伴有血压升高，见于子痫、高血压脑病等；伴有脑膜刺激征，见于各种原因引起的脑膜炎，以及蛛网膜下腔出血等。

（三）实验室及其他辅助检查

1. 一般检查　包括血常规、电解质、肝肾功能、脑脊液检查等。

2. 颅内CT及MRI　对于确定病因具有很大的价值，可诊断颅内占位性病变和脑血管疾病等。

3. 脑电图　绝大多数患者是在发作间期进行脑电图检查。在各种诱发方法的使用下，阳性率可达80%，有助于颅内占位性病变及癫痫的诊断。

知识链接

脑电图的产生

人体组织细胞总是在自发地、不断地产生着很微弱的生物电活动。利用在头皮上安放的电极将脑细胞的电活动引出来并经脑电图机放大后记录在专门的纸上，即得出有一定波形、波幅、频率和位相的图形、曲线，即为脑电图。当脑组织发生病理或功能改变时，这种曲线即发生相应的改变，从而为临床诊断、治疗提供依据。

【护理措施】

（一）分诊护理

对于抽搐发作的患者，分诊护士首先应采取措施，保护患者的安全。同时，根据上述评估内容给予分诊，呼叫相应专科医师应诊：原发性癫痫、各种颅内感染、脑血管病变、颅内占位性病变等属于神经内科；颅脑外伤属于神经外科；高血压脑病等心血管疾病引起的大脑缺血缺氧、肺性脑病、尿毒症、甲状腺功能减退等属于内科；急性中毒等属于急诊内科。另外，对有抽搐危及生命征象者立即送急诊抢救室急救处理。

（二）急救护理

1. 选择合适的体位　置患者于平卧位，揭开衣领和腰带，头偏向一侧，以防吸入物引起窒息。

2. 保持呼吸道通畅 持续性强直性抽搐的患者，要预防脑水肿，保持呼吸道通畅，防止肺部感染，纠正水、电解质失衡，有严重呼吸困难伴发绀的患者，及时给予氧气吸入。

3. 迅速建立静脉通道，遵医嘱使用药物 多选用地西泮 10mg，静脉推注；苯巴比妥钠 0.1～0.2g，肌内注射或者水合氯醛灌肠；低钙抽搐者，10%葡萄糖酸钙溶液或 5%氯化钙溶液静脉推注。

4. 保护患者，防止受伤 使用带护栏的病床，防止患者坠床，必要时，用压舌板及纱布垫置于患者上下臼齿之间，以防舌、颊咬伤。

5. 保持环境安静，避免不必要的外界刺激。

6. 严密观察病情并记录 详细记录抽搐与惊厥发作的次数、持续时间、症状及体征，以及应用解痉镇静药物的效果。

7. 对症处理 高热者应用物理及药物降温（详见本章第一节），持续抽搐、视盘水肿、瞳孔两侧不等大，提示脑水肿，可用 20%甘露醇、地塞米松和呋塞米进行脱水等。

（徐小娜）

思考题

1. 以急性胸痛为例，试述在分诊过程中护士如何进行资料收集与处置？
2. 在分诊中，格拉斯哥昏迷指数对意识障碍的患者有何意义？
3. 你认为如何将护理程序应用于急诊护理工作中？
4. 呼吸困难常见的辅助检查及其意义。

第五章　ICU的管理与护理

学习目标

1. 掌握ICU的监测技术。
2. 熟悉ICU患者的护理。
3. 了解ICU的设置与管理。

重症监护病房（intensive care unit，ICU）是医院应用现代医学理论，利用先进的医疗设备与技术，对危重患者进行集中监测、强化治疗，为重症患者提供规范的、高质量的生命支持的医疗场所。

第一节　ICU的设置与管理

重症患者的生命支持技术水准直接反映医院的综合救治能力，体现医院整体医疗实力，是医院现代化的重要标志。ICU的特点是“三集中”：①集中现代化的先进抢救设备；②集中有丰富救治经验的医务人员；③集中危重患者。目前，在二级以上的医院都设立不同类型的ICU。

一、ICU的设置

（一）ICU建设基本要求

1. 我国三级和有条件的二级医院均应设立重症医学科，重症医学科属于临床独立学科，直属医院职能部门直接领导。ICU是重症医学学科的临床基地。

2. ICU必须配备足够数量、受过专门训练、掌握重症医学基础知识和基本操作技术、具备独立工作能力的专职医务人员。

3. ICU必须配备必要的监护和治疗设备，接收医院各科的重症患者。

（二）ICU的模式

1. 专科ICU　指为专门收治某个专科危重患者而设置的ICU，多属于某个专业科室管理。如呼吸内科ICU（RICU）、新生儿ICU（NICU）。

2. 部分综合ICU　指介于综合ICU与专科ICU之间，即以医院内较大的一级临床科室为基础组成的ICU，如外科ICU、内科ICU等。

3. 综合ICU 指一个独立的临床业务科室，收治医院各科室的危重患者，拥有医院最高的抢救水平。

（三）ICU的人员配备

1. ICU专科医师的固定编制人数与床位数之比为1.5～2∶1以上。ICU日常工作中可以有部分轮科、进修医师。ICU医师组成应包括高级、中级和初级医师，每个管理单元必须至少配备一名具有高级职称的医师全面负责医疗工作。

2. ICU专科护士的固定编制人数与床位数之比为3～4∶1以上。

3. ICU可根据需要配备适当数量的医疗辅助人员，有条件的医院可配备相关的技术与维修人员。

（四）ICU必配设备

1. 每张床配备完善的功能设备带或功能架，提供输液、氧气、压缩空气和负压吸引等功能支持。每张监护病床装配电源插座12个以上，氧气接口2个以上，压缩空气接口2个和负压吸引接口2个以上。医疗用电和生活照明用电线路分开。每个ICU床位的电源应该是独立的反馈电路供应。ICU最好有备用的不间断电力系统（UPS）和漏电保护装置；最好每个电路插座都在主面板上有独立的电路短路器。

2. 应配备适合ICU使用的病床，配备防压疮床垫。

3. 每床配备床旁监护系统，进行心电、血压、脉搏、血氧饱和度、有创压力监测等基本生命体征监护。为方便安全转运患者，每个ICU单元至少配备便携式监护仪1台。

4. 三级医院的ICU应该每床配备1台呼吸机，二级医院的ICU可根据实际需要配备适当数量的呼吸机。每床配备简易呼吸器（复苏呼吸气囊）。为便于安全转运患者，每个ICU单元至少应有便携式呼吸机1台。

5. 输液泵和微量注射泵每床均应配备，其中微量注射泵每床2套以上。另配备一定数量的肠内营养输注泵。

6. 其他设备 心电图机、血气分析仪、除颤仪、血液净化仪、连续性血流动力学与氧代谢监测设备、心肺复苏抢救装备车（车上备有喉镜、气管导管、各种接头、急救药品以及其他抢救用具等）、体外起搏器、纤维支气管镜、电子升降温设备等。

二、ICU的管理

（一）ICU的功能

综合ICU应具备的功能是：①心肺脑复苏；②呼吸道管理及氧疗；③持续性生命体征监测和有创血流动力学监测；④紧急情况下心脏临时性起搏；⑤对各种检验结果作出快速反应；⑥对各个脏器功能进行较长时间的支持；⑦完全胃肠外营养；⑧在患者转送过程中能够进行生命支持。

（二）ICU的任务

ICU是重症医学学科的临床基地，任务是运用危重症医学理论，采用一切最先进的监测和治疗、护理手段，控制疾病的发展，维持全身器官的正常功能和内环境的稳定，从而提高患者的存活率和生存质量。

（三）ICU的收治对象

ICU的收治对象是病情危重、随时都有生命危险，但经过集中强化治疗和护理，能度过危险期而有望恢复的各类患者。如：①急性、可逆、已经危及生命的器官功能不全患者；②存在各种高危因素，具有潜在生命危险、经过ICU严密的监护和随时有效治疗可能减少死亡风险的患者；③在慢性器官功能不全的基础上，出现急性加重且危及生命的患者。慢性消耗性疾病终末状态、不可逆性疾病和不能从ICU监护治疗中获得改善的患者不属于ICU的收治范围。

（四）ICU设备、药品的管理

1. ICU的设备管理

（1）ICU医护人员都应熟悉、掌握各种仪器的操作，了解仪器性能和使用的注意事项。

（2）由专人负责仪器的清洁、消毒、定期检查和维修。一旦发生故障，要及时报告、记录，由专人负责排除故障；搬动机器时应先关机，从而防震或消除磁场干扰。

（3）对各种仪器、设备应建立档案，登记造册，保存说明书及维修卡等。ICU仪器一律不准外借或挪用。每班均要对仪器设备进行交接和记录。

（4）ICU抢救器械和药品应做到"五定"，即定人负责、定位置、定数量、定品种、定期检查维修，以保证应急使用。注意"五防"，即防潮、防热、防腐蚀、防震、防尘。

2. ICU的药品管理

（1）各药柜的药品，根据病种保存一定的基数，便于应急使用，工作人员不得擅自取用。

（2）根据药品种类及性质（如针剂、内服药、外用药、剧毒药等）分别放置、编号定位存放，每日清点，保证随时应用，指定专人保管。

（3）定期检查药品质量，防止积压变质。如发生沉淀、变色、过期、药瓶标签与盒内药品不符、标签模糊或有涂改则不得使用。

（4）凡抢救药品，必须固定在抢救车上或设专用抽屉存放。专人管理，定期检查，编号排列，固定数量，定位存放，保证随时应用。

（5）执行救护任务后，急救箱内药品由当班护士及时补充。

三、ICU感染控制

ICU是院内感染的高发区，细菌耐药在ICU患者比普通病房患者或院外患者更加普遍。因ICU患者多来自院内各专科，且病情危重，致使院内感染的发生率在ICU相对增高。又因患者治愈后回到原科室，使在ICU的耐药菌株被携带到医院各处而引起流行。降低ICU院内感染发生率是提高抢救成功率的关键。

1. 减少人员流动 ICU内空气污染最严重的区域多为入口处和过道，特别是在医师查房和护士交班以及家属探视时更为严重，因此应将进入ICU的人员减少到最低限度，包括患者应严禁探视，减少医师和护士不必要的出入。

2. 工作人员预防院内感染的措施 院内感染可通过医护人员的双手传递，应养成勤洗手的习惯。病室内应有洗手池，最好应用感应式水龙头，查房时使用免洗消毒剂；进入ICU前应设缓冲带，换鞋，穿隔离衣；工作人员进入ICU应更换室内工作衣、工作鞋。护理人员接触感染患者时应穿防护服或防护围裙；探视人员进入ICU也应更换清洁的外衣和鞋子。

3. 严格进行病室、器械、物品清洁消毒 定期大扫除，保持病室良好通风。每日定时消毒、净化空气。室内采用湿式清扫，拖布分区放置、固定使用、定期更换。尽量使用一次性器械。凡患者使用过的器械均需进行消毒—清洗—灭菌这一流程。各种抢救或监护器在更换使用者时应进行表面消毒，有条件时尽量浸泡消毒。定期进行物品表面及空气细菌培养，严格控制细菌菌落数，空气≤$200cfu/m^3$，手或物体表面≤$5cfu/m^2$。

知识链接

隔离区医务人员的防护措施

医务人员必须严格按照清洁区、半污染区、污染区划分和人流、物流，要求医务人员在着装及操作过程中，实施消毒隔离措施，防止交叉感染。接触每一位患者前后或接触同一患者不同部位的前后必须立即更换手套或进行手消毒。若接触患者的分泌物、排泄物等，应严加防护，加戴防护用具，如防护手套、隔离衣等。为患者实施近距离操作（如气管切开、口腔护理等）时，须戴特殊防护头套、有效防护口罩等，进行严格防护。

4. 增强患者抗感染能力 加强患者基础护理，每日早、晚两次清洁、漱口或口腔护理。保持创面、穿刺和插管部位无菌。气管切开及介入性治疗，病情允许应尽早终止。限制预防性应用抗生素，感染性疾病根据细菌培养与药敏试验结果合理应用抗生素。

5. 加强感染预防监测 建立ICU院内感染监控和管理组织，定期分析ICU内感染发生情况、细菌耐药情况，修订和落实各项消毒隔离措施。引流液和分泌物常规应反复做培养，所有导管拔除时均应做细菌培养及药敏试验，以便及早发现感染并及时治疗。严重感染性疾病必要时要隔离，切断扩散途径。发现感染暴发应迅速查清原因，组织力量予以控制，防止进一步蔓延。

第二节 ICU的监测技术

利用先进的、精密的医疗设备，对危重患者进行持续多方面的监测，根据所得的资料进行综合分析，及时采取相应的治疗措施，达到挽救生命、治愈疾病的目的。

一、体温监测

（一）正常体温

正常成人的体温随测量部位不同而异，口腔舌下温度为36.3～37.2℃，腋窝温度为36.0～37.0℃，直肠温度为36.5～37.7℃。体温不是固定不变的，而是受许多生理因素的影响在一定范围内波动，但波动范围一般不超过1℃。如昼夜有轻微活动，清晨稍低，起床后逐渐升高，下午或傍晚稍高。

（二）测温部位

1. 口腔和腋下 是常用的检测体温部位，腋下温度一般比口腔温度低0.3～0.5℃，比直肠温度低0.5～1.0℃，因口腔温度在临床应用上有诸多不便，常被腋下温度代替。

2. 直肠 接近中心温度，临床上应用较多，但易受粪便影响。

3. 食管 接近中心温度，将测温电极放置在咽喉部或食管下段。

4. 鼻咽 将温度计插到鼻咽部测得，可间接了解脑部温度。

5. 耳膜 将专用的耳鼓膜测温电极置于外耳道内鼓膜上，该处的温度可反映流经脑部血流的温度，认为与脑温非常接近。

6. 平均皮肤温度 皮肤温度能反映末梢循环状态。在血容量不足或低心排出量时，外周血管收缩，皮肤温度下降。各部位皮肤因受皮下血运、出汗等因素的影响，温度差别很大，要做多部位的测量。

通过临床长期观察，大腿内侧皮肤温度与平均皮肤温度非常接近，故现在常规将皮肤温度探头置于大腿内侧。平均皮肤温度易受环境温度的影响，在稳定的环境温度下进行持续监测十分重要。

（三）临床意义

目前的体温监护设备均具有两个插孔，这两个插孔用于监测中心温度与平均皮肤温度，以显示温差。正常情况下，温差应小于2℃。连续监测皮肤温度与中心温度，是了解外周循环灌注是否减少或改善的有价值的指标。如当患者处于严重休克时，温差增大，经采取有效措施治疗后，温差减少，则提示病情好转，外周循环改善；温度差值逐渐进行性扩大，是病情恶化的指标之一。

二、循环系统监测

（一）护理观察

临床监测指标：①心律、心率、心音和杂音的变化，动脉血压变化；②呼吸困难和发绀程度，有无气促、气急、胸痛、咯血等症状；③意识和表情；④尿量、颜面、口唇和肢端色泽及肢端温度。

（二）心电监测

1. 应用范围　心电图（electrocardiogram，ECG）主要是反映心脏激动的电学活动。对各种类型的心律失常和传导障碍，具有独特的诊断价值。特异性的心电图改变和演变是诊断心肌梗死最可靠和最实用的方法。心电监测多年来一直被列为常规的监测手段，特别是对心脏病患者施行心脏或非心脏手术时。

2. 临床意义

（1）及时发现和识别心律失常：危重患者的各种有创监测和治疗、手术操作、酸碱失衡和电解质紊乱等均可引起心律失常，严重时可引起血流动力学改变。心电监测对发现心律失常、识别心律失常性质、判断药物治疗的效果均十分重要。

（2）及时发现心肌缺血或心肌梗死：严重的缺氧、高碳酸血症、酸碱失衡等诸多因素均可导致心肌缺血、心律失常。心率的增快和血压的升高，均可使心肌耗氧增加，引起或加重心肌缺血。因此，持续的心电监测可及时发现心肌缺血。

（3）监测电解质改变：危重患者在治疗过程中很容易发生电解质紊乱，最常见的是低钾和低钙，持续心电监测对早期发现电解质紊乱有重要意义。

（4）观察起搏器的功能：安装临时性及永久性起搏器的患者进行心电监测，对观察心脏起搏器的起搏与感知功能均非常重要。进行与起搏器无关的手术，特别是手术中应用高频电刀时，也应进行心电监测，以免发生意外。

（三）血流动力学监测

血流动力学可分为无创伤和有创伤两大类。无创血流动力学监测是经皮肤或黏膜等途径间接取得有关心血管功能的各项参数，如自动的无创动脉压监测、心电监测等，已成为常用的监测手段。有创血流动力学监测是指经体表插入各种导管或监测探头到心脏和（或）血管腔内，利用各种监测仪或监测装置直接测定各项生理参数，如中心静脉压、肺动脉压等。

1. 心率

（1）心率正常值：正常成人安静时心率（heart rate，HR）为60～100次/分，随着年龄的增长而变化。小儿心率较快，老年人心率较慢。

（2）临床意义：①判断心排血量：心率对心排血量影响很大。在一定范围内，随着心率的增快，心排血量会增加。但心率过快（心率>160次/分）或过慢（心率<50次/分）时，心排血量减少。②计算休克指数：失血性休克发生时，心率的改变最为敏感。心率增快多在血压降低之前发生，故严密监测心率的动态改变对早期发现失血极为重要。休克指数是心率与收缩压之比，血容量正常时，两者之比等于0.5；休克指数等于1时，提示失血量占血容量的20%～30%；休克指数大于1时，提示失血量占血容量的30%～50%。③估计心肌耗氧：心肌耗氧（MVO_2）与心率的关系极为密切，心率与MVO_2呈正相关。

2. 动脉压监测

（1）影响血压的因素：影响动脉压（arterial blood pressure，ABP）的因素主要包括心排血量、循环血容量、周围血管阻力、血管壁的弹性和血液黏滞度五方面。

（2）临床意义：动脉血压可分为：①收缩压（systolic blood pressure，SBP）：其重要性在于克服各脏器的临界关闭压，保证脏器的供血。如肾脏的临界关闭压为70mmHg，当SBP低于此值时，肾小球滤过率减少，发生少尿。②舒张压（diastolic blood pressure，DBP）：其重要性在于维持冠状动脉灌注压（coronary perfusion pressure，CPP）。③平均动脉压（mean arterial pressure，MAP）：心动周期血管内的平均压力，正常值为60～100mmHg，是反映脏器组织灌注平水的指标之一。

知识链接

动脉穿刺插管直接测压法

是一种有创性测量血压的方法，可反映每一心动周期内的收缩压、舒张压和平均压。通过动脉压的波形能初步判断心脏功能。经动脉穿刺导管取动脉血标本可定时多次进行血气分析。体外循环转流时，由于动脉搏动消失，用无创方法不能测到血压，通过动脉穿刺直接测压方法仍能连续监测动脉压。直接测压方法可以弥补无创血压监测中的不足，因此是ICU中最常用的监测血压的方法之一。

3. 中心静脉压监测 中心静脉压（central venous pressure，CVP）：是指胸腔内上、下腔静脉的压力。CVP主要反映右心室前负荷和血容量，与静脉张力和右心功能有关，不能反映左心功能。

（1）正常值：CVP正常值为5～12cmH_2O（0.49～1.0kPa）。

（2）临床意义：CVP<5cmH_2O，表示右心房充盈不佳或血容量不足；CVP>15cmH_2O，表示心功能不全、静脉血管床过度收缩或肺循环阻力过高；CVP>20cmH_2O，表示充血性心力衰竭。CVP是反映右心功能的间接指标，对了解循环血量和右心功能具有十分重要的临床意义，对指导临床治疗具有重要的参考价值，特别是持续监测其动态变化，将CVP与其他血流动力学参数综合分析，具有很高的参考价值。

4. 肺动脉压（PAP）监测 左心室舒张终末压（LVEDP）、肺动脉舒张压（PADP）、肺动脉楔压（PAWP）与肺毛细血管楔压（PCWP）近似相等。因此，LVEDP可代表左心室前负荷，并且受其他因素影响较小。

临床意义：①评估左右心室功能：正常情况下，肺动脉楔压（PAWP）可反映左心室前负荷和右心室后负荷。②区别心源性和非心源性肺水肿：若PAWP>1.1kPa，发生肺水肿的可能性较小；PAWP为0.53～1.1kPa时可能性明显增加；PAWP<0.4kPa，不可避免发生肺水肿。③指导治疗：为扩容补液，应用强心药物、血管收缩药物和血管扩张药物治疗提供

依据，同时还可判断治疗的效果和预后。④选择最佳的呼气末正压通气(PEEP)：通过肺动脉压等项目对心肺功能的监测，获得精确 PEEP 水平，使氧气输送到组织达到最大限度，以达到足够的氧合。⑤压力波形分析：通过压力波形分析，可帮助确定漂浮导管的位置。

5. 心排出量监测　心排出量(cardiac output，CO)是反映心泵功能的重要指标。CO 由心率、前负荷、后负荷及心肌收缩性等因素决定，测量 CO 及计算心血管各项参数，可以了解心泵功能，并绘制心功能曲线，判断心脏功能与前、后负荷的关系，以及正确进行心血管疾病的治疗，有助于心力衰竭和低心排综合征的诊断、处理和预后评估。

三、呼吸系统监护

(一) 护理观察

1. 呼吸运动方式、呼吸深度、频率和节律的变化。
2. 肺部呼吸音的变化，包括呼吸音强弱、有无肺部啰音等。
3. 咳嗽、咳痰情况，包括痰量和痰液的性质、有无咯血。
4. 肺部叩诊音的变化。
5. 心率、血压和意识状态。
6. 缺氧、发绀、鼻翼扇动、面色潮红、三凹征等症状。
7. 有无反常呼吸运动、胸廓是否对称等。

(二) 呼吸运动的监测

呼吸运动主要靠胸腹部呼吸肌的活动引起胸廓的扩大和缩小完成。在中枢神经系统的调节下，有节律地进行呼气与吸气动作。病理情况下，呼吸运动的频率和节律均可发生改变。因此，对呼吸运功的观测最为直观。

1. 呼吸频率(respiratory rate，RR)　是呼吸功能最简单的基本监测项目，呼吸频率的增快或减慢均提示可能发生呼吸功能障碍。

2. 呼吸节律　常见的呼吸节律改变，如哮喘性呼吸、潮式呼吸、间断呼吸、抑制性呼吸等。

(三) 呼吸功能测定

1. 肺容量的监测　在肺容量的监测中，作为床边监测较为简便易行，具有指导意义的是潮气量和肺活量，这也是临床上应用机械通气时常调整的参数。功能残气量可根据需要进行监测。

(1)潮气量(VT)：成人潮气量约 5～7ml/kg。潮气量必须进行动态观察，最后依据血气分析结果确定潮气量是否适宜。尤其是应用机械通气时，测定潮气量和呼吸频率更具有实际指导意义。

(2)肺活量(VC)：正常肺活量为 30～80ml/kg。临床上肺活量<15ml/kg，即为气管插管或气管切开应用呼吸机指征。肺活量≥15ml/kg 为撤掉呼吸机指标之一。临床上任何引起肺实质损害的疾病，如胸廓活动度减低、膈肌活动度减低、膈肌活动受限或肺扩张受限，基本均可使肺活量降低。

(3)功能残气量(function residual capacity，FRC)：平静呼气后肺内所残留的气量，可衡量肺泡是否过度通气。临床上将残气量占肺活量的百分比一并考虑，正常成人比值为 20%～30%。

2. 肺通气功能测定　主要是肺通气量的测定，是测定单位时间内进出肺的气体量，能反映肺通气功能的动态变化，比肺容量的测定意义大。

(1)每分通气量(ventilation volume，VE)：正常值男性为6.6L/min，女性为4.2L/min，是肺通气功能最常用的测定项目之一，可用肺活量计测定。

(2)每分肺泡通气量(alveolar ventilation，VA)：VA的正常值为70ml/s。当潮气量不足时，机体为了维持$PaCO_2$在正常范围内，必须增加呼吸频率予以代偿，但由于呼吸频率增快，无效腔量增加，呼吸做功也明显增加，反而使VA减少。

(3)最大通气量(maximal ventilation capacity，MVV)：正常成年男性为104L/min，女性为82.5L/min，它是通气功能中较有价值的测定项目。

(4)用力肺活量(forced vital capacity，FVC)：亦称时间肺活量(timed vital capacity，TVC)或用力呼气量(forced expiratory volume，FEV)正常值为1秒率88%，2秒率96%，3秒率99%。

(5)生理无效腔(dead space ventilation，VD)：正常情况下解剖无效腔与生理无效腔量基本相等，疾病时生理无效腔量可增大。一般认为了解无效腔量和肺泡通气量较潮气量和每分通气量意义更大。

(四)动脉血气分析和酸碱监测

在危重患者的救治过程中，维持呼吸功能稳定、氧疗及应用呼吸机治疗已成为常规的治疗手段。单凭临床观察不足以对呼吸功能状态作出精确的判断，血气分析有助于全面而又精确地分析判断呼吸状态、评价呼吸机治疗效果、调整呼吸机参数。血气分析已经成为危重病抢救过程中常规的监测手段。酸碱失衡是多种疾病发展的共同通道，又可成为原发病死亡的主要原因之一，因此持续酸碱参数监测，对早期诊断、早期治疗均极为重要。

1. 血液酸碱度(pH)

(1)正常值：动脉血中的pH为7.35～7.45，平均pH为7.40。静脉血比动脉血pH低0.03。

(2)临床意义：①pH<7.35为失代偿性酸中毒或酸血症(失代偿性代谢性酸中毒或失代偿性呼吸性酸中毒)，pH>7.45为失代偿性碱中毒或碱血症(包括失代偿性代谢性碱中毒或失代偿性呼吸性碱中毒)。②pH为7.35～7.45有3种情况：正常，无酸碱失衡；代偿的酸碱紊乱；相互抵消的酸碱紊乱。酸碱失衡时，如果pH发生变化，则对机体代谢和内脏功能均有明显影响。

2. 动脉血二氧化碳分压($PaCO_2$)　$PaCO_2$是指物理溶解在动脉血中CO_2所产生的张力。由于CO_2的弥散能力很强，比氧大25倍，因此动静脉血中的CO_2差值很小。

(1)正常值：$PaCO_2$的参考值为35～45mmHg(4.7～6.0kPa)，平均为40mmHg(5.33kPa)。

(2)临床意义：①判断肺泡通气量：$PaCO_2$正常，表示肺泡通气正常。$PaCO_2$降低表示肺泡通气过度，$PaCO_2$升高表示肺泡通气不足，两者呈反比关系。②判断呼吸性酸碱失衡：$PaCO_2$若大于45mmHg，表示通气不足，持久的通气不足造成呼吸性酸中毒，也称高碳酸血症。呼吸性酸中毒时，$PaCO_2$应有原发性升高。呼吸性碱中毒时，$PaCO_2$应有原发性降低。③判断代谢性酸碱失衡是否有代偿及复合性酸碱失衡。代谢性酸中毒代偿后，$PaCO_2$降低；代谢性碱中毒代偿后，$PaCO_2$应升高。④诊断Ⅱ型呼吸衰竭必备的条件。

3. 动脉血氧分压(PaO_2)　PaO_2是指物理溶解于动脉血中氧产生的张力。氧在动脉血中溶解的多少，与吸入气中氧分压(PiO_2)高低呈正比关系，而PiO_2的高低又决定于吸入气

(肺泡气)中的氧分量(FiO_2)。

(1)正常值:中青年人 PaO_2 正常值为 90～100mmHg(12～13.3kPa)。

(2)临床意义:①衡量有无缺氧及缺氧的程度:PaO_2 在 90～100mmHg(12～13.3kPa)或年龄预计值以上为正常,低于此值为低氧血症。低氧血症多采用以下标准分级:PaO_2 90～60mmHg 时为轻度缺氧,PaO_2 60～40mmHg 时为中度缺氧,PaO_2 40～20mmHg 时为重度缺氧。PaO_2 是反映机体氧供情况的重要指标,PaO_2 高低直接关系氧供。②诊断呼吸衰竭。③诊断酸碱失衡的间接指标。

4. 动脉血氧饱和度(SaO_2) SaO_2 系指动脉血单位血红蛋白和 O_2 的百分比。

(1)正常值:动脉血氧饱和度的参考值为 96%～100%。

(2)临床意义:通过监测间接了解患者的血氧分压,以便了解组织的供氧情况。SaO_2 与血红蛋白的多少无关,而与 SaO_2、血红蛋白与氧的亲和力有关。PaO_2 越高,SaO_2 越高,两者并非直线关系,呈"S"形曲线关系,即所谓血红蛋白氧合解离曲线,可分为平坦段和陡直段两部分。

5. 动脉血氧含量(CaO_2) CaO_2 是指 100ml 动脉血中携带的 O_2 毫升数。它包括与血红蛋白结合氧的量,还包括溶解于血浆中的 O_2 量。

(1)正常值:CaO_2 参考值为 16～20ml/dl。

(2)临床意义:①CaO_2 受 PaO_2 与血红蛋白质和量的影响,故呼吸、血液、循环对其都有影响。CaO_2 与血红蛋白成正比,贫血时 CaO_2 下降;红细胞数增加,CaO_2 升高。肺功能受损时,CaO_2 降低;心功能受损时,CaO_2 降低。②计算 SaO_2,实际上 SaO_2 应该是实际氧含量与最大氧含量之比的百分数。每分钟氧气运输量等于 CaO_2 与心排血量的乘积。③其他:与混合静脉血氧含量(CvO_2)一起来估计组织利用氧的情况,判断先天性心脏病左向右分流及分流大小。

6. 实际 HCO_3^-(AB) 实际测得的动脉血中 HCO_3^- 含量,也有以 HCO_3^- 表示。

(1)正常值:AB 参考值为(25±3)mmol/L,平均为 24mmol/L。

(2)临床意义:AB 受代谢和呼吸因素的双重影响。AB 下降为代谢性酸中毒或呼吸性碱中毒代偿;AB 升高为代谢性碱中毒或呼吸性酸中毒代偿;AB 正常,不一定为正常,如呼吸性酸中毒+代谢性酸中毒,应具体分析。

7. 标准 HCO_3^-(SB) 取全血在标准状态下(PaO_2 为 40mmHg,温度为 37℃,HbO_2 100%饱和)测得动脉血中 HCO_3^- 的含量为标准 HCO_3^-。

(1)正常值:SB 参考值为(25±3)mmol/L。

(2)临床意义:由于排除了呼吸因素的影响,所以 SB 升高为代谢性碱中毒,SB 下降为代谢性酸中毒。

8. 碱剩余(BE) 在标准状态下(条件同 SB)将每升动脉血的 pH 滴定到 7.40 时所用的酸或碱的毫摩尔数。如滴定所需要的是酸,说明血内为碱性,BE 为正值;如滴定所需要的是碱,说明血内是酸性的,BE 为负值。

(1)正常值:BE 参考值为±3mmol/L,平均为 0。

(2)临床意义:BE 的正值增大,表示代谢性碱中毒;BE 负值增大,表示代谢性酸中毒。

四、脑功能监测

危重患者,尤其是颅脑损伤患者,脑功能监测非常重要,意识状态能客观地反映颅脑损伤的严重程度，便于判断病情、分析预后，对脑功能的判断有较高的可信度，但要参照其他参数全面分析。

（一）护理观察

1. 意识 是反映中枢神经系统功能的重要指标，意识障碍的程度和持续时间的长短是判断颅脑损伤等疾病最可靠、最敏感、最早的指标。临床上采用国际通用的格拉斯哥昏迷分级，简称昏迷指数（Glasgow coma score，GCS）法。根据颅脑损伤后刺激患者的睁眼反应、语言行为反应和运动反应三项指标的15项检查计分结果来判断患者的昏迷和意识障碍的程度，以其总分判断病情的严重性。GCS积分越低，脑损害程度越重，预后越差。

2. 瞳孔 观察瞳孔散大、缩小、双侧是否等大、对光反射障碍等。

3. 局灶症状 肢体活动等。

4. 生命体征 观察体温、脉搏、呼吸、血压的变化。

（二）颅内压监测

持续颅内压（intracranial pressure，ICP）监测是观察颅脑危重症患者的一项重要指标，它的改变可在颅内疾病出现症状之前。

1. 颅内压分级 正常成人平卧时颅内压为10～15mmHg（1.33～2.0kPa）。颅内压持续超过15mmHg称为颅内压增高。轻度增高：颅内压为15～20mmHg（2.0～2.7kPa），中度增高：颅内压为20～40mmHg（2.7～5.3kPa），重度增高：颅内压＞40mmHg（＞5.3kPa）。

2. 临床意义 ①可持续观察颅内压的动态变化，有利于疾病诊断；②及时反映颅内压变化，早期给予急救与治疗的干预，防止发生脑疝；③有利于及时判断病情，制订与指导护理措施，为治疗决策提供依据；④有助于判断预后。

（三）脑电图监测

脑电图检查方法简单，经济方便，又便于在疾病过程中反复监测，还可以根据异常脑电图呈弥散性或局限性，以及节律变化等估计病变的范围和性质，对某些颅外疾病也有一定的诊断价值。近年来，国内更强调对复苏后脑功能的恢复和预后的判断，在“脑死亡”判断方面，脑电图有重要诊断价值。

（四）脑血流图监测

目前常用的脑血流测定装置主要有脑电阻及Doppler血流测定仪等。

1. 脑电阻（rheoencephalography，REG）检查 反映脑血管的血流充盈度、动脉壁弹性和血流动力学变化，对判断脑血管和脑功能状态有一定临床意义。

2. Doppler 血流测定 为一种非创伤性的简单监测方法，只需将探头置于所测部位，即可以用声音反映或用荧光屏显示出局部血流情况。由于检测手段和方法不断改进，现已能同时对多个部位进行监测。目前发展的Doppler超声彩色显像定量血流仪，受检动脉呈彩色显像，直接反映病变部位和狭窄程度。

五、肾功能监测

肾脏是调节体液平衡的重要脏器。当休克、创伤、严重感染、中毒、急性溶血等导致肾脏及血液成分改变，引起肾脏功能性或器质性变化时，临床上出现少尿、水电解质代谢紊乱、酸中毒等一系列改变。做好肾功能监测可以有效预防和治疗急性肾衰竭。

（一）护理观察

1. 仔细询问，判断诱因　特别注意了解、观察是否存在有效循环血量不足的情况。

2. 尿的观察　尿量变化是肾功能改变的最直接的指标。在临床上通常记录每小时及24小时尿量。当每小时尿量小于30ml时，多为肾血流灌注不足，间接提示全身血容量不足。当24小时尿量小于400ml或每小时尿量少于17ml称为少尿，表示有一定程度的肾功能损害；24小时尿量少于100ml或12小时无尿者为无尿，是肾衰竭的基础诊断依据。

3. 电解质失衡的观察　血清钾浓度高于5.5mmol/L为高血钾，是急性肾衰竭少尿期的主要表现之一，应密切监测血钾、心电图、心率的变化。

（二）肾浓缩-稀释功能监测

主要用于监测肾小管的重吸收功能。现在临床上常采用简化的或改良的肾浓缩-稀释试验。方法是在试验的24小时内患者保持日常的饮食和生活习惯，晨8时排弃尿液，自晨8时至晚8时每2小时留尿1次，晚8时至次晨8时留尿1次，分别测定各次尿量和比重。

1. 正常值　昼尿量与夜间尿量之比为(3～4)∶1，夜间12小时尿量应少于750ml，最高的1次尿比重应在1.020以上，最高尿比重与最低尿比重之差应大于0.009。

2. 临床意义　夜尿尿量超过750ml常为肾功能不全的早期表现。昼间各份尿量接近，最高尿比重低于1.018，则表示肾脏浓缩功能不全。当肾脏功能损害严重时，尿比重可固定在1.010左右（等张尿），见于慢性肾炎、原发性高血压（高血压）、肾动脉硬化等的晚期。

（三）血尿素氮

血尿素氮（BUN）是体内蛋白代谢产物。在正常情况下，血中尿素氮主要是经肾小球滤过而随尿排出。当肾实质有损害时，由于肾小球滤过功能降低，导致血中BUN浓度增高。因此，测定血中BUN的含量可以判断肾小球的滤过功能。

1. 正常值　血尿素氮的正常值为2.9～6.4mmol/L（8～20mg/dl）。

2. 临床意义

(1)肾脏本身的疾病：如慢性肾炎、肾血管硬化症等。肾脏功能轻度受损时BUN可无变化，当BUN高于正常时，肾脏的有效肾单位往往已有60%～70%的损害。因此，BUN测定不是一项敏感方法。但对尿毒症诊断有特殊价值，其增高的程度与病情严重程度成正比，对病情的判断和预后的估计有重要意义。临床上动态监测BUN浓度极为重要，BUN进行性升高是肾功能损害进行性加重的重要指标之一。

(2)肾前或肾后因素：肾前或肾后因素引起的尿量显著减少或无尿时，如脱水、循环衰竭、尿路结石或前列腺肿大引起的尿路梗阻，可使血BUN浓度升高。

(3)体内蛋白质过度分解疾病：如急性传染病、上消化道出血、大面积烧伤等，可使血BUN浓度升高。

(4)作为肾衰竭透析治疗充分程度的指标。

（四）血肌酐

1. 正常值　血肌酐正常值为83～177μmol/L（1～2mg/dl）。

2. 临床意义　肌酐是肌肉代谢产物，由肾小球滤过而排出体外，故血清肌酐浓度升高反映肾小球滤过功能减退。各种类型的肾功能不全时，血肌酐明显增高。

(五) 尿渗透压

1. 正常值 正常尿渗透压为600～1000mOsm/L,血浆渗透压为280～310mOsm/L,尿/血渗透压比值为2.50±0.8。

2. 临床意义 尿/血渗透压比值是反映肾小管浓缩功能的指标。功能性肾衰竭时,尿渗透压升高。急性肾衰竭时,尿渗透压接近血浆渗透压,两者比值<1.1。

(六) 内生肌酐清除率

肾脏在单位时间内把若干容积血浆中的内生肌酐全部清除出去,称为内生肌酐清除率(Ccr),是判断肾小球滤过功能的简便而有效的方法之一。

1. 正常值 成人24小时内生肌酐清除率平均值为80～100ml/min。

2. 临床意义

(1)判断损害程度:内生肌酐清除率是判断肾小球损害的敏感指标,能较早反映肾小球的滤过功能。

(2)评估肾功能损害程度:内生肌酐清除率如降到正常值的80%以下,则表示肾小球滤过功能已有减退;若降至51～70ml/min为轻度损伤;降至31～50ml/min为中度损伤;降至30ml/min为重度损伤。多数急性和慢性肾小球肾炎患者皆可有内生肌酐清除率降低。

(七) 酚红排泄率

1. 正常值 酚红排泄率受年龄影响,正常成人15分钟排泄率为25%～50%。判断标准是15分钟的排泄率应在25%以上,2小时总排泄率应在55%以上。儿童的排泄率较成人略高,老年人排泄率略低。

2. 临床意义 测定规定时间内的酚红排泄率可作为肾脏排泄功能的指标之一。肾功能损害,若15分钟酚红排泄率低于12%,2小时总排泄率低于55%,而又无肾外因素的影响,则表示有肾功能不全。若2小时总排泄率为40%～55%,则表示有轻度肾功能损害;25%～39%为中度损害;11%～24%为重度损害;0～10%为极严重损害。

六、消化系统监测

(一) 护理观察

注意患者有无恶心、呕吐、黄疸、腹痛、腹泻及肠鸣音异常等情况,观察胃液颜色、性质,大便的量、形状及颜色等。

(二) 监测项目

包括血胆红素、白蛋白、球蛋白、肝脏酶系、肝功能、胃液、大便潜血试验及胃肠功能的监测等。尤其是胃肠黏膜内pH测定,正常值为7.35～7.45,可及时发现胃肠功能变化,指导治疗,对评价疗效和预后有重要作用。

七、血液系统功能监测

(一) 护理观察

注意患者有无贫血、出血倾向,皮肤黏膜有无出血点、牙龈出血、皮肤淤斑等,同时注意有无发热及淋巴结肿大。

(二) 监测项目

包括红细胞计数、血红蛋白测定、血小板检测、出凝血时间等。

第三节　ICU 患者的护理

一、ICU 收治与治疗

(一) 收治程序

急重患者经过相关会诊、讨论，一旦决定转入 ICU，即应通知 ICU 值班医师或护士，并简明扼要地说明病情。ICU 值班医护人员接到收治患者的通知时，需简要询问患者的性别、年龄、体重、诊断和病情、入室时间、是否需要呼吸机及其他特殊抢救设备，以便做好相应抢救准备工作。

(二) 治疗原则

在 ICU 内，ICU 医师对患者的治疗负有主要的责任，要遵循两个基本原则。

1. 黄金时段的救治，即在创伤或危重病发作时立即着手救治，如心脏骤停发生时立即进行心肺复苏，立即给伤口包扎止血、固定、休克复苏。

2. 由接受过完整复苏及各项生命支持技术训练的专门医师及危重症监护医师从事救治。救治的及时性是抢救成功的第一要素，它避免机体从全身炎症反应综合征演变为多器官功能障碍综合征。

二、ICU 的监测分级

根据不同病种、不同病情有目的地选择监护内容，以避免给患者增加不必要的痛苦和经济负担。

1. 一级监测　适用于经过积极治疗，已脱离危险的恢复期患者和大手术后生命体征平稳，但仍需要在 ICU 观察治疗者。

2. 二级监测　适用于具备一个脏器衰竭的指征，需进行受损脏器支持治疗者。其监测项目包括并增加 ICU 常规监测项目的频度。根据受损脏器，重点选择相应的监测项目，并根据病情随时检查，随时记录。这种患者对护理要求高。

3. 三级监测　适用于两个以上脏器衰竭患者，病情重、病死率高。其监测项目除包括常规项目及受损脏器功能监测外，对其他脏器功能亦应进行全面监测，以病情的进展随时检查，随时记录。检测项目中，有创监测多，由于患者病情变化快而复杂，对护理的要求更高。

监测项目应根据具体病情而随时变化，尤其是重症患者，病情变化快，监测等级不是一成不变，危重患者常涉及多器官功能监测，但以呼吸和循环功能监测为主。

三、转入的护理

1. ICU 护士做好各种准备工作，如床单位准备、护理用物准备、药物准备、仪器准备等。

2. 及时了解病情，医护人员密切配合，立即给予生命体征监测并采取救治措施，确保患者安全。

(1)观察患者意识状态，如瞳孔是否改变、肢体活动是否正常等。若患者有外伤史，要特别注意脏器的损伤；监测患者的血压、脉搏、呼吸、血氧饱和度和体温等；立即急诊行生化检查，必要时采集动脉血进行动脉血气分析；持续多功能心电监测，尽快做好床旁心电图。

(2)保持气道通畅、吸氧,必要时开通气道;建立静脉通道,必要时立即深静脉置管;根据病情留置尿管,记录单位时间尿量;检查各引流管情况,保持通畅,了解并记录引流量及性质。

(3)尽快向家属交代病情及ICU管理制度。

四、护理评估

转入ICU的患者,由原科室的有关人员陪同,并向ICU人员介绍患者情况,包括一般情况、诊断、病情、处理过程、目前状况及转入ICU的目的要求等。ICU医护人员迅速对转入的患者进行基本的护理评估:

1. 神经状况 神志、瞳孔大小及对光反应、肢体活动及感觉,昏迷程度评分等。

2. 循环状况 包括血压、脉搏、皮肤色泽、肢端温度、心电图等。

3. 呼吸状况 呼吸频率、节律、幅度、胸式或腹式呼吸、血气分析等。

4. 体液状况 水电解质、酸碱平衡状况、血糖测定值,现有静脉通路、液体、药物种类、用量、速度等。

5. 体温、药物过敏史、专科护理要求

6. 引流情况 各种引流管路的固定、通畅情况,引流液的量、性质等。

7. 其他 饮食结构、生活习惯、心理状况等。

五、心理护理

随着生物医学模式向心理-社会医学模式的转变,在疾病的发生、发展和诊疗过程中,伴随生理改变而出现的心理变化,越来越受到医务人员的重视。危重患者病情重、变化快、并发症多,其心理变化与一般患者有所不同,加上患者个体差异,他们对疾病的反应所表现的心态也不尽相同。如果能对不同的患者的心态变化、影响因素及时采取心理护理,则可明显改善危重病患者的预后。

1. 改善医患关系 医患关系是关系到疾病治疗成功与否的关键。医务人员要尊重患者,注重沟通,恪尽职守,坚持患者利益至上。

2. 消除心理变化因素 针对导致患者心理障碍的因素和心理变化的表现,采取不同的护理治疗措施,予以鼓励和安慰,使患者以乐观的态度接受治疗。对于性格开朗、坚强、乐观的患者,以适当的方式将病情如实告知,做好患者的思想工作,以减轻其心理负担。但对情绪低落、悲观、抑郁者,则要适当保留。

3. 改善住院环境 危重患者均存在不同程度的心理变化,自然会出现紧张情绪。因此,对清醒患者,将所有抢救器材放于不明显处(急救时除外),避免对患者造成不良刺激。为患者提供整洁、舒适、安全的物理环境,协助患者创造和谐的病房社会环境,使患者感到医院是“温暖”的大家庭。

4. 适当的药物治疗 对于烦躁不安、情绪紧张、焦虑以及术后伤口疼痛的患者可应用镇静剂,必要时给予冬眠疗法。冬眠疗法既可减轻患者的痛苦,又可降低基础代谢率、组织耗氧,有利于患者度过危险期。但对于呼吸抑制、ARDS等患者应禁用或慎用。

(宋 晶)

思考题

1. ICU 的收治对象有哪些？

2. 张某，男性，34 岁。突然呕血、黑便 2 天住院。经输液、输血治疗后，测血压 80/56mmHg，中心静脉压为 20cmH_2O。以上情况能提示什么？应采取的护理措施有哪些？

3. 李某，男性，50 岁。建筑工人，在高空作业时不慎摔伤，头部着地，昏迷。急诊入院诊断为创伤性休克、脾破裂、多发性肋骨骨折。紧急输血后进行剖腹探查、肋骨复位固定。术后送入 ICU 进一步监护。患者的监护要点有哪些？

第六章　常用急救技术

学习目标

1. 掌握环甲膜穿刺术、气管内插管术、气管切开术、深静脉穿刺插管术、动脉穿刺插管术的护理。掌握外伤止血、包扎、固定、搬运的操作方法与护理要点。

2. 熟悉环甲膜穿刺术、气管内插管术、气管切开术、深静脉穿刺插管术、动脉穿刺插管术的目的。

3. 了解环甲膜穿刺术、气管内插管术、气管切开术、深静脉穿刺插管术、动脉穿刺插管术的适应证和禁忌证。

第一节　环甲膜穿刺术

【目的】

急性上呼吸道梗阻在没有条件立即建立其他人工呼吸通道时，行环甲膜穿刺术，立即通畅呼吸道。

【适应证】

1. 各种原因引起的上呼吸道不完全或完全阻塞者。
2. 喉头水肿或外伤等致气道阻塞者。
3. 牙关紧闭经鼻插管失败者。
4. 3 岁以下不宜行环甲膜切开者。

【术前护理】

1. 用物准备　16 号针头、T 形管、局麻药物、给氧装置等。

2. 患者准备　向患者及家属说明抢救的必要性，取得理解与支持。

【术中护理】

1. 体位　患者仰卧位，头部保持正中，颈肩部垫枕使头部轻度过度伸展。

2. 协助医师完成操作，其步骤为

(1)确定穿刺部位：以甲状软骨和环状软骨间的环甲膜作为穿刺部位。

(2)常规消毒铺巾(紧急情况下可免)。

(3)将粗针头在环甲膜上垂直刺入，通过皮肤、筋膜和环甲膜，有落空感时即进入气道。

(4)确定穿刺成功:方法为挤压双侧胸部,发现有气体自针头逸出或易抽出气体。

(5)连接T形管,经针头吸氧或进行高频人工呼吸。

【术后护理】

1. 保持管道衔接紧密,不漏气。

2. 观察穿刺部位,如有明显出血应立即止血,以免血液反流入气管内。

3. 环甲膜穿刺术仅是呼吸复苏的一种急救措施,不能作为确定性处理。因此,在初期复苏成功后应进行气管切开或异物取出术的准备工作。

4. 经穿刺针头给药时,患者勿吞咽及咳嗽,注射速度要快,注射完毕后迅速拔出注射器及针头。

第二节 气管插管术

【目的】

解除上呼吸道梗阻,有效地保持呼吸道通畅,清除呼吸道分泌物或异物,便于进行辅助呼吸和气管内给药。

【适应证】

1. 上气道梗阻需要立即建立可控制的人工气道者和各种原因造成的下呼吸道分泌物潴留需要引流者。

2. 喉痉挛和各种药物中毒反应性喉痉挛者。

3. 各种原因引起的呼吸衰竭者。

4. 各种全麻或静脉复合麻醉者。

【禁忌证】

1. 有喉头水肿、咽喉部血肿、呼吸道急性炎症者。

2. 下呼吸道分泌物潴留所致呼吸困难,难以从插管内清除者。

3. 主动脉瘤压迫或侵犯气管者。

4. 颈椎骨折或脱位者。

5. 出血体质或有出血倾向者。

【术前护理】

1. 用物准备 备气管插管包或插管盘。①喉镜:由喉镜柄和喉镜片组成。镜片有直、弯两种,分成人、儿童、幼儿三种规格。应检查镜片近尖端处的电珠有无松动,是否明亮。②气管导管和管芯:导管多用带套囊的硅胶管,经口插管男性用F 36~40号,女性用F 32~36号。经鼻插管应小2~3号,且不用带气囊。管芯可用细金属条,长度以插入导管后其远端距离导管开口0.5cm为宜。③其他:喉头喷雾器、插管钳、牙垫、注射器、吸痰管、听诊器、胶布等。

2. 患者准备 对意识清醒者,给予必要的解释、安慰,取得患者的信任与合作。对家属说明插管的必要性,取得家属的理解与支持。

【术中护理】

1. 体位 仰卧位,头后仰,使口、咽、气管位于一条轴线上,如喉头暴露不好,可在肩下垫一薄枕,使头尽量后仰。

2. 协助医师完成气管插管 气管插管方法根据插管途径可分为经口腔插管和经鼻腔

插管，根据插管时是否使用喉镜暴露声门，分为明视插管和盲探插管。下面介绍临床应用最广泛的经口明视插管法的插管步骤：

(1)体位：仰卧位。

(2)开口：操作者位于患者头侧，用右手拇指推开患者的下唇和下颌，示指抵住上门齿，使嘴张开。

(3)暴露会厌：左手拿喉镜，经患者右口角置入(图 6-1)，同时将舌体推向左侧，缓慢向下推进，见到腭垂后，镜叶移向正中线，继续前进到会厌窝处，可见到会厌边缘，它是暴露声门的标志。

(4)暴露声门：看到会厌后，上提喉镜，显露声门(图 6-2)。声门呈白色，透过声门可见呈暗黑色的气管。声门下方是食管，呈鲜红色，关闭状。

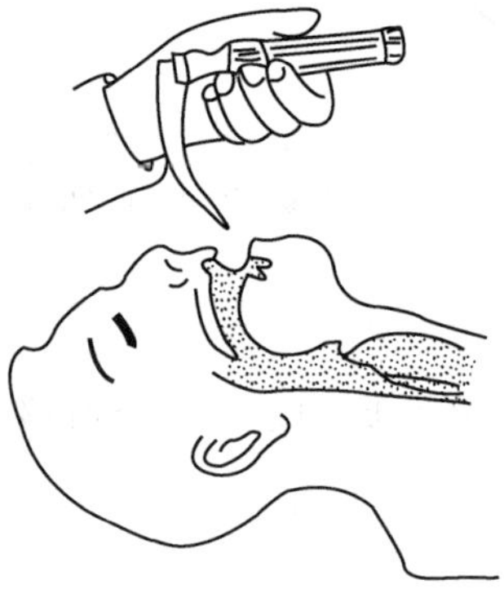

图 6-1　喉镜经右口角置入

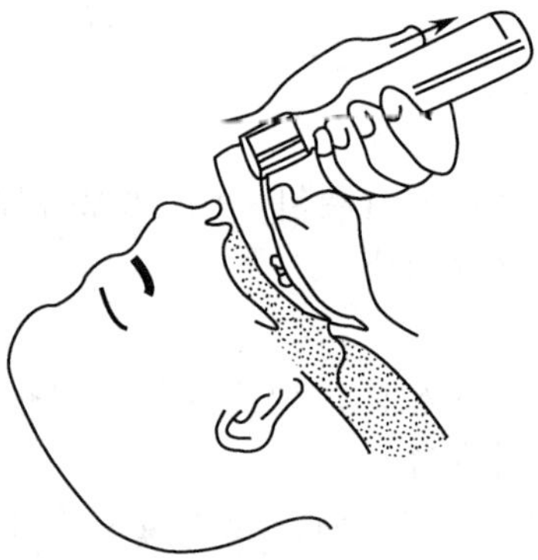

图 6-2　上提喉镜，暴露声门

(5)插入导管：暴露声门后，右手持已经润滑过的气管导管尾端，对准声门，紧贴镜片，在左声门开大时轻轻插入(图 6-3)。当导管进入声门 1cm 左右，拔出导管芯，将导管继续旋转深入气管，成人 5cm，小儿 2～3cm。

(6)确认插管位置：导管插入气管后，从导管旁放入牙垫，退出镜片。检查气管导管在气管内，而非在食管内。方法是听诊双肺，若双侧呼吸音对称，提示位置适当；若不对称，说明插管过深，应拔出导管少许；若未闻及呼吸者，提示导管误入食管，应退出重插。

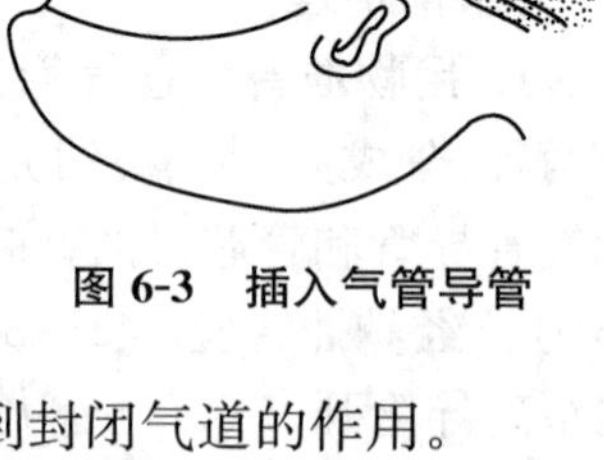

图 6-3　插入气管导管

(7)固定：确认导管准确插入气管后，用胶布妥善固定导管和牙垫，还原患者体位。

(8)气囊充气：用注射器向气管气囊内注入气体 3～5ml，起到封闭气道的作用。

【术后护理】

1. 一般护理

(1)严密观察患者的生命体征变化，包括意识、体温、脉搏、呼吸、血压。

(2)导管固定要牢固，防止患者在躁动、翻身时牵拉脱出，随时更换失效胶布。

(3)保持口、鼻腔清洁：插管后患者禁食，并经胃管进行鼻饲，进食和饮水不经过口腔，易致口腔疾病和加重口腔异味，因此，要加强口腔护理，随时清除口鼻分泌物，用生理盐水，3% 过氧化氢清洗口腔。经常用温水棉签擦洗鼻腔，湿润鼻黏膜，还可用液状石蜡涂于口唇和鼻腔保护鼻黏膜。

2. 气囊护理　要经常检查气囊有无漏气失效。气囊注气要适量，以控制在呼吸时不漏气的最小气量为宜，注气量一般为3～5ml，为防止气管壁黏膜长时间受压而发生局部缺血性损伤，气囊每2～3小时要放气1次，5～10分钟后再充气。放气量和充气量应保持一致，放气期间注意防止导管脱出。

3. 保持气道通畅，防止导管堵塞　及时吸净气道分泌物，若分泌物黏稠，可先向导管内注入生理盐水2～4ml，稀释痰液后再进行负压吸引。每次吸引时间不可太久，以10～15秒为宜，负压不可太大，以免损伤气道黏膜。吸痰时要严格无菌操作。

4. 常见并发症的观察与护理

（1）窒息：引起窒息的常见原因有导管堵塞、脱出、呼吸机功能障碍等。要第一时间发现问题，迅速查找原因，立即妥善处理。

（2）肺部感染、肺不张：多因呼吸道分泌物堵塞、气管插管时不注意无菌操作、导管插入过深、机体抵抗力下降等原因所致。要随时清除呼吸道分泌物；监控气管插管，防止下滑或插入过深；使用抗生素预防感染；严密观察患者的全身情况和呼吸道情况，出现问题及时报告医师，配合处理。

（3）插管术后喉炎：因长时间插管所致，表现为拔管后声嘶、刺激性咳嗽、严重时出现吸气性呼吸困难。处理方法：1%肾上腺素1ml和地塞米松5mg加入生理盐水10ml雾化吸入，每日3～4次，出现呼吸困难者行气管插管或气管切开。

5. 拔管护理

（1）拔管前要进行深呼吸和咳嗽训练，防止患者拔管后出现清理呼吸道无效，致呼吸障碍。

（2）拔管时嘱患者深呼吸，在呼气末拔管。

（3）拔管后给予鼻导管吸氧，观察患者有无声音嘶哑、喉头哮鸣音、呼吸困难等表现，必要时可立即再插管。

（4）拔管后，立即进行口腔护理，禁食4小时，以防呛咳、误吸。

第三节　气管切开术

【目的】

防止或迅速解除呼吸道阻塞，或取出不能经喉取出的较大的气管内异物。

【适应证】

1. 喉头梗阻导致缺氧窒息者。
2. 呼吸道异物不能经喉取出者和下呼吸道分泌物阻塞者。
3. 需较长时间使用呼吸机辅助呼吸者。
4. 不能经口鼻插管而需行气管内麻醉者。
5. 需要预防性气管切开者。

【禁忌证】

1. 严重出血性疾病或凝血功能障碍者。
2. 气管切开部位以下占位性病变引起的呼吸管道阻塞者。

【术前护理】

1. 用物准备　包括气管切开包1套、无菌手套、皮肤消毒用品、1%普鲁卡因、生理盐水、吸引器、吸痰管等。气管切开包1套，包括气管导管1套（小儿0～3号，成人4～6号），尖、弯头剪刀各1把、有齿、无齿镊各1把、直止血钳4把、中钳4把、3号刀柄2个、尖、圆刀片各1片、气管钩2个、挂钩4个、弯盘1个、药杯1个、10ml注射器1支、7号针头2个、导尿管2根、气管垫2块、治疗巾4块、纱布8块、三角缝针2根、缝线2卷等。

2. 患者准备 患者多为急重症患者，气管切开术又是创伤性手术，患者心理负担很重，因此术前要注意安慰和鼓励患者，给予足够的心理支持，使患者配合手术。向家属说明手术的必要性，取得家属的理解和支持。

【术中护理】

1. 体位 取仰卧位，垫肩、头后仰，保持正中位，但不可过分后仰。如呼吸困难严重不能仰卧时，可取半卧位或坐位。小儿要固定头部。

知识链接

应用解剖

气管位于颈部正中，其上段较浅，距皮肤约1.5~2cm；下段逐渐变深，在胸骨上缘处距离皮肤约4~4.5cm。气管前面由皮肤、皮下组织、浅筋膜和颈阔肌覆盖。在浅筋膜和颈阔肌之间，有许多小静脉（颈前静脉丛）汇入颈前静脉。颈阔肌深层是深筋膜浅层，包绕两侧的颈前肌并在中线连成白色的筋膜线。深筋膜浅层后面即为深筋膜中层气管前筋膜和气管。气管前筋膜附着在气管的前壁。甲状腺位于气管的两侧，甲状腺峡部位于第3、4气管环的前面，被气管前筋膜包绕，手术时应将甲状腺峡部向上推开或切断后再切开气管。气管两侧偏内有甲状腺最下动、静脉和甲状腺奇静脉丛，偏外有颈部主要血管，因此在行气管切开时，切口必须在颈部安全三角区内（三角的两上角各位于环状软骨与胸锁乳突肌交界点，下角位于胸骨切迹中点）。

2. 协助医师完成气管切开术

（1）麻醉：一般采用局部浸润性麻醉，患者躁动抽搐或不能配合以及儿童可用全麻，昏迷者可不用麻醉。

（2）消毒铺巾：颈部手术区常规消毒、铺无菌巾。

（3）切开气管：自环状软骨下缘至胸骨上凹一横指处做3～5cm正中切口，逐层切开、分离、止血，暴露气管（图6-4）。切开第3～4或第4～5气管软骨环，吸出气管内分泌物及血液。

（4）插入气管导管：将口径恰当、带导芯的气管导管置入，迅速拔除导芯，插入内套管。

（5）固定：将套管的带子缚于颈后固定。套管周围可堵塞引流纱布条1根，次日取出。用剪开的纱布夹于导管两侧，覆盖切口。

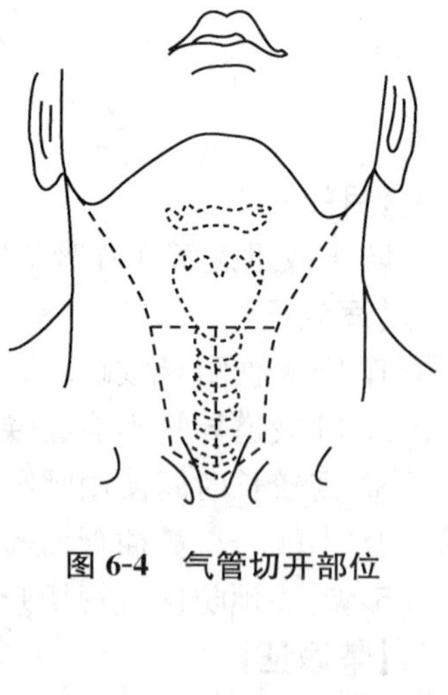

图6-4 气管切开部位

【术后护理】

1. 保持内套管通畅是术后护理的关键 通常4～6小时清洗内套管1次，清洗消毒后立即放回。内套管取出时间不可超过30分钟，以免外套管管腔因分泌物干稠结痂而堵塞。如分泌物较多，可增加清洗次数。及时吸除气道内分泌物，吸痰管管径不可太大，一般不超过金属内导管管径的1/2,以免阻塞气道。分泌物黏稠者,可雾化吸入,定时向套管内滴入生理盐水、抗生素及糜蛋白酶,以稀释痰液。

2. 保持气道通畅湿润 注意气道湿化,避免因气道干燥致纤毛运动障碍、痰痂形成,阻塞气道。不进行机械通气时,套管口可用1~2层无菌盐水纱布覆盖,既可湿润气道,又可防止异物进入。

3. 克服语言交流障碍 气管切开术后,可出现发音困难。通过仔细观察患者的表情、动作来领会患者所表达的意思;也可为患者准备纸、笔,鼓励其笔谈或做手势来表达自己的情感与要求。必要时用手指堵住气管套管口说话,说一句后松开手指,交替进行,可以进行有效交流。

4. 保持颈部切口清洁,及时更换敷料。皮肤与套管之间的无菌纱布垫4~6小时换1次,要注意观察切口是否有红、肿、热、痛、分泌物增多等感染征象。

5. 气管切开患者的给氧,需用"J"形管或氧罩,不可将氧气导管直接插入内套管。

6. 及时处理套管阻塞或脱出 气管切开术后患者再次发生窒息,应及时处理:①内套管阻塞:迅速拔出内套管,清洁后再放入;②外套管阻塞:拔出内套管,滴入抗生素药液后吸除管内分泌物;③套管脱出:立即重新插入。

7. 常见并发症护理

(1)出血:多因术中损伤血管,止血不彻底或血管结扎线头脱落所致。应观察脉搏、血压及面色,注意伤口出血情况及伤口敷料浸血情况,发现出血不止,及时报告医师处理。

(2)皮下气肿:最为常见。空气经气管切口漏入颈部软组织中形成皮下气肿,一般在24小时内停止发展,1周左右自行吸收。轻者不需处理;重者应拆除伤口缝线,以利气体逸出。

(3)纵隔气肿:小儿较常见。若皮下气肿伴窒息,听诊心音低而远,叩诊心浊音界不清,应考虑纵隔气肿,立即报告医师,及时处理。

8. 拔管护理

(1)经治疗,喉部阻塞及下呼吸道阻塞症状解除,呼吸恢复正常,可考虑拔管。

(2)拔管前先用木塞(或硬橡胶塞)堵住气管套管口1/2,24小时无呼吸困难,改堵套管口2/3~3/4,最后堵全管。堵管24~48小时后患者活动、睡眠均无呼吸困难,即可拔管。

(3)拔管后用蝶形胶布将切口两侧皮肤向中线拉拢并固定。一般不需要缝合,2~3天后可自愈。

(4)拔管后1~2天,注意观察呼吸情况。

第四节 深静脉穿刺插管术

【目的】

1. 建立有效的静脉输液途径,保证患者的抢救和治疗。

2. 监测中心静脉压(central venous pressure,CVP)。

【适应证】

1. 长期静脉输液而外周静脉穿刺困难者。

2. 急救时需快速静脉灌注和输血者。

3. 长期静脉内滴注高浓度或刺激性强的药物,或完全胃肠道外营养者。

4. 右心导管检查或置入临时心内起搏器者。

5. 需行血流动力学监测者。

【禁忌证】

1. 有出血倾向或凝血功能障碍者。

2. 穿刺部位皮肤有感染者。

3. 锁骨下静脉、颈内静脉、股静脉通路上存在损伤或梗死者。

4. 不能取肩高头低位的呼吸困难者、胸膜顶上升的肺气肿患者、胸廓畸形及极度衰竭的患者。

【术前护理】

1. 物品准备 穿刺针、金属引导丝、血管扩张器、皮肤消毒用物及无菌手套、无菌包(缝线1卷、三角缝针1根、无菌纱布2～3块、手术柄1把,刀片1片)、三通连接管及其他用物。

2. 环境准备 病室安静、整洁、安全,温湿度适宜,采光良好。

3. 患者准备

(1)心理准备:要认真分析和了解患者不同的心理状态,介绍手术的重要性和必要性,减轻患者的思想负担,增强其安全感和信心。要向家属说明手术的必要性,取得家属的理解和支持。

(2)皮肤准备:直接影响到导管感染的发生率,是预防导管感染的重要环节。备皮方法及范围参见《外科护理学》相关章节内容。

(3)普鲁卡因皮试。

【术中护理】

(一)锁骨下静脉穿刺插管术

1. 确定穿刺点 锁骨下静脉的解剖位置:锁骨下静脉起自腋静脉,与颈内静脉汇合形成无名静脉进入胸腔。它跨行于第1肋骨上方,行走在锁骨中段的下方。锁骨下静脉穿刺点有2个:

(1)锁骨下穿刺点:锁骨中点内侧1～2cm或者锁骨中点与中内1/3交点之间,在锁骨下缘进针。

(2)锁骨上穿刺点:位于胸锁乳突肌锁骨端外侧缘与锁骨上缘所形成的夹角的平分线顶端外0.5cm处,沿锁骨上缘进针,针头指向胸锁关节。

2. 步骤

(1)体位:行右侧锁骨下静脉插管时,患者取仰卧位,头偏向左侧,右肩部垫高;操作者站在患者右侧,定位穿刺点,做好标记。

(2)消毒铺巾:常规皮肤消毒,铺孔巾,戴无菌手套,必要时穿无菌手术衣。

(3)麻醉:用1%～2%普鲁卡因局部浸润麻醉。

(4)准备:检查静脉导管是否完好,用生理盐水冲洗,排出空气后备用;取装有肝素盐水的注射器,接18号穿刺针,或者取带有导管的套管针。

(5)穿刺:锁骨下穿刺点时,针头与胸壁成15°～30°,针尖指向胸骨上凹处进针,在针头触及锁骨下缘时转向深部避开锁骨,然后转至与胸壁平行的角度,继续向胸骨上凹推进。见回血再继续前进2～4cm(图6-5)。锁骨上穿刺点时,与矢状面及锁骨各成45°,在冠状面成水平或向前略偏成15°,针尖指向胸锁关节,边进针,边抽回血,一般进针1.5～2cm达锁骨下静脉(图6-6)。

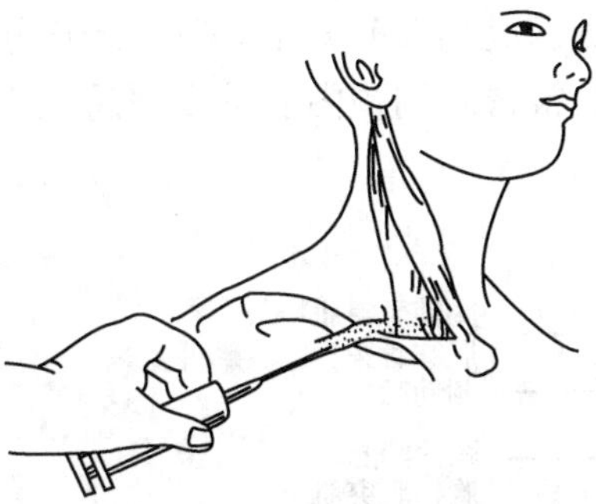

图 6-5 经锁骨下途径插管

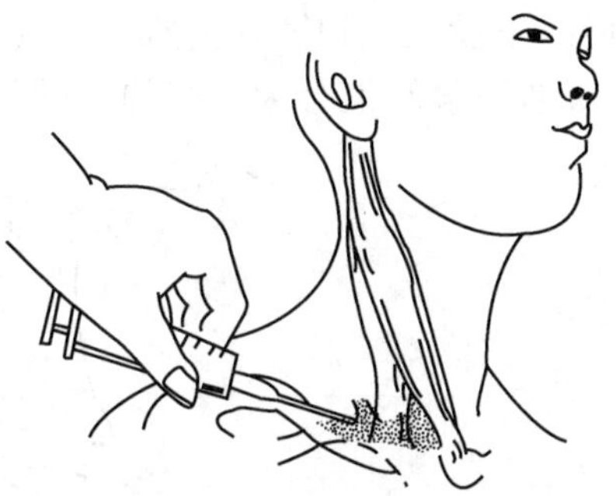

图 6-6 经锁骨上途径插管

(6)置管:左手固定穿刺针,右手取下注射器,若用套管针穿刺应左手固定外套管,右手退出针芯。然后,通过针头或者套管插入金属引导丝(图 6-7),退出针头或套管针,保留金属引导丝(图 6-8)。用血管扩张器经金属引导丝插入皮肤和皮下,进入血管。再将中心静脉导管通过其中插入血管内,退出血管扩张器。必要时在金属引导丝处做一皮肤切口,通过金属引导丝将导管以旋转方式送入血管预期位置(图 6-9),导管插入深度为 15～16cm,退出金属引导丝(图 6-10)。

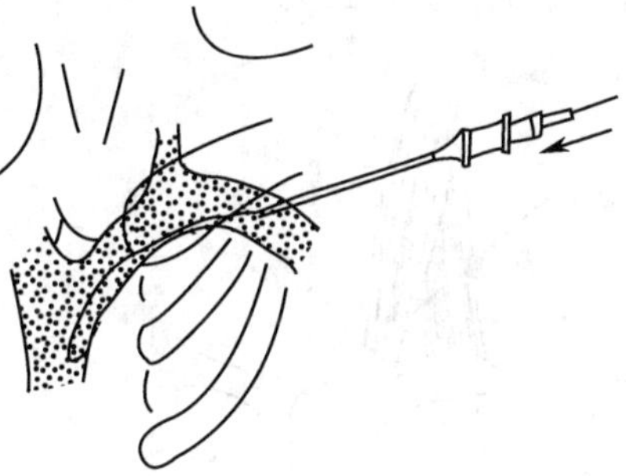

图 6-7 插入引导丝

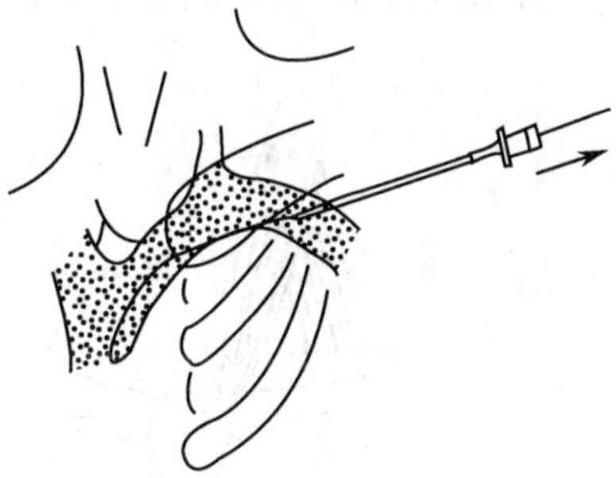

图 6-8 退出针头或套

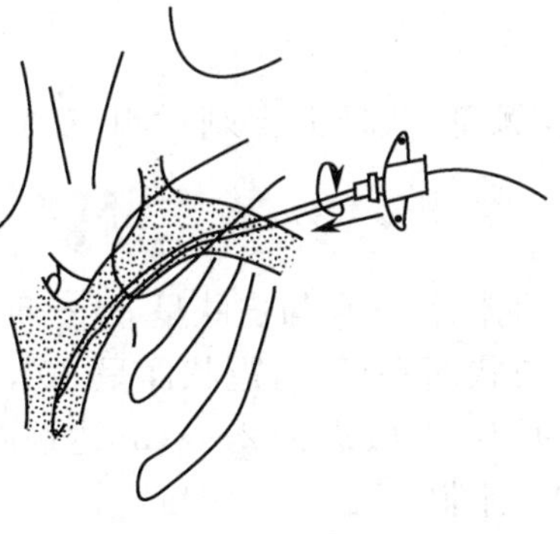

图 6-9 插入导管

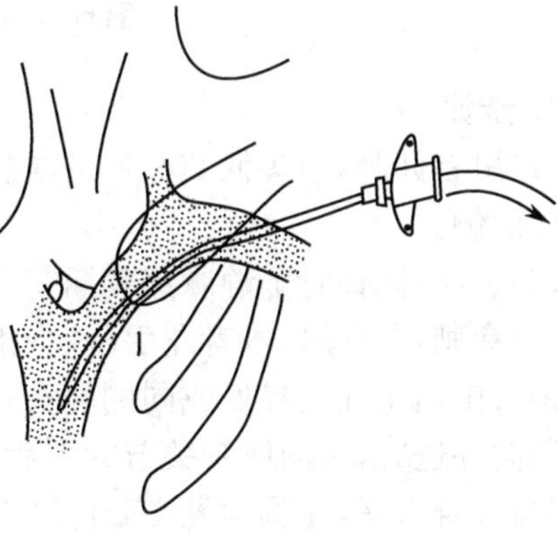

图 6-10 退出引导丝

(7)固定:用缝线将导管固定在皮肤上,外盖敷料并固定。

(二)颈内静脉穿刺插管术

1. 确定穿刺点 颈内静脉在颈部被胸锁乳突肌覆盖,上段位于颈总动脉及胸锁乳突肌前缘外侧，下段位于胸锁乳突肌锁骨头内后缘，其内侧深处为颈总动脉，其下行于胸锁关节深面与锁骨下静脉汇合为无名静脉（图 6-11）。临床上常选右侧颈内静脉穿刺插管。

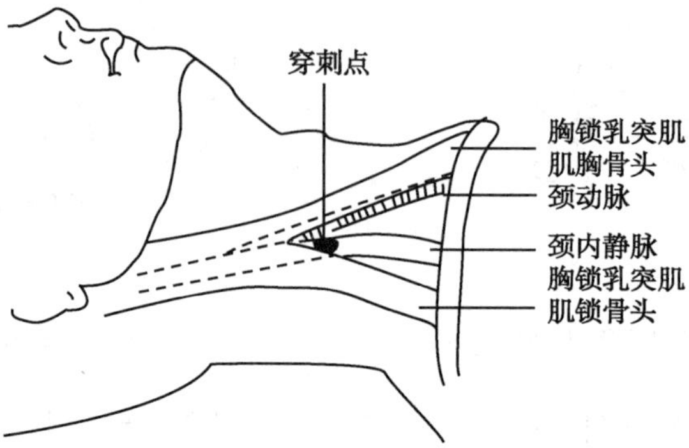

图 6-11 颈内静脉解剖示意图

（1）前路进针点：胸锁乳突肌前缘中点或稍上方。

（2）中路进针点：由胸锁乳突肌的胸骨头、锁骨头及锁骨组成的三角形称胸锁乳突肌三角，该区域的顶点为穿刺点。

（3）后路进针点：胸锁乳突肌后缘中下 1/3 交界处进针（图 6-12）。

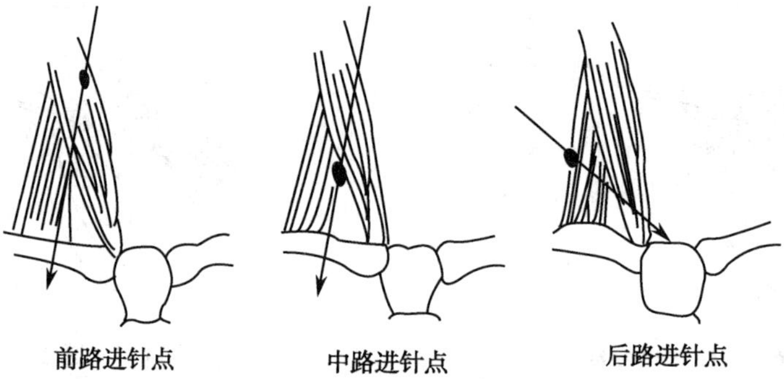

图 6-12 颈内静脉穿刺路径示意图

2. 步骤

（1）患者仰卧，使头低 20°～30°，或肩下垫一枕暴露颈部，头转向穿刺对侧，双上肢平放于躯体两侧。

（2）～（4）同锁骨下静脉穿刺插管术。

（5）穿刺：①前路：术者左手示、中指向内推开颈总动脉后，针身与皮肤呈 30°～50°，针尖指向锁骨中内 1/3 交界处或同侧乳头；②中路：针身与矢状面平行，与冠状面呈 30°，向下向后及稍向外进针，指向胸锁关节的下后方，边进针边抽回血，一般进针 2～3cm 达颈内静脉；③后路：针身水平，在胸锁乳突肌深部向胸骨柄上窝方向穿刺。

（6）其余同锁骨下静脉穿刺插管术，导管插入深度为 14～15cm。

（三）股静脉穿刺插管术

1. 确定穿刺点 腹股沟韧带下方中部股动脉搏动最明显部位内侧 0.5～1.0cm 处。

2. 步骤

（1）体位：下肢伸直且略外展外旋与身体长轴成 45°，必要时可在臀下垫一软枕，小腿弯曲与大腿成 90°，充分暴露穿刺部位。

(2)～(4)同锁骨下静脉穿刺插管术。

(5)穿刺：术者立于穿刺侧，以左手示指在腹股沟韧带下方中部扪清动脉搏动最明显部位，在其内侧 0.5～1.0cm 处，以示、中指分开并压迫股静脉；右手持穿刺针，在腹股沟韧带下 2～3cm，股动脉内侧 0.5cm 处，与皮肤成 45°～60°刺入，边进针边抽回血，一般进针 2～5cm 达股静脉。

(6)其余同锁骨下静脉穿刺插管术，导管插入深度为 25～30cm。

【术后护理】

1. 加强心理护理　在整个检查、治疗、监护的过程中要有专人护理，随时询问患者的感觉，帮助患者分析其原因，教给患者解决问题的办法，给予精神鼓励、心理支持和生活的全面照顾。

知识链接

经外周静脉中心静脉导管置管术(PICC)，指采用引导针经外周静脉穿刺，将由硅胶材料制成、标有刻度、能放射显影的中心静脉导管插入并使其顶端位于上或下腔静脉内的深静脉导管置入术。临床上具有安全、方便、保存时间长，可避免频繁穿刺造成的痛苦及防止化学性静脉炎发生等优点。最近几年，PICC 已经被广泛应用于临床重症患者的输液、安全胃肠外营养、化疗、反复采血或者输入血液制品。

2. 防止血液在导管内凝聚，经常用稀释肝素盐水冲管。如已发生凝血，应先用注射器抽出血凝块，再注入药液或边抽边拔管，切忌将凝血块推入血管。

3. 如输液不畅，可能是：①导管弯曲受压或滑出血管外；②固定导管过紧；③头部体位不当。应针对原因及时处理。

4. 如液体外渗，可能是导管老化、折断、脱出，应立即拔出导管。

5. 输入高渗溶液或静脉高营养液后用等渗液体冲洗管道，以防堵塞。

6. 由于导管置入上腔静脉，故常为负压，输液时注意输液瓶绝对不应输空，更换接头时应先弯折或夹住导管，以防空气进入，发生空气栓塞。

7. 导管一般可保留 3～5 天，最好不超过 7 天。拔管后局部加压 3～5 分钟。

8. 常见并发症的预防及护理

(1)感染：导管感染与许多因素有关，如机体抵抗力下降、用物的污染、无菌技术不严格以及插管时间过长等。①术前要认真准备皮肤，术中要严格无菌操作，术后要避免污染。②加强导管入口处及周围皮肤的护理，保持其干燥、无菌。每 24 小时更换敷料一次，若有污染，应随时更换。在更换敷料时，要观察伤口有无红、肿、热、痛等炎症反应，有无出血倾向，如果一切正常，可用碘伏消毒，用无菌敷料重新覆盖伤口。③观察患者体温变化，定期查血象。如有不明原因的高热，应想到是否为导管感染引起，必要时应拔除导管，并做导管头部血液培养。④若发现导管少量脱出，不可随手送入血管。要经碘酒和酒精消毒后方可重新送回血管。⑤增强患者的抵抗力，必要时可用抗生素治疗，并争取尽早拔管。

(2)气胸：主要因为锁骨下静脉插管时伤及胸膜腔和肺尖所致。预防的关键是熟悉局部解剖，正确操作。术后要注意观察患者的呼吸情况，一旦出现呼吸急促或窒息，应及时与医师取得联系。

第五节 动脉穿刺插管术

【目的】

1. 为心血管术后或危重患者监护血压。
2. 持续滴注血管活性药物进行控制性降压时，可以连续监测动脉血压的变化。
3. 抽取动脉穿刺血进行血气分析。

【适应证】

1. 需要准确监测动脉血压者，如休克、心脏大手术、正在使用血管活性药物等。
2. 重度休克患者需经动脉注射高渗葡萄糖溶液及输血。
3. 需反复采取动脉血标本者。
4. 施行某些特殊检查者，如选择性动脉造影及左心室造影。
5. 经动脉注射抗癌药物行区域性化疗者。

【禁忌证】

1. 动脉侧支循环试验(Allen's test)阳性。
2. 有出血倾向者或正在进行抗凝治疗的患者。
3. 处于高凝状态者。
4. 穿刺局部有感染者。

知识链接

Allen 试验

嘱患者握拳，观察两手指尖，同时压迫桡、尺动脉，然后在放松压迫尺动脉的同时，让患者松拳，观察手指的颜色。如15秒内手掌由苍白变红，则表明桡动脉侧支循环良好，Allen试验阴性；如长于15秒手掌的颜色仍不变红，提示桡动脉侧支循环不佳，Allen试验阳性。

【术前护理】

1. 物品准备 动脉穿刺插管包、皮肤消毒用物、无菌手套，肝素注射液、1%普鲁卡因或利多卡因、三通管、延长管、持续冲洗装置及其他用物。

2. 环境准备 病室安静、整洁、安全，温湿度适宜，采光良好。

3. 患者准备

(1)选择插管动脉：最常用的插管部位有桡动脉、尺动脉、足背动脉和股动脉，新生儿则常用脐动脉。其中桡动脉解剖部位表浅，便于穿刺和固定，并有良好的侧支循环，是首选插管动脉。股动脉是全身最大的表浅动脉，在周围动脉搏动消失时，是唯一能触及、可行的插管动脉。

(2)桡动脉插管前应先做桡动脉侧支循环试验，在证实其侧支循环良好时才能插管，以免发生手部缺血性损伤或坏死。

(3)向患者及家属说明插管的目的、必要性，尊重患者的意见，取得患者与家属的支持与合作。

(4)介绍插管的简单步骤、持续的时间、术中可能出现的感觉、术中术后如何配合等知识，以减轻患者的担心和恐惧。

(5)穿刺部位常规备皮，普鲁卡因皮试。

【术中护理】

(一) 桡动脉穿刺插管术

1. 确定穿刺点　腕部伸直，掌心向上，手自然放松，腕横纹上方1～2cm动脉搏动处为穿刺点(图6-13)。

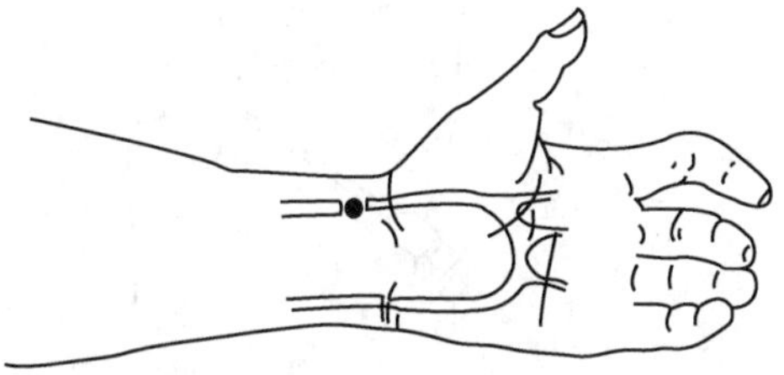

图6-13　桡动脉穿刺点

2. 步骤

(1)患者仰卧位，手臂外展，腕背屈。

(2)适当固定穿刺部位，触摸动脉搏动，以动脉搏动最明显处为穿刺点。

(3)常规用碘酒、酒精消毒皮肤、铺巾、戴手套。

(4)用无菌针头刺破局部皮肤，以防穿刺针的套管外翻，再用适宜型号的套管穿刺针穿刺动脉。进针时，针头与皮肤成30°角，见回血，继续将导管送入血管深部，同时退出针芯(图6-14)。

(5)立即将导管与其他装置相连(图6-15)。

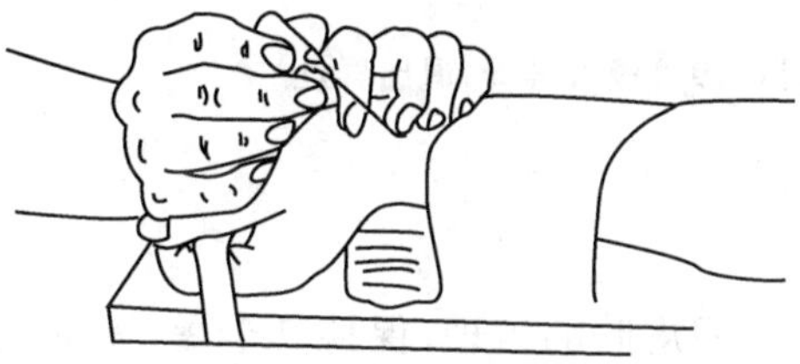

图6-14　桡动脉穿刺方法

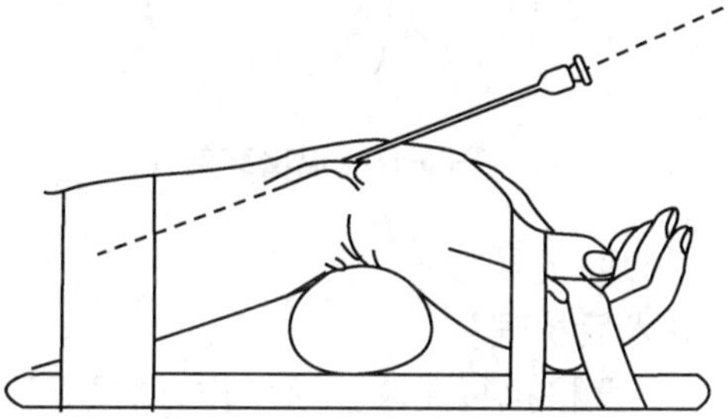

图6-15　桡动脉穿刺置管

(6)妥善固定导管，可用胶布固定，也可于皮肤上缝一针。

(二) 股动脉导管置入术

1. 确定穿刺点　腹股沟韧带中点下方1～2cm动脉搏动处为穿刺点。

知识链接

应用解剖

股三角位于股前内侧上1/3部，呈一底向上、尖向下的倒三角形凹陷，内部结构由外侧向内侧依次为股神经、股动脉、股静脉和股管。其中，股动脉居中，外侧为股神经，内侧为股静脉。在股动脉穿刺时，因动静脉位置离得较近，外侧有股神经，斜刺易深入静脉或神经，若小儿在膀胱充盈时斜刺入过深，易损伤膀胱造成感染出血。

2. 步骤

(1)患者平卧位，下肢伸直，轻度外展。

(2)常规消毒皮肤、铺无菌巾、戴无菌手套。

(3)用1%普鲁卡因或利多卡因行局部浸润麻醉。

(4)用适宜型号的穿刺针穿刺动脉(图6-16),穿刺时,针头与皮肤成45°,方向指向头侧,当有回血时确认已经进入动脉,将导丝经穿刺针送入动脉(图6-17)。

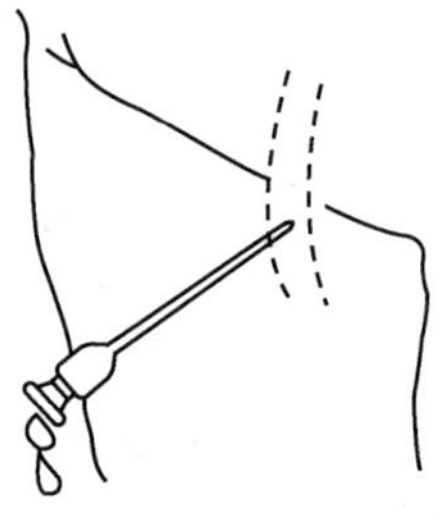

图6-16 穿刺股动脉

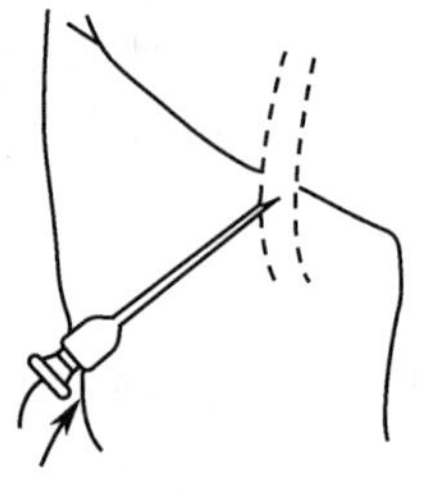

图6-17 引入导丝

(5)拔出穿刺针(图6-18),沿导丝送导管进入股动脉,撤出导丝(图6-19)。

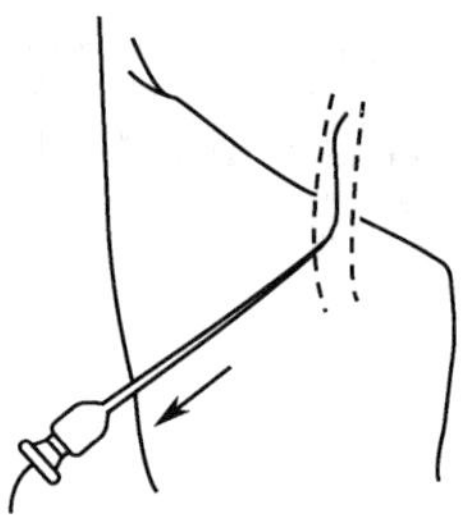

图6-18 退出穿刺针

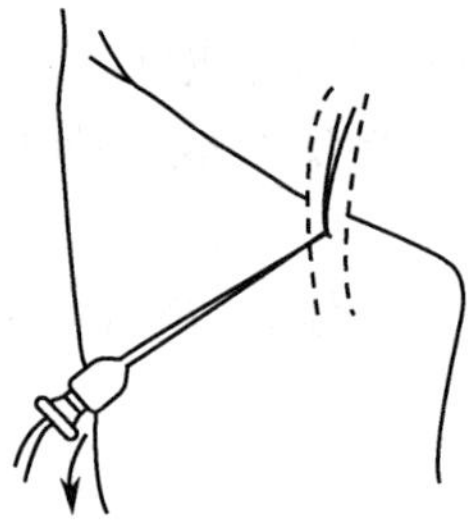

图6-19 置入导管,退出导丝

(6)固定导管。

【术后护理】

1. 严格执行无菌技术操作,加强导管入口处及周围皮肤的护理,保持其干燥、无菌。若有污染应及时更换。在更换敷料时,要观察伤口有无红、肿、热、痛等炎症反应,有无出血倾向,如正常,可用碘伏消毒,用无菌敷料重新覆盖伤口。

2. 加强监测,每日测量体温4次,查血象1次。如患者出现高热、寒战,应及时寻找感染源,必要时,取创面分泌物做血培养以协助诊断。

3. 稀释肝素液持续冲洗导管,以维护导管通畅和预防血栓形成。管道内如有血块堵塞时应及时予以抽出,切勿将血块推入,以防发生动脉栓塞。

4. 保持测压管道通畅,妥善固定套管针、延长管及测压肢体,防止导管受压或扭曲。

5. 加强插管侧肢体的观察与护理。一方面,要严密观察肢体的温度、皮肤的颜色、肢体的感觉以及有无肿胀和疼痛等情况。另一方面,要帮助患者按摩肢体肌肉,活动关节,促进血液循环,减少血栓形成。

6. 并发症的预防及护理

(1)血栓形成:血栓栓塞是动脉穿刺插管术后常见并发症,造成的原因较多,主要与患者的防御反应加强、血液循环的速度减慢、血容量不足和血液黏稠度增高等因素有关。护理中要重视预防血栓的形成,减少血栓栓塞的发生:①为减少血栓形成,应选择管径适宜、管腔粗细一致、质地较柔软的导管进行插管。②导管要固定牢固,减少移动,从而减轻血管壁的损伤,防止血栓形成。③用肝素溶液冲洗导管,以维护导管通畅和预防血栓形成。一般情况下在 0.9%生理盐水 500ml 中加入肝素 50～100mg，用持续冲洗器微量泵或输液器持续缓慢滴注，进行冲洗；也可用 1%肝素盐水 0.5～1ml 定时或根据需要从输液器莫菲滴管中加入或直接经导管口注入，在推注时一旦遇到阻力切不可强行注入，以免引起血栓脱落，造成人为血栓栓塞。④尽量缩短导管留置的时间，一般不超过 72 小时，因为最安全的留置时间应该是 48～72 小时，时间再长血栓发生的几率将成倍增加。⑤加强插管侧肢体的观察与护理。

（2）出血：引起出血的原因有插管时反复穿刺加重了血管壁损伤、插管后常规抗凝用药、护理不当致导管连接处松脱、拔管后按压血管时间过短等。①插管时要求技术娴熟，动作轻柔、稳准，避免反复穿刺加重血管壁的损伤；②所有的接头都要衔接紧密，"三通"开关的位置要正确，否则会导致快速出血；③动脉插管后穿刺部位要加压包扎，必要时用 1kg 沙袋压迫 6～12 小时；④插管后要严密观察出血倾向，如伤口有无渗血、牙龈有无出血，必要时进行凝血时间的监测；⑤拔管后立即局部按压 10 分钟，以减少血肿的形成。

第六节 止 血 术

【目的】

防止伤口继续出血；防止急性大出血引发休克。

【适应证】

各种类型的外出血。

【止血前准备】

1. 用物准备 绷带、充气止血带、橡皮止血带。紧急情况下可用干净的毛巾、手帕、布料取代。

2. 患者准备 向患者解释止血的目的、操作要点，取得患者的理解与合作。鼓励安慰患者，消除患者的紧张心理。

【止血方法】

1. 加压包扎止血法 适用于较小的静脉出血或毛细血管出血。方法：表浅伤口的出血用生理盐水冲洗局部，消毒后，盖上无菌敷料，再用绷带或三角巾适当加压包扎，松紧度以能达到止血目的为宜。

2. 指压止血法 适用于头颈部及四肢中等或较大的动脉出血。方法：用手指、手掌或拳头压迫伤口近心端的动脉，将动脉压向深部的骨上以阻断血液流通，达到临时止血的目的。使用指压止血法应掌握常见的动脉行径和体表标志。

（1）头顶部出血：压迫同侧耳屏前方额弓根部的搏动点（颞浅动脉）止血（图 6-20）。

（2）颜面部出血：压迫同侧下颌骨下缘、咬肌前缘的搏动点（面动脉）止血（图 6-21）。若伤在颊部、唇部，可将拇指伸入患者口内，其余 4 指紧贴面颊外部，内外用力，压迫伤口下缘的动脉。

（3）颈部、面深部、头皮部出血：可压迫同侧气管外侧与胸锁乳突肌前缘中点之间的搏动点（颈总动脉）止血，用力向后压向第 6 颈椎横突上，达到止血的目的。颈总动脉分支的颈内动脉为脑的重要供血动脉，所以对颈总动脉的压迫止血应取慎重态度，并绝对禁止同时压迫双侧颈总动脉（图 6-22）。

（4）头后部出血：可用拇指压迫同侧耳后乳突下稍往后的枕动脉搏动点止血。

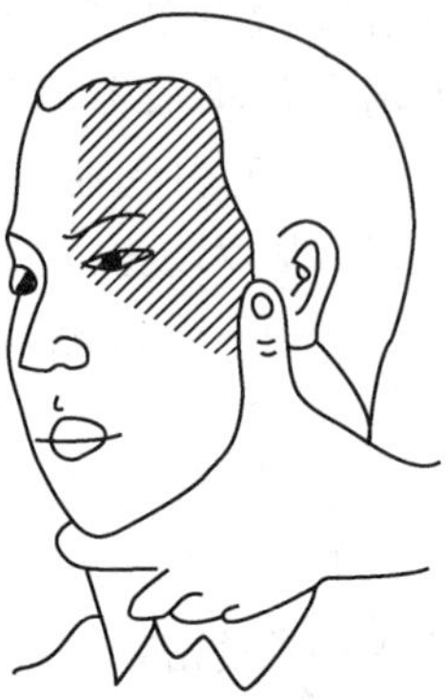

图 6-20 压迫颞浅动脉止血

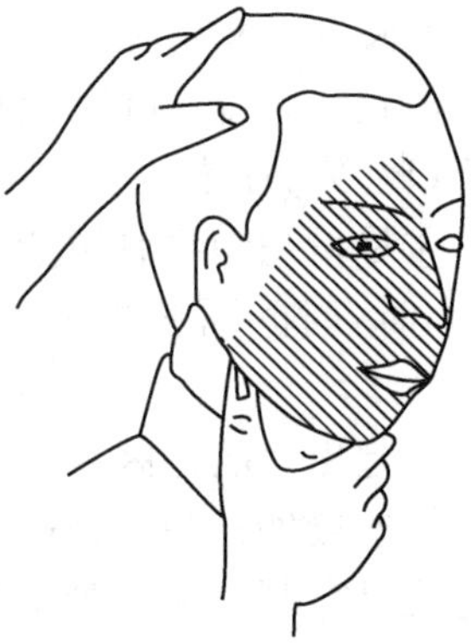

图 6-21 压迫面动脉止血

(5)肩部、腋部、上臂出血:压迫同侧锁骨上窝中部的搏动点(锁骨下动脉),将动脉压向第1肋骨(图 6-23)。

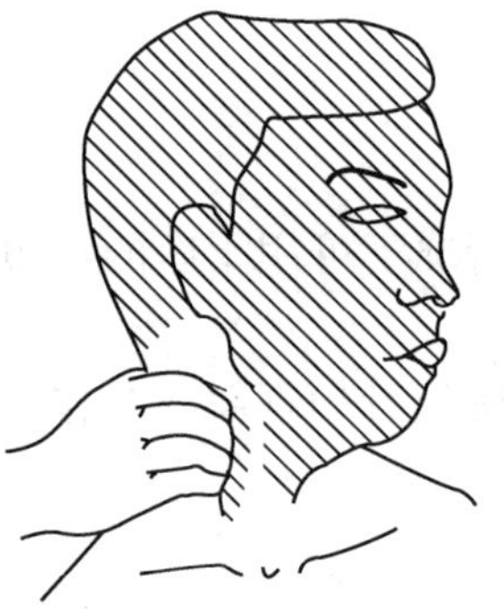

图 6-22 压迫颈总动脉止血

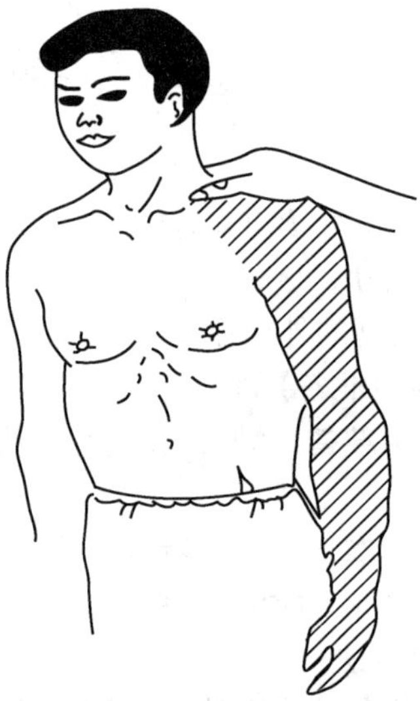

图 6-23 压迫锁骨下动脉止血

(6)前臂出血:压迫肱二头肌内侧沟中部的搏动点(肱动脉),将动脉压向肱骨(图 6-24)。

(7)手掌、手背出血:压迫腕横纹稍上处的内侧(尺动脉)、外侧(桡动脉)搏动点止血(图 6-25)。

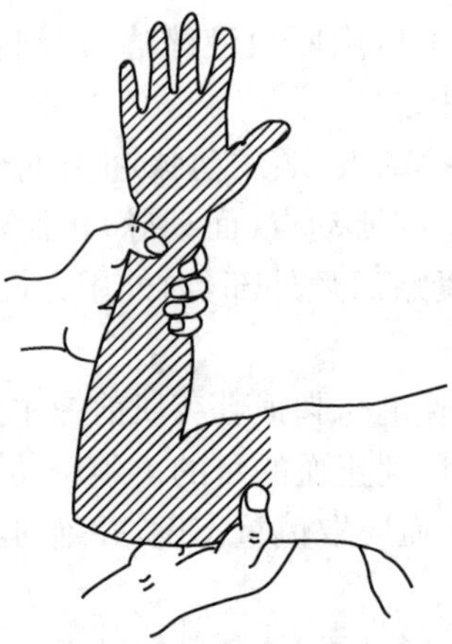

图 6-24 压迫肱动脉止血

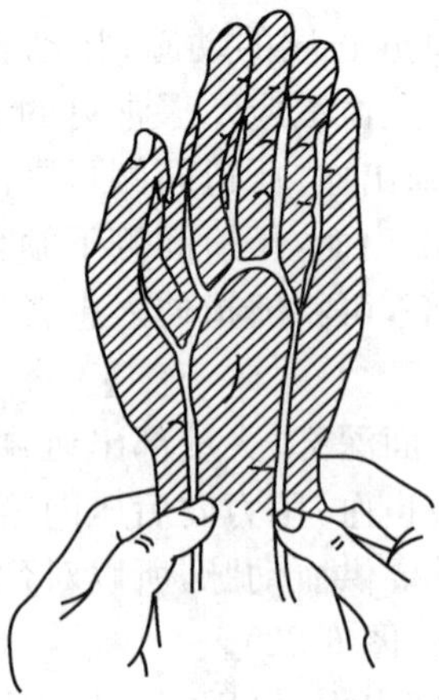

图 6-25 压迫尺桡动脉止血

(8)大腿出血：大腿及其以下动脉出血，可用双手拇指重叠用力压迫大腿根部腹股沟中点稍下的搏动点(股动脉)止血(图 6-26)。

(9)足部出血：可用双手示指或拇指压迫足背中部近脚腕处的搏动点(胫前动脉)和足跟与内踝之间的搏动点(胫后动脉)止血(图 6-27)。

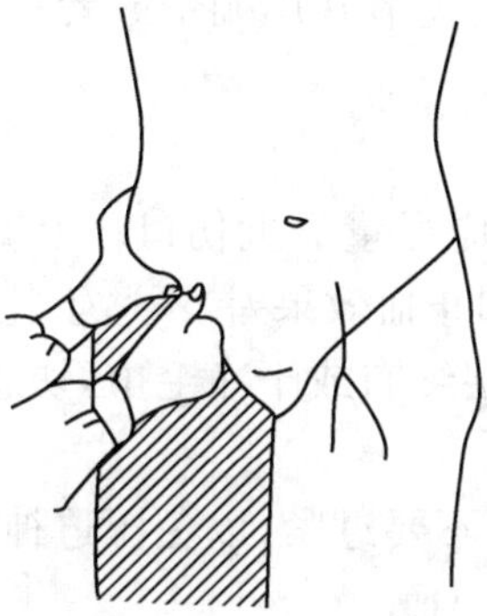

图 6-26　压迫股动脉止血

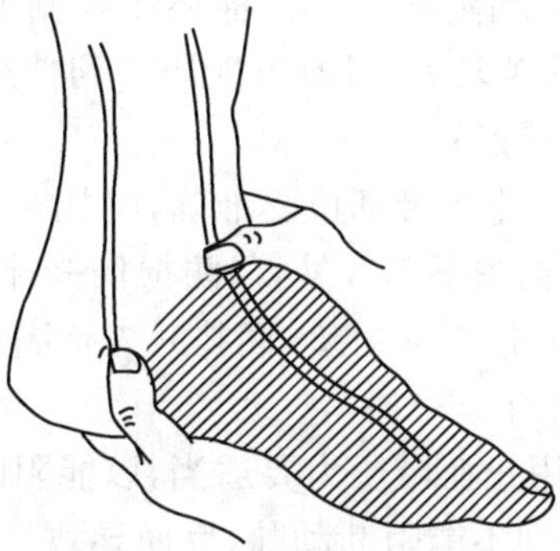

图 6-27　压迫胫前、胫后动脉止血

3. 止血带止血法　适用于四肢大动脉出血或采用加压包扎止血术后不能有效控制的严重出血。

(1)橡皮带止血法：抬高患肢，将软布料、棉花等软织物衬垫于止血部位皮肤上。取止血带中间一段，适当拉紧拉长，绕肢体 2～3 圈，使橡皮带末端压在紧缠的橡皮带下面即可(图 6-28)。

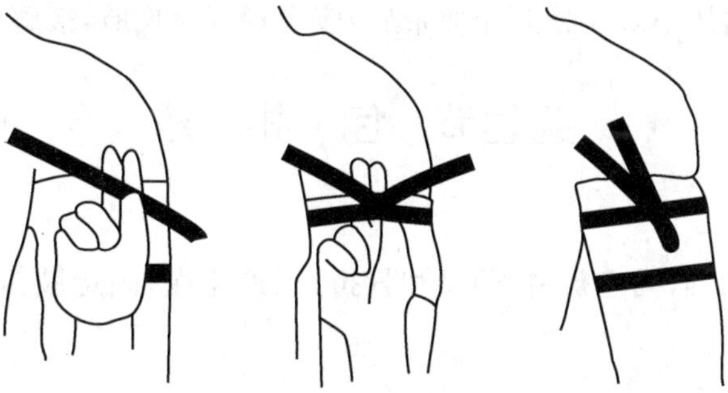

图 6-28　止血带止血法

(2)勒紧止血法：在伤口上部用绷带或三角巾叠成带状或用布料等勒紧止血，第一道绕扎在伤口处皮肤的衬垫上，第二道压在第一道上面，并适当勒紧。

(3)绞紧止血法：用三角巾叠成带状或布条、手帕绕肢体一圈，打一活结，取一小木棒、笔杆、筷子等做绞棒，穿进活结下，绞紧，再将小木棒一端插入活结套内，拉紧固定木棒即可(图 6-29)。

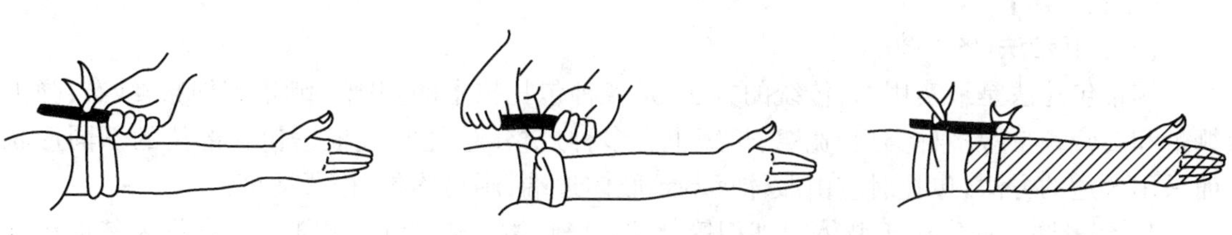

图 6-29　绞紧止血法

4. 填塞止血法 一般只用于大腿根部、腋窝、颈部等难以用一般加压包扎的较大出血。方法：用无菌敷料填入伤口内，外加大块敷料加压包扎。在清创去除填塞的敷料时有可能发生再次大出血，因此应尽快手术彻底止血。

5. 屈肢加垫止血法 主要用于肘、膝关节以下部位的出血，在无骨与关节损伤时使用。先在肘窝或腘窝部放置一棉垫卷或绷带卷，然后强力屈曲关节并用绷带或者三角巾扎紧。此法患者痛苦较大，且有可能压迫到神经，故不宜首选。

【护理要点】

1. 使用止血带部位要准确，应扎在伤口的近心端，并应尽量靠近伤口。上臂扎止血带时，不可扎在中下 1/3 处，以防损伤桡神经。前臂和小腿因止血效果差，不适于扎止血带。

2. 止血带下加衬垫，捆扎时先抬高伤肢并垫以 4～5 层纱布或干净毛巾，切忌用绳索或铁丝直接加压。

3. 使用止血带压力要适当，以能阻断动脉血流为度。不要过紧，以免压迫神经、肌肉和皮肤；过松则不能阻断动脉，反而导致静脉回流不畅，加重出血。

4. 记录上止血带的日期和时间的标记要明显，使用止血带的时间不宜超过 3 小时，并应每隔 30 分钟至 1 小时放松一次，每次放松 2～3 分钟。松解止血带前，要先补充血容量，做好纠正休克的准备，准备止血器材。

5. 使用止血带的患者，要注意肢体保暖，冬季更应该防寒，因为肢体阻断血流后，抗寒能力下降，容易发生冻伤。

6. 停用止血带时应缓慢松开，防止肢体突然增加血流，损伤毛细血管及影响全身血液的重新分布，甚至使血压下降。松开止血带后，应轻轻抚摩伤肢，缓解麻木、冰凉等不适。

第七节 包 扎 法

【目的】

保护伤口，减少污染，固定敷料、药品和骨折，压迫止血，固定肢体、减轻疼痛，促进伤口愈合。

【适应证】

体表各部位的伤口。

【包扎前准备】

1. 用物准备 绷带、三角巾等。在现场还可以就地取材，如毛巾、头巾、手帕、衣服、领带等。

2. 患者准备 向患者解释包扎的目的、操作要点，取得患者的理解与合作。鼓励安慰患者，消除患者的紧张心理。

【包扎方法】

（一）绷带法（图 6-30）

绷带包扎法是最实用的、传统的方法，是各种包扎技术的基础。绷带有棉布、纱布、弹力绷带和石膏绷带等多种类型，宽窄、长短也有多种规格，包扎时应根据包扎部位的不同形状而采用合适的方法，包扎时应由肢体远端到肢体近端、用力均匀、松紧适度。

1. 环形法 通常用于肢体粗细相等部位，如额、腕、胸、四肢、腹部。也常作为其他包扎方法的开始和结束方法。方法：将绷带做环形缠绕，第一圈环绕稍呈斜形，第二圈应与第一

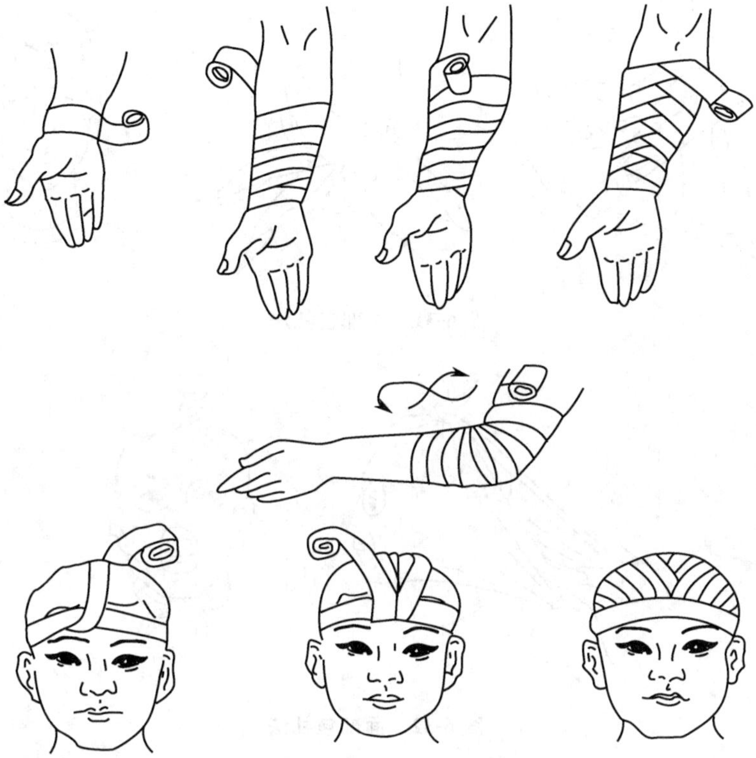

图 6-30　绷带包扎的基本方法

圈重叠，第三圈呈环形。

2. 蛇形包扎法　用于简单的固定。方法：以适当宽度为间隔，斜行上缠，各圈互不遮盖斜行延伸。

3. 螺旋法　适用于四肢和躯干等处。方法：使绷带螺旋向上，每圈应压在前一圈的1/3～1/2 处。

4. 螺旋反折法　用于上下周径明显不等的肢体部位，如前臂和小腿等处。方法：先做螺旋状缠绕，待到渐粗的地方就每圈把绷带反折一下，盖住前圈的 1/3～2/3，由下而上缠绕。

5. 8 字形法　用于屈曲的关节部位，如肩、肘、膝、踝等处。方法：一圈向上，再一圈向下，每圈在正面和前一周相交叉，并压盖前一圈的 1/2。

6. 回反法　用于头和断肢残端。方法：用绷带多次来回反折。第一圈常从中央开始，接着各圈一左一右，直至将伤口全部包住，用环形包扎将所反折的各端包扎固定。此法常需要一位助手在回反折时按压一下绷带的反折端。

(二) 三角巾法

三角巾制作简单，应用方便，方法容易掌握，包扎部位广泛，并且可折成条带、燕尾巾或连成双燕尾巾供各部位包扎使用。

1. 头部包扎法　将三角巾的底边向上反折约 3cm，放于前额与眉齐平，顶角拉向头后，三角巾的两底角经两耳上方，拉向枕后交叉，交叉时顶头归在一端，压在下面，然后绕到前额打结固定(图 6-31)。

2. 面部包扎法　先将三角巾的顶角打一结，并在三角巾的相应部位剪成 3 个孔，露出眼、鼻、口，以之包住面部，再把两角向后拉，在枕后交叉，然后再绕到前额打结(图 6-32)。

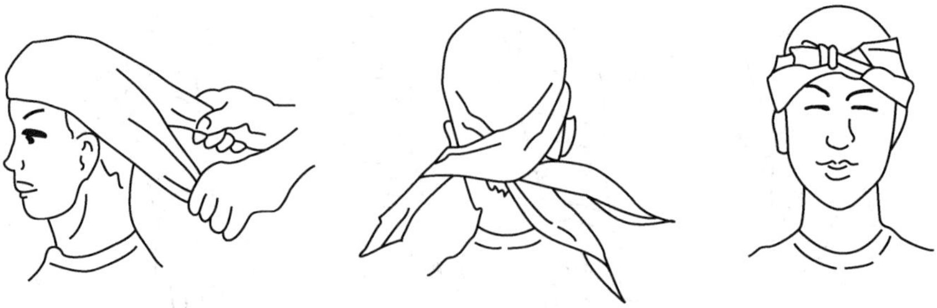

图 6-31 头部包扎法

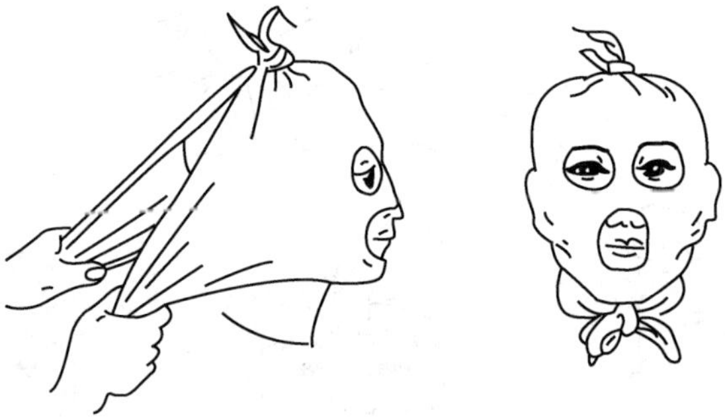

图 6-32 面部包扎法

3. 下颌包扎法 将三角巾折叠成约 5cm 宽，取 1/3 处放在下颌前方，长端经耳下拉向颈后，再绕至对侧耳垂前，压住另一端并与之交叉，向下扭转，包绕颈下，然后将两端同时沿耳前提向头顶前方打结(图 6-33)。

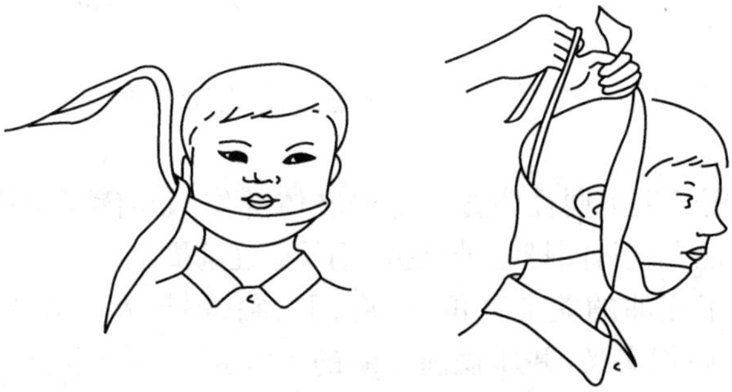

图 6-33 下颌包扎法

4. 肩部包扎法 将三角巾的一底角放在对侧腋下，顶角过肩向后拉，再用顶角上的带子在上臂上 1/3 处绕紧，然后把另一底角向背部反折拉至对侧腋下打结(图 6-34)。

5. 单胸包扎法 将三角巾底边横放在胸部，约在肘弯上 3cm，顶角越过伤侧肩上垂向背部，三角巾的中部盖在胸部的伤侧，两端结扎在背部，顶角也和这两端结扎在一起。此法也适用于背部包扎，在胸前打结。

6. 双胸包扎法 先将三角巾折成鱼尾，并在底部反折一道边，两角分放在两肩上，拉至颈后打结，再用顶角带子绕至对侧腋下打结。此法也适用于背部包扎，即将两鱼尾角在颈前打结(图 6-35)。

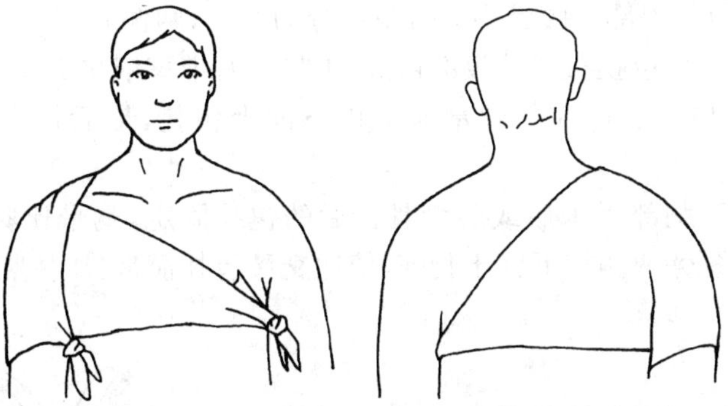

图 6-34　肩部包扎法

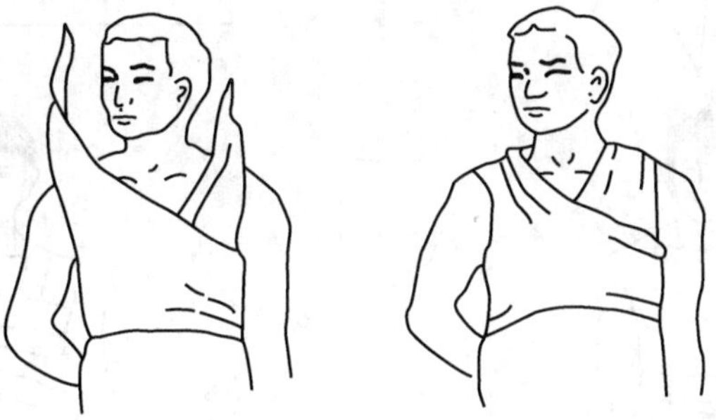

图 6-35　双胸包扎法

7. 上肢包扎法　先将三角巾的底角打结后套在伤侧手上，结的余头留长些备用，另一底角沿手臂后侧拉到对侧肩上，顶角包裹伤肢，前臂屈至胸前，拉紧两底角打结（图 6-36）。

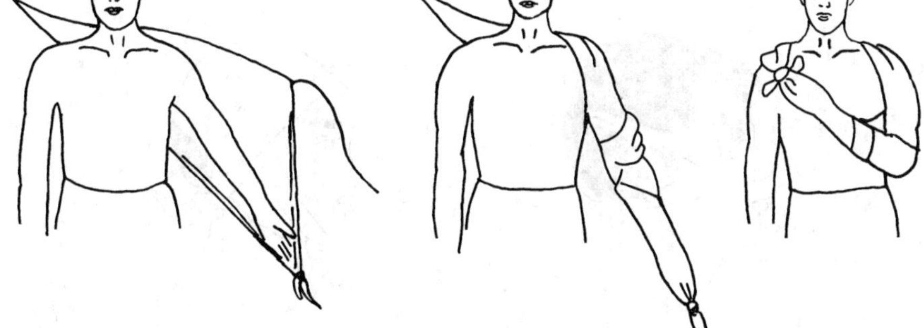

图 6-36　上肢包扎法

8. 手部包扎法　手指对着三角巾的顶角，将手掌或手背平放于三角巾的中部，底边位于腕部，以顶角覆盖手背，两底角在手背或手掌交叉，再绕回腕部，于掌侧或背侧打结。

9. 腿与足部包扎法　将足斜放在三角巾的一边，取一边于膝下包绕打结，再用另一底角包足，打结于踝关节处。

（三）多头包扎

多头带又称多尾带，用于身体不易包扎或面积大的部位。

1. 腹带 用于包扎腹部。腹带中央带身部分为双层，两侧各有包膜布和 5 条互相重叠约一半的带脚。方法：将包膜布紧贴腹部包好，再将左右带脚依次交叉重叠包扎。创口在上腹部时应由上向下包扎，创口在下腹部时应由下向上包扎，最后均在中腹部用别针固定(图 6-37)。

2. 胸带 常用于胸部手术后或肋骨骨折后的包扎固定，胸带比腹带多两根竖带。方法：先将两根竖带从颈旁两侧拉下置于胸前，依次交叉包扎横带，压住竖带，最后在胸前固定(图 6-38)。

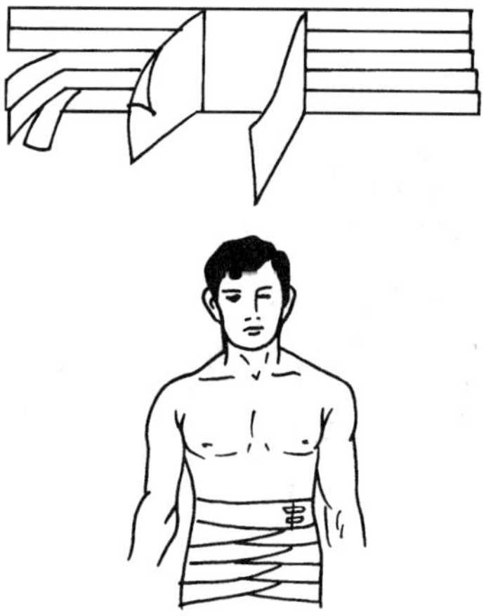

图 6-37 腹带包扎法

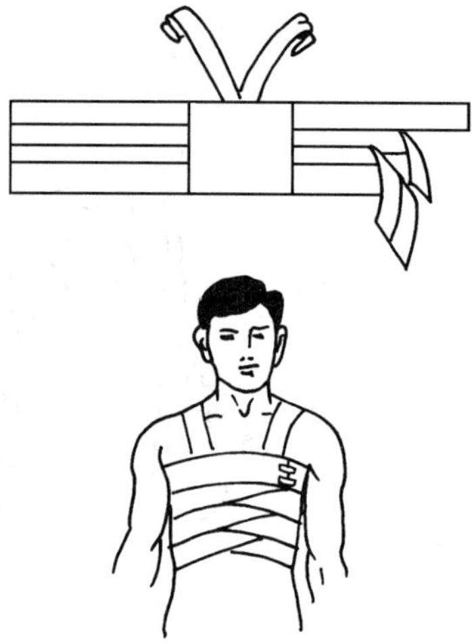

图 6-38 胸带包扎法

3. 四头带 常用于包扎下颈、枕、额等处，用长方形布 1 块，大小依实际需要而定，把长的两端剪成 4 头。方法：将中间未剪开部分置伤口处，将上端两条带往下左右交叉打结，将下端两条带往上左右交叉打结(图 6-39)。

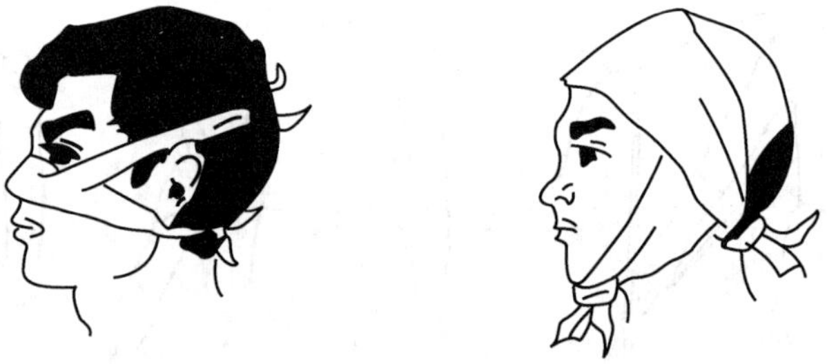

图 6-39 四头带包扎法

4. 丁字带 用于固定会阴部的敷料。单丁字带由横、竖布条制成，用于固定女性患者会阴部敷料；双丁字带由 1 条横布与 2 条竖布制成，用于固定男性患者会阴部的敷料。

【护理要点】

1. 根据受伤部位选择合适的包扎用物和包扎方法，包扎前注意创面的清理、消毒，预防创面感染。

2. 包扎时要使患者处于舒适的体位。皮肤皱褶处如腋下、乳下、腹股沟等，应用棉垫或纱布衬隔，骨隆突处也用棉垫保护。四肢包扎注意保持功能位置。

3. 包扎顺序原则上为从下向上，从左到右，从远心端到近心端。手指、脚趾无创伤时应暴露在外，以便观察血液循环情况。固定包扎时打结应在肢体外侧面，不可在伤口处、受压处、摩擦处和骨突部。

4. 包扎松紧适度，过紧影响血液循环，易引起受伤部位的组织损伤；过松易造成滑脱。

第八节　固定技术

【目的】

减轻患者疼痛，避免骨折断端进一步损伤血管、神经以及其他重要脏器，利于防止休克以及患者的运送。

【适应证】

四肢骨折、脊柱骨折等。

【固定前准备】

1. 用物准备　木制或金属夹、可塑性树脂夹板和充气性塑料夹板等；紧急情况时可就地取材，如树枝、木棍、木板、竹板等；也可将上肢与胸壁、下肢与对侧健肢固定在一起。另备纱布、毛巾、绷带、三角巾、棉垫等。

2. 患者准备　向患者解释固定的目的、操作要点，取得患者的理解与合作。先抗休克、止血、包扎，后固定。

【固定方法】

1. 锁骨骨折固定　用敷料垫于两腋下前上方，骨折处放一薄垫，绷带从健侧背部经腋下、肩前、肩上绕至背后，再经患侧腋下、肩前、肩上绕至背后，使绷带在背后交叉呈 8 字形，缠绕 2～3 周后将绷带两端打结或用胶布粘贴好(图 6-40)。

2. 肱骨骨折固定　在上臂外侧放一夹扳，在骨折部位上下两端固定，再将前臂吊于胸前，最后用一块三角巾将上臂固定；如无夹板，可用一宽带将上臂固定。宽带的中央要正对骨折处，绕过胸部，在对侧腋下打结，再用三角巾将前臂吊起(图 6-41)。

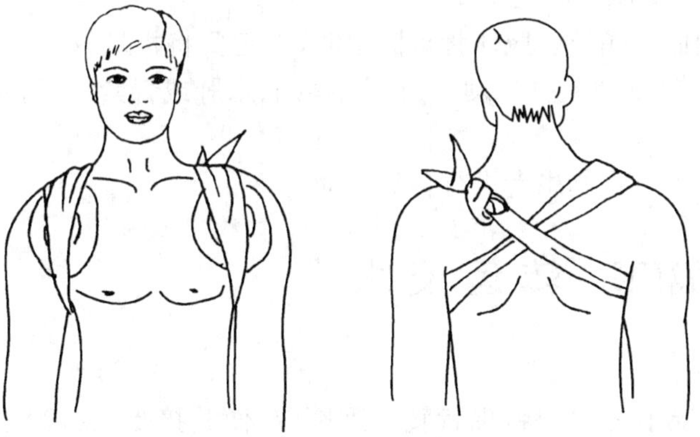

图 6-40　锁骨骨折固定

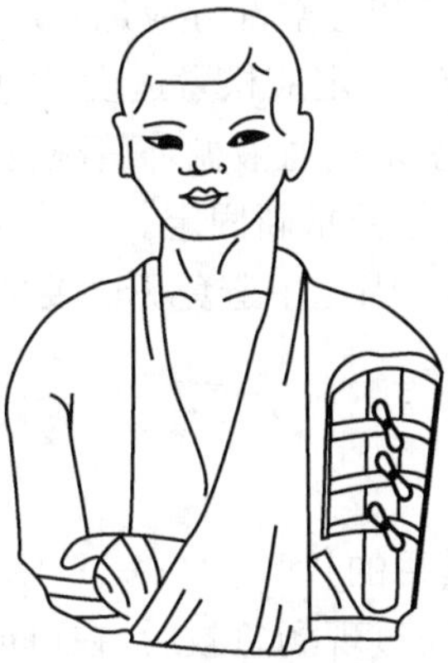

图 6-41　肱骨骨折固定

3. 前臂骨折固定　用两块合适的夹板，超过肘关节至腕关节的长度，置于断骨内外两侧，上下两端扎牢固定，然后屈肘 90°，用悬臂带吊起，呈功能位。

4. 大腿骨折固定　取一长夹板放在伤腿的外侧，长度自足跟至腰部或腋窝部，另用一夹板置于伤腿内侧，长度自足跟至大腿根部，然后用绷带或三角巾分段将夹板固定。

5. 小腿骨折固定 取长短相等的夹板（从足跟至大腿）两块，放在伤腿内外侧，分段扎牢；如无夹板，可置患者于仰卧位，两下肢并紧，两脚对齐，然后将健侧肢体与伤肢固定在一起。在关节和两小腿之间的空隙处垫上棉花，以防止绑扎后骨折部弯曲。

6. 足部骨折固定 将夹板放于足底，用绷带或带子扎牢。

7. 脊椎骨折固定 凡受伤后，颈、背或腰等脊柱部疼痛或伴有肢体麻木者，不论有无明确骨折损伤，均不可任意搬动或扭曲脊柱。在明确诊断前，均按脊柱损伤处理原则进行，以免再损伤。

（1）颈椎骨折固定：颈后枕部垫以软垫，头的两旁再用软垫固定，头部用绷带轻轻固定平卧在担架上，用钢丝夹板固定颈部，并使钢丝夹板与双肩绑扎固定。

（2）胸腰椎骨折固定：患者要平卧在垫有软垫的板床上，不宜高枕，腰椎骨折要在腰部垫以软枕，使患者感到舒适，没有压迫感，预防压迫性压疮。

8. 骨盆骨折固定 用三角巾或大被单折叠后环绕骨盆，亦可用宽腰围或腹带包扎固定骨盆，置担架或床板上，双膝半屈位（膝下或小腿部垫枕）。

【护理要点】

1. 如有休克，应先行抗休克处理；如有伤口和出血，应先止血、包扎，然后再固定骨折部位。

2. 在处理开放性骨折时，不可把骨折刺出端送回伤口内，以免造成感染。

3. 固定的目的是防止骨折断端移位，不是复位，对骨折畸形不要矫正拉直。对有明显成角畸形或压迫血管、神经的闭合性骨折，可先顺肢体纵轴轻轻手法牵引，初步改善性矫正后，再行外固定。对骨折尖端顶于皮下或即将穿破时，为避免形成开放性骨折，可手法牵引纠正成角及缩入少许减少张力后再包扎固定。

4. 夹板的长度与宽度要与骨折的肢体相适应，其长度必须超过骨折的上下两个关节，固定时除骨折上下两端外，还要固定上下两关节。

5. 夹板不可与皮肤直接接触，其间应垫棉垫或其他的软质物品，尤其在夹板两端，骨突出部分和悬空部分应加一厚垫，防止受压或固定不妥。

6. 固定应松紧适度，以免影响血液循环。肢体骨折固定时，一定要将指端露出，以便随时观察末梢血液循环情况，如发现指（趾）端苍白、发冷、麻木、疼痛、水肿或青紫，说明血运不良，应松开重新固定。

7. 固定中避免不必要的转运，不可强制患者进行各种活动。

第九节 转运技术

【目的】

通过现场急救后，在可能的情况下应尽快将患者转送到医院，使其接受专科治疗和护理，以降低患者的病死率和致残率。

【适应证】

1. 需紧急转送医院手术或抢救治疗。

2. 交通事故现场人多，不利于急救，必须马上把受伤者转移到安全地方处理。

3. 火灾或煤气中毒现场、温度过高或温度过低的场所，对受伤者影响较大，易使病情恶化，也必须马上转移到能进行急救处理的地方。

【转运前准备】

1. 评估患者的病情和环境，确定搬运的方式。

2. 准备好搬运的用具，如担架、轮椅、平车、固定物等。

【转运方法及护理】

(一) 徒手搬运法

1. 单人搬运法

(1)扶持法：对病情轻，能够站立行走的患者可用此法。救护者站在患者一侧，使患者揽着救护者的头颈，然后救护者用外侧的手牵着患者的手腕，另一手伸过患者背部扶持他的腰，使其身体略靠着救护者，扶着行走。

(2)抱持法：患者如能站立，救护者站于患者的一侧，一手托其背部，一手托其大腿，将其抱起，患者若有知觉，可让其一手抱住救护者的颈部。

(3)背负法：救护者站在患者前面，面向同一方向，微弯背部，将患者背起。如患者卧于地上，不能站立，则救护者可躺在患者一侧，一手紧握患者肩，另一手抱其腿，用力翻身，使其负于救护者背上，而后慢慢站起。

2. 双人搬运法

(1)椅托法：两个救护者在患者两侧对立。一人以右膝，另一人以左膝跪地，各以一手伸入患者大腿之下而互相紧握，另一手彼此交替支持患者背部。

(2)拉车式：两个救护者，一个站在患者的头部，两手插到腋下，将其抱在怀内，另一个站在其足部，跨在患者两腿中间，两人步调一致慢慢抬起，卧式前行。

(3)平抱和平抬法：两人平排，将患者平抱，亦可两人一前一后、一左一右将患者平抬。

3. 三人搬运或多人搬运法　可以三人平排，将患者抱起，齐步一致前进。六人可面对站立把患者抱起。

4. 护理要点

(1)徒手搬运过程中，动作要轻巧、敏捷，协调一致，避免震动，减少患者的痛苦。

(2)徒手搬运适用于转运路程较近，病情较轻的患者。对路途较远的患者，则应寻找合适的交通工具。

(3)胸部创伤患者不宜采用背负法，以免胸部受压加重损伤。

(二) 担架搬运法

1. 方法

(1)由 3～4 人合成一组，将患者移上担架。

(2)患者头部向后，足部向前，这样后面抬担架的人可以随时观察患者病情的变化。

(3)抬担架的人脚步、行动要一致，前面的开左脚，后面的开右脚，平稳前进。

(4)向高处抬时(如过台阶、过桥、上桥)，前面的人要放低，后面的人要抬高，以使患者保持在水平状态；下台阶时相反。

2. 护理要点

(1)一般患者在担架上取平卧位。有恶心、呕吐的患者，应采取侧卧位以防止呕吐物吸入气管引起咳嗽或阻塞呼吸道造成窒息。对有颅脑损伤、昏迷等患者，应将头转向一侧，以防舌根后坠或分泌物阻塞咽喉与气道。胸、肺部损伤患者常有呼吸困难，可用支架或被褥将背部垫起或呈半坐位，减轻症状。

(2)对颅脑损伤者,应注意观察双侧瞳孔是否等大等圆,对光反射等,如有异常应及时采取措施。

(3)为防止压疮发生,每隔3～4小时应翻身或调整体位一次,在骨突处适当的加以拍打按摩,并在该处加垫海绵、纱布等软物加以保护。

(4)为防止患者疲劳,途中应定时休息,利用休息时间查看患者的体温、脉搏、呼吸、血压并进行必要的护理,协助患者排大小便、进食、饮水、调整体位等。

(5)护送带有输液管、气管导管及其他引流管道的患者,必须保证这些管道通畅,防止脱出、移位、扭曲、受压和阻塞等,必要时可指定专人观察和保护。

(三)轮椅搬运法

1. 方法

(1)将轮椅推至患者床旁,使椅背与床尾平齐,面向床头。

(2)扶患者坐起,穿好拖鞋,下地立于床边或坐在床缘等候。

(3)操作者站在轮椅背后,以双手扶压椅背,拉起两侧扶手旁的车闸,无车闸则一脚踏住椅背下面的横档,以固定轮椅,使患者坐下时不致前倾。

(4)嘱患者扶住轮椅扶手,尽量靠后坐,勿向前倾或自行下车,以避免跌倒,支起踏板,将患者双脚放在踏板上。如果患者身体虚弱则操作者可到前方扶患者,或请另一位救护者协助患者坐在轮椅上。

2. 护理要点

(1)患者移动到轮椅上时,一定要固定好轮椅,以免轮椅移动造成患者跌倒受伤。

(2)运送过程中,遇到地不平整、上下坡、楼梯等处时,要控制好轮椅,以免轮椅翻倒摔伤患者。

(3)天冷时,应为患者保暖,包好毛毯或穿好棉大衣,避免患者着凉。

(四)平车搬运法

1. 方法 推平车至床尾,使平车头部与床尾呈钝角。根据病情及体重情况考虑由1人、2人、3人、4人来搬运患者。

(1)一人搬运法:工作人员抱住患者肩部与股部,嘱患者以一臂自工作人员腋下伸至背后,另一臂自对侧肩上绕过,患者双手在工作人员颈后握住。工作人员托起患者轻轻移步轻放于平车上。用大单及盖被(毛毯或棉被)包裹患者,先盖脚部,然后两侧,露出头部。

(2)两人搬运法:两人站在钝角内的床边,掀开盖被,使患者两上肢交叉放在胸前,将患者移至床边,一人托住颈肩部与腰部,另一人托住患者臀部与膝部,2人同时抬起患者,使患者向内倾斜,2人轻轻移步,放至平车上,盖好盖被。

(3)三人搬运法:协助患者穿衣后,移至床边,甲托住患者的头和肩部,乙托住患者的背和臀部,丙托住患者的膝及腿部。3人同时抬起,使患者身体稍向护士倾斜,3人同时移步,轻轻把患者放在平车上,盖好盖被。

(4)四人搬运法:适用于病情危重或身体过重而不能行动的患者。需借助帆布兜或中单,由4人搬运。将平车与床并齐,将帆布兜(或中单)铺垫于患者的腰、臀下,护士甲站于床头托住患者的头和肩部,护士乙站于床尾托住患者两腿,护士丙和丁分别站于平车及病床的两侧,各自紧握中单的一端,四人同时抬起患者,轻轻放于平车中央,盖好盖被。

2. 护理要点

(1)转运时注意患者的安全、舒适,动作要轻稳,不要触及患部。对骨折及脱位患者应注意托起患部，勿使断端移动，以免加重损伤。

（2）多人转运时，动作要一致。推送时不可走得太快，对烦躁或神志不清的患者应有医护人员陪同，以防跌倒。上楼、下坡时患者头部宜处上位，以免引起头部充血及不适。

（3）运送输液患者，如车上无输液架时，须另请一人协助，以保证输液顺利进行。

（4）密切观察病情有无变化，如意识、表情、脸色、脉搏、呼吸等。

（5）推车进门时，应先将门打开，不可用车撞门或墙，以免振动患者或损坏建筑物。

（谭 进）

思考题

1. 简述气管插管的拔管护理。
2. 气管切开术患者如何保持气道通畅湿润？
3. 中心静脉穿刺插管常见并发症有哪些？如何护理？
4. 简述止血、包扎、搬运的常用方法。

第七章　常用监测技术

学习目标

1. 掌握中心静脉压监测技术、动脉血压直接监测技术、血流动力学监测技术、心电监护、机械通气技术等常用监测技术的护理措施。

2. 熟悉中心静脉压监测技术、动脉血压直接监测技术、血流动力学监测技术的目的，熟悉心电监护的目的和方法，熟悉机械通气技术的目的、方法和步骤。

3. 了解中心静脉压监测技术、动脉血压直接监测技术、血流动力学监测技术、心电监护、机械通气技术等常用监测技术的适应证和禁忌证。

第一节　中心静脉压监测技术

中心静脉压(central venous pressure，CVP)是指胸腔内上、下腔静脉或右心房的压力。CVP监测包括间断手工监测和连续仪器监测两种类型。本节重点介绍间断手工监测，即经颈内静脉或锁骨下静脉将导管插入上腔静脉或右心房，或经股静脉插入下腔静脉或右心房，手工间断测量中心静脉压的方法。

【目的】

1. 判断患者的血容量和右心功能。
2. 指导循环衰竭患者进行安全的输液。
3. 在紧急情况下，此静脉通道可作为快速输液的途径。

【适应证】

1. 各类大中型手术，尤其是颅脑、胸部和心血管大而复杂的手术者。
2. 各种类型的休克者。
3. 少尿或无尿的原因难以判断者。
4. 大量静脉输血、输液及长期完全胃肠外营养者。

【禁忌证】

有出血倾向或局部有感染者。

【术前护理】

详见第六章第四节深静脉穿刺插管术。

【术中护理】

1. 深静脉插管成功后，充满生理盐水的延长管与导管相连。

2. 校正0点 患者取平卧位，将0点测量器放在患者床旁，使0点与患者右心房在同一水平线（患者平卧位时相当于右侧腋中线第4肋间），固定测压板（图7-1）。

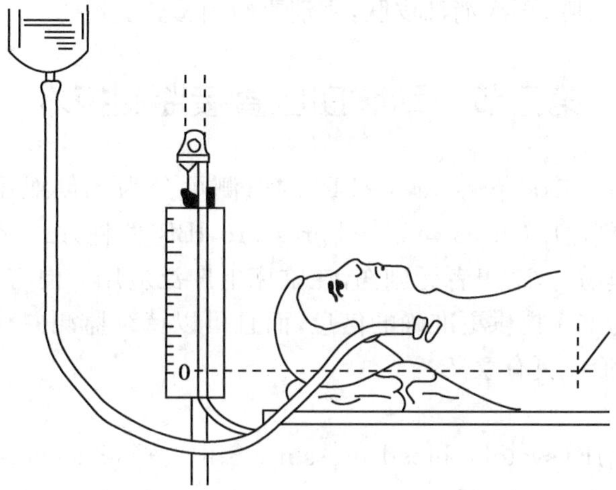

图7-1 中心静脉测压系统的连接及校正0点

3. 在安静状态下测压，若患者咳嗽、躁动，应给予处理，安静10～15分钟后再进行测压。

4. 打开三通的前端和侧端，使冲管用的肝素生理盐水与测压管相通，液面上升说明测压装置运行正常，当液面上升到刻度的顶端时，关闭三通。

5. 关闭连接输液器的三通，停止输液，同时打开测压管三通，使测压管与中心静脉导管相通，当测压管内液面不再下降时，其液面所对应的数值即为CVP参数。

6. 测压完毕，关闭测压管三通，打开输液管三通，调节滴速继续输液。

7. 在ICU，CVP的测定也可与床旁多功能心电监护仪相连接，通过压力转换将测量CVP的导管连接到监护仪上，监护仪屏幕上即可显示和记录CVP的数据和波形变化。

【术后护理】

1. 要妥善固定导管，以防滑脱。经常检查塑料管、针头和输液管是否衔接牢靠，防止空气栓塞或大出血。

2. 确保导管通畅，每天用肝素生理盐水5～10ml（肝素浓度2U/ml）冲洗静脉导管1次，若导管内有回血或抽取血标本后应及时冲洗。

3. 动态观察CVP，一般可2小时监测1次并记录，患者病情不稳定时，需每隔30～60分钟监测1次。

4. 不能通过中心静脉测压管输入血管活性药物，以免测压时中断药物的输入或测压后药物快速输入体内，引起血压和心率的变化。

5. 正常测压管内液面可随患者的呼吸轻微上下波动。若液面无波动或液面过低，可能为静脉内导管受压、堵塞等，应注意观察并及时处理。

6. 拔管

（1）拔管指征：①当患者生命体征稳定，连续监测CVP 5次，均稳定在正常范围，并维持48小时以上，同时24小时尿量在2000ml以上，不需要进行CVP监测；②置管时间超过2

个月；③置管部位感染或因置管引起全身感染。

(2)拔管方法：将中心静脉压测压装置的活塞关闭，撕开固定敷贴，用0.5%活力碘等消毒导管及周围皮肤，有缝针时先拆去缝线。拔管时动作轻柔、缓慢，防止导管折断，同时在静脉导管末端接注射器，边抽边拔管，以防残留血块进入导管造成栓塞。拔管后压迫穿刺点5～10分钟，防止皮下血肿，再次消毒皮肤，用消毒敷料覆盖。

第二节 动脉血压直接监测技术

动脉血压(arterial blood pressure，ABP)的监测可分为无创血压(non-invasive blood pressure，NIBP)和有创血压(invasive blood pressure，IBP)两种方式。无创血压的监测常用袖带血压计，操作简单易行，对患者无创伤，在临床上广泛应用。但有创血压的监测采用动脉穿刺插管技术，能为临床提供更准确的信息，而且可以持续监测并获得压力波形，所以对危重症患者的抢救和治疗更有意义。

【目的】

1. 连续监测收缩压(systolic blood pressure，SBP)、舒张压(diastolic blood pressure，DBP)和平均动脉压(mean arterial pressure，MAP)的动态变化，并将其数值及波形及时准确地显示在监护仪上，有助于判断病情，指导治疗与护理。

2. 随时采集血标本，避免频繁动脉穿刺给患者带来的痛苦和血管损伤。

3. 当无创性方法难以准确测量血压时，通过此项监测可准确提供血压水平。

知识链接

异常血压及其临床意义

1. 血压过低，见于休克、急性心肌梗死、心力衰竭、心包填塞等。

2. 血压过高，提示高血压，容量负荷过重或与疼痛、紧张和发热有关。

3. 双上肢或上下肢血压的差异超过正常差异范围，或某一肢体的血压测不到，提示血管狭窄或闭塞病变，可见于动脉血管栓塞、大动脉炎、主动脉缩窄和主动脉夹层等。

4. 脉压异常　脉压减少见于休克、心力衰竭和心包填塞等；脉压增大见于主动脉瓣关闭不全、老年性主动脉硬化等。

【适应证】

1. 外科大手术，尤其是体外循环和心内直视手术的手术中及手术后者。

2. 严重创伤、多脏器功能衰竭及其他血流动力学不稳定者。

3. 严重高血压、危重症患者及各类休克患者的术中监测。

4. 需要频繁抽取动脉血做血气分析等检查的患者。

【禁忌证】

1. 局部有感染者。

2. 出血倾向或抗凝治疗者。

3. 桡动脉侧支循环试验(Allen's test)阳性者，禁忌同侧桡动脉穿刺。

【术前护理】

详见第六章第五节动脉穿刺插管术。

【术中护理】

1. 动脉穿刺插管成功后，将外套管连接测压装置。

2. 校正0点　关闭通向血管导管的三通，打开输液装置及穹隆形圆盖(dome)的排气孔，让肝素盐水灌满圆盖，同时排出所有气泡。按压监护仪上0校正键一次，监护仪显示器上的数据及压力曲线回到0时，即调试完毕。

3. 测压并观察结果　关闭排气孔，打开与血管导管相通的三通开关，使压力传感器与桡动脉相通，此时监护仪上可连续准确地显示压力数据及压力曲线(图7-2)。

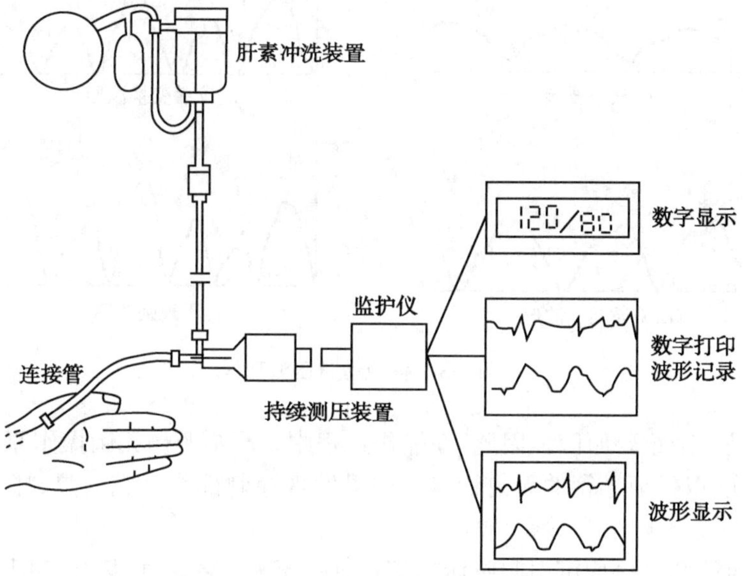

图7-2　电子测压系统

正常动脉压波形大小一致，降支上有一不明显切迹。不正常的波形有：①高大跳跃波形：多见于主动脉瓣关闭不全；②矮小波形：多见于主动脉瓣狭窄；③交替变换波形：提示有左心功能衰竭；④双重搏动波形：提示主动脉瓣狭窄并关闭不全；⑤不规则波形：提示心律失常(图7-3)。

4. 在测压时，输液管内用300mmHg的高压袋压迫，以3ml/h的速度匀速注入肝素盐水，或用微泵控制加压注入肝素盐水。

【术后护理】

1. 妥善固定导管，以防导管滑脱。经常检查穿刺针、连接管和三通管道等是否衔接牢靠，防止空气栓塞或大出血。

2. 密切观察伤口和远端肢体的血运和皮温情况。

3. 直接动脉测压应每小时观察并记录一次，危重症患者随时观察记录。

4. 在进行抽血和冲洗管道时，要严防气泡进入管内，一旦发现气泡，要立即用注射器将其抽出，同时制动被测肢体，以免空气进入动脉引起脑或其他部位梗死。

5. 严禁向动脉导管内注入去甲肾上腺素等血管收缩剂，以免引起动脉痉挛、肢体缺血坏死等。

6. 并发症的观察与处理

(1)感染：是最常见的并发症，主要是由于穿刺污染，导致导管性脓毒症，此外压力监测

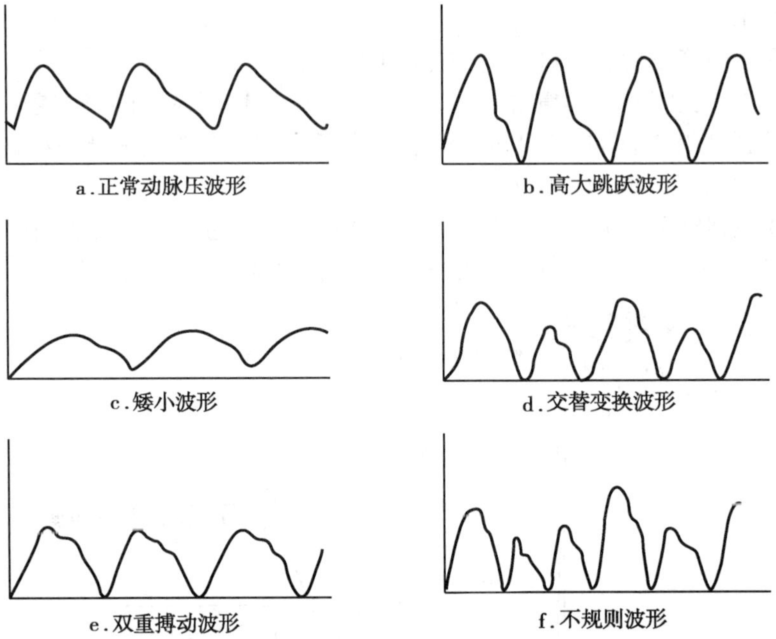

图 7-3 各种动脉压波形

系统的污染也是一个重要原因。因此,在操作过程中要严格遵循无菌操作原则,输液管和三通管应每天更换,以保证导管的无菌状态。如果发现穿刺部位红、肿、热、痛等异常情况,应立即拔出导管。

(2)栓塞:血栓和气栓均可引起肢体末梢栓塞,导致远端缺血、坏死。因此,应用肝素盐水持续或间断冲洗连接管和导管,确保动脉导管通畅。如发现管腔已经堵塞,应立即拔出,切忌用力推注液体,以免栓子脱落造成栓塞。

第三节 血流动力学监测技术

血流动力学监测包括有创血流动力学监测和无创血流动力学监测两种方法。目前,ICU使用较多的是有创血流动力学监测,即利用前端带有热敏电阻和气囊的漂浮导管(Swan-Ganz导管),经外周静脉插入右心房、右心室和肺动脉,直接进行右心房压(right atrial pressure,RAP)、右心室压(right ventricular pressure,RVP)、肺动脉压(pulmonary arterial pressure,PAP)和肺动脉楔压(pulmonary arterial wedge pressure,PAWP)等参数监测的方法。

知识链接

无创血流动力学监测

无创血流动力学监测是应用对机体组织没有机械损伤的方法,经皮肤或黏膜等途径间接测得有关心血管功能的各项参数。常用方法有心电图(ECG)、无创动脉血压监测(NIBP)等。无创性血压监测具有无创伤、重复性好、易于掌握、适应证广等优点,但是不能够连续监测血压、不能及时反映每一心动周期的血压及动脉波形变化,易受肢体活动和袖带压迫的影响,测压时间过长还可发生上肢神经缺血、麻木等并发症。

【目的】 通过监测 RAP、RVP、PAP 和 PAWP，可间接监测左心功能，为抢救危重症患者提供可靠的血流动力学监测指标，从而指导临床采取及时、有效、合理的治疗。

【适应证】

1. 心脏外科手术后患者监护。

2. 急性心肌梗死合并或疑有心力衰竭者。

3. 难治性休克患者的监护。

4. 急慢性心功能不全药物治疗及其他各科需了解血流动力学变化的危重症患者。

【禁忌证】

1. 凝血异常或出血倾向，在出血倾向纠正前不应进行此项操作。

2. 胸壁畸形、颈部或胸部外伤，不应经颈内静脉或锁骨下静脉穿刺，必要时可行股静脉穿刺。

【术前护理】

1. 病室准备 紫外线照射 30 分钟，桌面、地面等用 0.05%～0.1%有效氯消毒液擦拭。

2. 患者准备 根据不同的穿刺部位进行相应的皮肤准备。

3. 手术器械的准备 详见第六章第四节深静脉穿刺插管术。

4. 导管的准备 根据临床需要选择不同规格的 Swan-Ganz 漂浮导管，一般常用的是四腔管。

5. 监测仪器的准备 根据病情和医院条件选择合适的心电监护仪。

6. 压力转换器及配件的准备 根据所用的监护系统进行性能调试，固定压力转换器，使之与患者心脏中轴线水平同高，校正 0 点。

【术中护理】

（一）导管置入和测量

1. 体位 根据穿刺点的选择，安置适当体位。

2. 常规消毒局部皮肤，铺无菌治疗巾，在器械桌上铺好手术器械。

3. 检查漂浮导管球囊的完整性、有无漏气，导管是否通畅。

4. 测量穿刺点至胸骨角的长度，并在导管上做好标记。

5. 经穿刺点静脉穿刺后，保留外鞘管，沿鞘管将漂浮导管插入静脉内，轻轻送入导管，当到达标记处时，导管即进入右心房（图 7-4）。

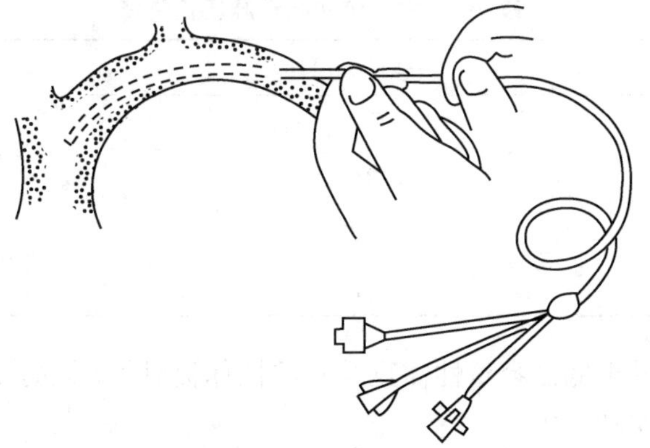

图 7-4 经锁骨下静脉插入 Swan-Ganz 导管

6. 将黄色导管与压力传感器相连，并将导管向前推进，密切观察监护仪上的压力波形以确定导管的位置（图 7-5）。

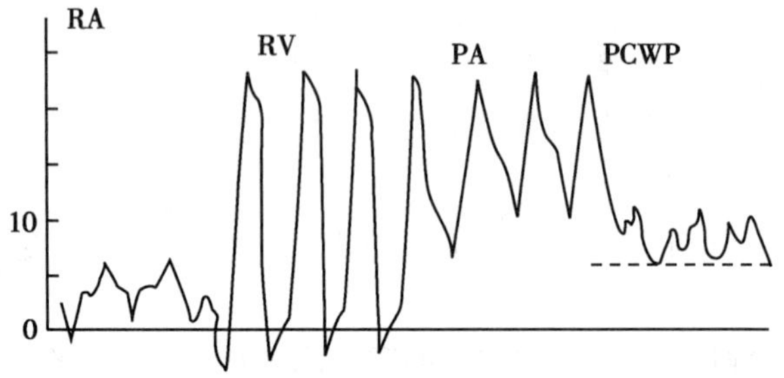

图 7-5 导管行进各阶段所显示的压力波形示意图

7. 固定并用无菌敷料覆盖穿刺部位。

（二）术中监护

1. 严格执行无菌操作技术，协助医师进行操作。

2. 术中应严密观察心率、血压变化，如患者出现心慌、胸闷、气促等异常情况，应立即进行处理，症状严重者应停止此项检查。

3. 当导管从右心房送入右心室时，可将导管顺时针方向旋转着前进；导管从右心室向肺动脉推进时，应将导管逆时针方向旋转，可避免导管在心房或心室内打结或缠绕成团。每次进导管时不得超过 10cm。

4. 球囊向前送入导管时，气囊内必须充满气体；在后撤导管时，一定要将气囊内的气体放掉。成人一般使用 F 7 号导管，充 1. 2～1. 5ml 气体即可。

5. 测压时注意呼吸对肺动脉压的影响，深吸气时所得肺动脉压明显低于平静时，因此，测压时应嘱患者平静呼吸。

【术后护理】

1. 连续心电监护，严密观察病情变化。

2. 监测血流动力学指标。

选择 CVP 监测管道，将测压管移至中心静脉管道上，按测肺动脉压的方法进行测压，即可得 CVP 或右心房压。压力正常值见表 7-1。

表 7-1 右心腔和肺动脉压正常值

	平均(mmHg)	范围(mmHg)
RAP	4	2～6
RVP	24/4	15～18/0～8
PAP	16	10～22
PCWP	10	6～12

肺动脉压降低常见于低血容量性休克及心源性休克；肺动脉高压常见于先天性心脏病修补术后及原发性肺动脉高压。

3. 严格遵守无菌技术操作原则，插管部位每日消毒并更换敷料，注意观察局部皮肤的温度及颜色。

4. 保持导管通畅　测压后及时连接管道冲洗系统，每次用肝素生理盐水 2～3ml，每分钟 5～10 滴。每隔 1～2 小时用肝素生理盐水冲洗肺动脉导管和右心导管，防止血栓形成。

5. 术后应严密监测脉搏、呼吸、血压及体温的变化。如术后 1～2 天出现持续高热，应查明原因及时处理。

6. 密切观察监护仪上的心电波形与心脏内各部压力波形的变化，以确定导管尖端在心脏内的位置，发现问题应及时排查原因。

7. 并发症的观察与护理　操作过程中可能会出现肺梗死、肺小动脉分支破裂、动静脉瘘、气胸、血胸、血肿、穿刺部位感染及导管相关脓毒症。因此，操作过程中应小心谨慎，密切观察病情变化，发现问题及时处理，必要时终止插管。

第四节　心电监护

心电监护是指对危重症患者进行持续或间断的心肌电活动的监测，是反映心脏功能的重要指标，能为早期发现心电改变和心律失常提供可靠信息，在危重症患者抢救中发挥着重要作用。

【目的】

1. 及时发现、识别和确诊各种心律失常。
2. 及时发现心肌缺血和心肌梗死。
3. 监测电解质变化。
4. 观察起搏器的性能。

【适应证】

1. 各类休克及危重症患者抢救。
2. 心律失常、心力衰竭、心绞痛和心肌梗死等心脏病患者。
3. 心脏病患者施行心脏或非心脏手术。
4. 其他手术患者监护。

【心电监护的方法】

(一) 心电监护仪的种类

1. 心电监护系统　一般由一台中央监测仪和 4～6 台床边监测仪组成。床边监测仪的心电图信号可以通过导线、电话线或遥控输入中心监测仪。监护系统应具有以下功能：①显示、打印和记录心电图波形和心率。②一般都设有心率上、下限报警的视听装置，报警时可同时记录和打印。③图像冻结功能，可使心电图波形的显示停下来，以供仔细观察和分析。④可数小时或 24 小时的动态显示和记录。

2. 动态心电监测仪(Holter 心电监测仪)　由记录仪和分析仪两部分组成。记录仪的心电图磁带通过胸部皮肤电极可 24 小时动态观察并记录心脏不同负荷状态下的心电图变化。分析仪可通过计算机进行识别。Holter 监测主要用于冠心病和心律失常诊断，也可用于观察抗心律失常药物的治疗效果等。

3. 遥控心电监测仪　该监测仪不需要用导线与心电监测仪连接，患者随身携带一台发射仪器，中心台在半径 30m 范围内可同时监测 4 个患者。

知识链接

多功能心电监护仪应用

目前,ICU或心脏外科等科室常利用多功能心电监护仪对危重症患者进行监护。根据病情需要可同时选择心电监护、有创或无创动脉血压监测和中心静脉压监测等,在多功能监护仪屏幕上可连续、动态显示心率、心脏各导联波形图、动脉血压、经皮血氧饱和度测定值及中心静脉压的测定值等(图7-6)。

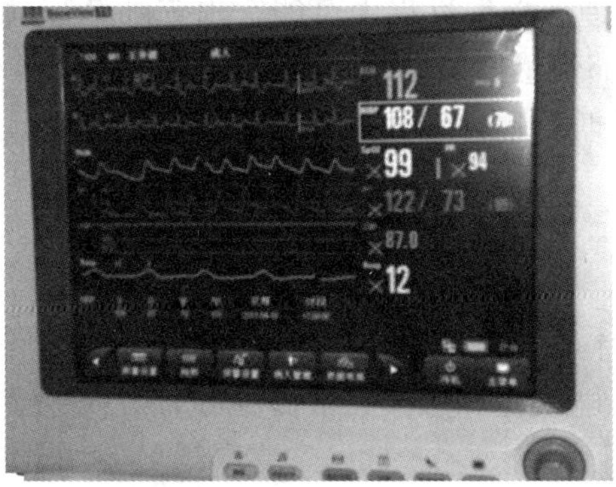

图7-6 多功能心电监护仪

(二)监护步骤

1. 准备

(1)皮肤准备:安置电极前应清洁皮肤,有胸毛者要剃去胸毛。对皮肤过敏者来说应选用透气好的低致敏电极,且每天更换电极,注意黏胶处有无皮疹。

(2)将电极导联和对应电缆相连。

(3)接通电源

2. 安装心电导联 临床上常用综合监护导联对患者进行持续而完整的心电动态监测。使用的心电连接方式有3只电极、4只电极及5只电极等,分别为正电极、负电极和接地电极,并用不同颜色区分,连接方法如下:①综合Ⅰ导联:正极放在左锁骨中点下缘,负极放在右锁骨中点下缘,接地电极置于剑突右侧,其心电图波形类似Ⅰ导联(图7-7);②综合Ⅱ导联:正极置于左腋前线第4肋间,负极置于右锁骨中点下缘,接地电极置于剑突下偏右,其优点是心电图振幅较大,心电图波形近似V_5导联(图7-8);③CM导联:是临床上较常使用的连接方法(表7-2)。

表7-2 CM导联连接方法

标准肢体导联	正极	负极	接地电极
Ⅰ	左上肢(LA)	右上肢(RA)	左下肢(LF)
Ⅱ	左下肢(LF)	右上肢(RA)	左上肢(LA)
Ⅲ	左下肢(LF)	左上肢(LA)	右上肢(RA)

3. 选择清楚导联作为监护导联。

4. 调整心电图波形大小,一般选择能触发心率计数的QRS波群振幅>0.5mV。

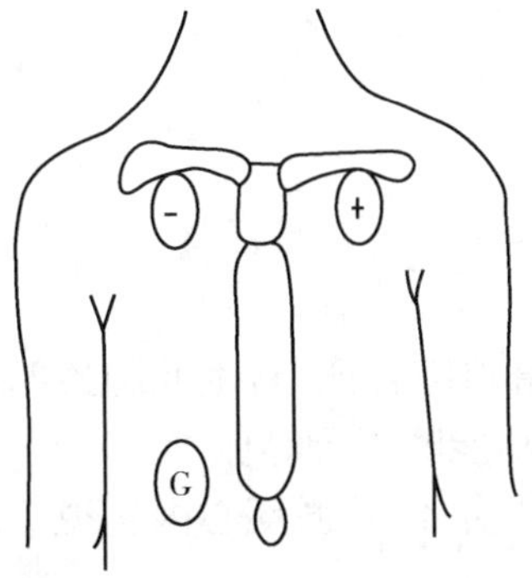

图 7-7 综合Ⅰ导联电极放置

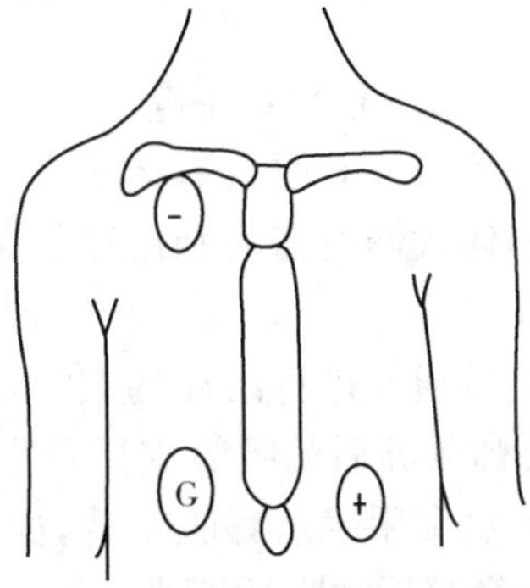

图 7-8 综合Ⅱ导联电极放置

5. 选择报警范围，调整心率报警上下限。当出现心律失常时，监测仪可自动报警和记录。

【护理措施】

1. 监测前，向清醒患者解释监测意义，消除患者紧张、恐惧心理，以取得合作。

2. 放置时，避开电除颤的心前区，以备应急使用。

3. 电极导线应从颈前引出后连接示波器，不应从其他方向引出，以免患者翻身时拉脱掉电极或折断导线。

4. 选择导联时，以显示清晰的心电图波形为目的。对有规则心房电活动的患者，选择明显显示 P 波的位置、导联。

5. 根据病情需要，密切观察心率、心律及心电波形变化，及时发现问题、解决问题。

6. 避免各种干扰所致的伪差，如肌电、电磁等干扰。

7. 每日更换电极，防止干扰及皮肤受损。

8. 病情平稳后，遵医嘱结束心电监护。

第五节 机械通气技术

机械通气是利用人工方法或机械装置辅助、代替或控制患者呼吸，从而达到增加通气量、改善气体交换、降低呼吸功消耗和维持呼吸功能的目的。

知识链接

机械通气的历史

在古罗马帝国时代，著名医师盖伦(Galen)曾经做过这样的记载：通过芦苇向死亡动物气管内吹气，可使肺达到最大的膨胀。1543 年，Vesalius 在行活体解剖时，采用类似盖伦介绍的方法，使开胸后萎陷的动物肺重新复张。1664 年，Hooke 把一根导气管放入气管，并通过一对风箱进行通气，发现可以使狗存活超过一个小时。但限于当时的认识水平和技术条件，在以后相当长的时间里发展相对缓慢。1928 年由 Drinker-Shaw 研制的负压呼吸机“铁肺(iron lung)”，使当时脊髓灰质炎的死亡率大大降低。但 1952 年夏天，在哥本哈根市，因脊髓灰质炎所致“呼吸衰竭”的患者使用负压呼吸机病死率上升，1953 年第一台间歇正压呼吸机出现，成为主流的通气方法。

【目的】

1. 减少呼吸功，降低氧耗量。

2. 纠正低氧血症和改善氧运输。

3. 维持机体代谢所需的肺泡通气。

【适应证】

1. 需要机械通气进行治疗的疾病，如急性呼吸窘迫综合征、新生儿肺透明膜病、心力衰竭、肺水肿、心肺复苏后的呼吸支持及中枢神经系统功能障碍者等。

2. 外科疾病和手术后呼吸支持，如严重的胸部外伤、体外循环心内直视手术、急危重症手术后及全身麻醉后呼吸功能尚未完全恢复者等。

3. 需要预防性应用机械通气的疾病，如血流动力学状态不稳定、全身衰竭及反流误吸危险性高的患者等。

4. 麻醉和手术中可进行辅助或控制呼吸者。

【禁忌证】

1. 未经闭式胸腔引流后的张力性气胸者。

2. 伴有肺大疱的呼吸衰竭者。

3. 大咯血或严重误吸引起的窒息性呼吸衰竭者。

4. 对机械通气缺乏了解，呼吸机的使用缺乏经验者。

【机械通气的方法】

（一）机械通气的工作原理

机械通气是利用呼吸机提供高于肺泡内压的正压气流，使气道口与肺泡之间产生压力差，从而建立人工通气，随后呼吸机除去或减少对气道的压力，使肺泡内压大于气道内压，开始排气，完成呼吸全过程。

（二）呼吸机的类型

1. 按呼吸机用途分类 ①急救呼吸机；②治疗呼吸机；③麻醉呼吸机。

2. 按吸气向呼气的切换方式分类 ①容积切换型；②压力切换型；③时间切换型；④流速切换型；⑤联合切换型。

3. 按通气频率的高低分类 ①高频喷射呼吸机；②高频震荡呼吸机；③常规频率呼吸机。

（三）机械通气模式

机械通气的模式很多，选择时主要根据患者的病情和各种通气模式的特点。有时在呼吸机使用过程中还要根据患者的病情变化，适时调整或改变通气模式。

1. 控制通气(control ventilation，CV) 通气量及方式均由呼吸机决定，与患者自主呼吸无关。包括容量控制通气(volume control ventilation，VCV)和压力控制通气(pressure control ventilation，PCV)两种类型。VCV 即潮气量、呼吸频率和呼吸比等参数均由呼吸机控制；PCV 即由呼吸机控制吸气期正压，呼气期压力降为零，从而产生吸气和呼气。

2. 辅助通气(assist ventilation，AV) 由患者自主呼吸触发，呼吸频率和呼吸比随自主呼吸变化，压力或通气量、吸气时间由呼吸机决定。包括压力辅助通气(pressure assist ventilation，PAV)和容量辅助通气(volume assist ventilation，VAV)两种类型。

3. 辅助/控制通气(A-CV) 是上述两种通气方式的结合，当自主呼吸频率超过预设呼吸频率时，则为辅助通气；当自主呼吸频率等于或低于预设呼吸频率时，则为控制通气。预设呼吸频率起到“安全阀”的作用。

上述几种通气模式统称为持续指令通气。

4. 同步间歇性指令通气(synchronized intermittent mandatory ventilation,SIMV) 患者能按呼吸机设定的频率接受指令,指令呼吸与患者自主呼吸有机结合,在呼吸机机械通气以外的时间里完全由患者自主呼吸,此时呼吸机只负担部分通气,从而减少心血管负担,减少气道压力损伤。

5. 压力支持通气(pressure support ventilation,PSV) 在患者吸气时,呼吸机给恒定的预设气道正压,以帮助患者克服气道阻力及使肺脏扩张,减少呼吸做功,当吸气流速降低到最高吸气流速的25%时,支持压力停止,吸气转为呼气。

6. 呼气末正压通气(positive end-expiratory pressure,PEEP) 吸气由患者自发或呼吸机发生,而呼气终末借助于装在呼气端的限制气流活瓣等装置,使气道压力高于大气压,肺泡在呼气末仍保持膨胀,因而减少肺泡萎陷、增加功能残气量,提高动脉血氧分压。

【机械通气步骤】

1. 机械通气前的准备

(1)做好患者心理准备及用物准备。

(2)接好一次性或消毒过的管道和模拟肺,向湿化器罐内注入适量无菌蒸馏水,使液面在上下标记线之间,调节湿化器温度,并预设吸气气流温度在34~36℃。

(3)接通电源和气源后试机。

(4)根据患者的病情和体重调节呼吸机各项参数,并设定报警值。

(5)检查呼吸机的气路系统是否漏气、控制通气模式是否正常、各参数是否准确可靠、报警系统是否完好等。

(6)将呼吸机管道与患者人工气道相接。

2. 呼吸机的使用与调节

(1)建立人工气道:紧急时,采用简便易行的经口气管插管或用面罩先给患者充分供氧,待缺氧有所缓解后再考虑建立能维持较长时间的人工气道。

(2)确定通气模式:结合不同的呼吸类型及呼吸时相变化来决定通气模式。

(3)设置参数:①潮气量:成人8~12ml/kg,儿童5~6ml/kg。②呼吸频率:成人12~16次/分,儿童20次/分,婴儿30次/分。③每分通气量:成人90~100ml/kg,儿童100~120ml/kg,婴儿120~150ml/kg。④吸气呼气时间比:吸气∶呼气=1∶2。⑤氧浓度:一般从30%开始,根据PaO_2的变化逐渐增加,长时间通气时不大于50%,以防止氧中毒。⑥气道压力:一般在35cmH_2O以下,压力增大不仅引起肺部损伤、气胸的机会增加,而且也会引起回心血量及排出量减少。⑦温度及湿化系统调节:温度一般设置为34~36℃,过低或过高将会加速细菌生长或气道烫伤;每日湿化液需要量为350~500ml,不足将会导致呼吸道分泌物干结,导致肺部感染等。⑧敏感度:分压力触发和流量触发两种。前者一般调至-4~-2cmH_2O或0.1L/s,后者一般较为敏感。

知识链接

潮气量和每分通气量

潮气量是每次吸入或呼出的气体量。静息状态下,成人一般为400~500ml,运动时潮气量将会增大。每分通气量是每分钟进或出肺的气体总量,等于呼吸频率乘潮气量。平静呼吸时,正常成年人呼吸频率为12~16次/分,潮气量500ml,则每分通气量为6~8L。每分通气量随年龄、性别、身材和运动量不同而有差异。为便于比较,一般选择基础条件下测定。

(4)设置报警界限和气道安全阀:不同呼吸机的报警参数不同,参照说明书进行调节。气道压安全阀或压力限制一般设置在维持正压通气峰压上 5～10cmH_2O。

(5)动态观察 0.5～1 小时后依血气结果调整参数。

【护理措施】

1. 严密观察病情变化 呼吸机机械通气治疗的患者应专人护理,除密切观察患者神志、生命体征和治疗反应外,重点观察呼吸情况,包括呼吸频率、幅度、呼吸肌运动、有无呼吸困难、自主呼吸与呼吸机的协调等。定时监测血气分析,并结合患者的临床表现和通气指标判断治疗效果(表 7-3)。

表 7-3 机械通气效果的判断

观察指标	通气好转	通气不足
神志	稳定并逐渐好转	逐渐恶化
血压、脉搏	稳定	波动明显
末梢循环	口唇、肢端温暖、红润	面部潮红或口唇、指端发绀
胸廓起伏	平稳起伏	呼吸困难或不明显
潮气量和分钟潮气量	正常	降低
血气分析	正常	PaO_2↓、pH↓、$PaCO_2$↑
人机协调	协调	出现对抗或不协调

2. 加强气道管理 对气管插管或气管切开的患者,应加强导管护理,及时清除呼吸道分泌物,特别应做好呼吸道湿化,防止痰液干涸,确保气道通畅。

3. 做好生活护理 协助患者定时翻身、拍背,以防止因呼吸道分泌物排出不畅引起阻塞性肺不张和长时间压迫导致压疮。昏迷患者可用凡士林纱布覆盖眼部,每日用抗生素滴眼液 2～3 次,防治眼球干燥或角膜溃疡。加强口腔护理,预防口腔炎症发生。

4. 心理护理 向患者说明呼吸机治疗的目的、配合的方法等。因患者进行机械通气不能进行言语交流,可通过手势、摇头或点头、闭眼或睁眼等方法进行交流。长期应用呼吸机的患者可产生依赖,要教育患者加强自主呼吸的锻炼,争取早日脱机。

5. 及时处理人机对抗 呼吸机与自主呼吸不协调时,可增加呼吸功、加重循环负担和低氧血症,严重时可危及患者生命。

(1)常见原因:①患者因素:治疗早期患者不配合;治疗过程中出现病情变化,使其耗氧量加大或体位改变等均可造成人机对抗。②呼吸机因素:呼吸机同步性能不好、同步功能的触发灵敏度装置故障或管道漏气等也可导致人机对抗。

(2)临床表现:潮气量很不稳定,忽大忽小;呼出气 CO_2 监测,CO_2 波形可出现"箭毒"样切迹,严重时出现"冰山"样改变;不明原因的低压报警、高压报警或气道压力表指针摆动;清醒患者可出现躁动,不耐受。

(3)处理:首先脱开呼吸机(但气道高压的患者慎用),并用简易呼吸器辅助通气;同时检查呼吸机问题及患者气道的阻力。若是呼吸机故障应立即排除;若为患者的原因,应仔细检查有无气道阻塞、气胸等,并注意检查有无全身异常及原因,及时进行处理。如原因去除后仍不协调,可考虑更换气道导管或套管,必要时可遵医嘱采用抑制自主呼吸的药物,以减少呼吸机对抗的危害。

6. 常见并发症与处理

(1)脱管:常发生在气管切开的患者。主要原因有导管固定不紧,患者剧烈咳嗽、躁动不安或呼吸机管道过紧,患者翻身时牵拉引起管道脱落。应严密观察患者的呼吸状态变化,一旦出现呼吸机报警、患者突然发出声音或有窒息征象,应紧急处理,如果重新置管有困难,可行气管插管。

(2)导管堵塞:由于气管分泌物干涸结痂、导管套囊脱落所致。如完全堵塞时患者突然出现窒息,甚至死亡。护理中应加强吸痰、保持呼吸道湿化及套管内管的清洁,始终保持呼吸道通畅,一旦发现气囊脱落,应立即拔管,更换导管。

(3)气管损伤:由于套囊压力大,压迫气管内壁引起局部黏膜缺血坏死,严重时可引起气管壁破裂,甚至侵蚀大血管引起大出血。应注意定时气囊放气(一般每4～6小时放气1次,时间为5～10分钟),气囊一般选用大容量低压气囊。

(4)肺气压伤:由于气道压力过大引起,可引起气胸、间质性肺气肿、纵隔气肿及动静脉空气栓塞等。应避免过高的气道压力,尽量降低气道峰压。一旦发生气胸应立即行胸膜腔闭式引流。

(5)呼吸道感染:患者抵抗力下降,易发生呼吸道感染,因此应注意严格无菌操作,并做好器械、环境的消毒,必要时遵医嘱应用有效抗生素。

(6)通气不足:主要是支气管痉挛和导管扭曲等原因引起的气道不通畅。应密切观察患者胸廓的运动、两侧呼吸音的变化和血气分析的情况,去除引起通气不足的原因,合理调节呼吸机参数。

(7)通气过度:主要是通气量过大、呼吸频率过快和呼吸机参数设置不合理等原因导致。应密切观察病情变化,及时去除引起通气过度的原因,并合理调节呼吸机参数。

(8)肺不张:因气管插管过深至一侧支气管或痰液阻塞支气管所致。应注意调节气管插管位置,并加强呼吸道的护理。

7. 撤机护理

(1)撤机前阶段的心理准备

1)为顺利撤机,护士要鼓励患者自主呼吸,恢复呼吸肌力量,树立自主呼吸的信心。

2)告知患者撤机的条件已具备,让患者做好充分的心理准备。

3)向患者解释撤机的必要,以取得患者的积极配合。

(2)撤机的指征

1)患者神志清楚,安静。

2)患者全身情况好转和稳定。

3)导致呼吸衰竭的原发病因已解除,患者自主呼吸能力强,咳嗽反射良好。

4)呼吸功能明显改善:①自主呼吸频率<25次/分;②自主潮气量>5ml/kg,深吸气量>10ml/kg;③肺活量>10～15ml/kg;④吸入氧浓度<40%;⑤吸气负压≥25cmH_2O;⑥VD/VT<0.6。营养状况评估:患者营养状况良好。

5)血流动力学平稳,心排血量、血容量正常,无心律失常。

6)血气分析:PaO_2>60mmHg,$PaCO_2$<50mmHg,且在一段时间内保持稳定。

(3)撤机方法:根据病因、临床表现不同,可选用不同的撤机方法。

1)呼吸机过渡:可用压力支持脱机、容量支持脱机、同步间歇指令脱机等方法。但一般认为压力支持脱机效果较好,同步间歇指令脱机效果较差。

2)间接撤机:如“T”形管给氧、射流给氧等,注意监测,逐渐延长脱机时间,一般在白天进行。

3)直接撤机:适用于心肺功能好、支持时间短、自主呼吸良好的患者。

(4)撤机困难的原因及处理:对脱机困难的患者,需要较长时间的观察、摸索和调试。大部分患者最终可获得成功,个别患者需要长期呼吸机治疗。

1)原因:临床常见原因有原发病因未得到解除、呼吸功能衰竭、呼吸肌疲劳和心理障碍等。

2)处理:采取及时有效的方法控制或去除原发病因;采用特殊呼吸模式与功能;尽快锻炼呼吸肌力量,防止呼吸肌疲劳与衰竭;对于原有慢性呼吸功能不全者,尽早锻炼腹式呼吸,增强和改善呼吸功能,提高呼吸肌力量;帮助患者树立信心,克服心理障碍。

(5)拔管

1)拔管所需器材准备:氧气、面罩、吸痰装置等。

2)患者准备:①检查患者的生命体征;②向患者做好解释。

3)拔管程序:①彻底吸引口咽部和气管内分泌物;②松解气管内导管固定带;③气管内导管气囊放气;④鼓励患者咳嗽,并同时拔出导管;⑤清洗口腔;⑥予面罩吸氧;⑦严密观察病情变化,床旁备插管器材以备再插管。

(胡大杰)

思考题

1. 说出中心静脉压监测拔管的指征和方法。
2. 为什么不能通过中心静脉测压管或动脉血压测压管输入血管活性药物?
3. 简述心电监护的主要护理措施。
4. 叙述机械通气的主要护理措施和并发症的观察及护理。

第八章 心肺脑复苏

学习目标

1. 掌握心搏骤停的诊断、心肺脑复苏的CAB步骤。
2. 熟悉心搏骤停的原因、类型，熟悉心搏骤停患者复苏不同阶段的抢救重点。
3. 了解心搏骤停复苏时用药的原则和方法。

第一节 心搏骤停的评估

心搏骤停(sudden cardiac arrest，SCA)是指正常或无重大病变的心脏，在严重致病因素的作用下突然停止跳动而不能排出足够的血液，引起全身缺血、缺氧。心搏骤停导致意外性非预期猝死，如及时采取有效的复苏措施，其成活率高达70%～80%，应积极组织抢救。

一、心搏骤停的原因

心搏骤停的原因分为心源性和非心源性两类：

1. 心源性心搏骤停 冠状动脉粥样硬化性心脏病是成人猝死的主要原因。急性病毒性心肌炎和原发性心肌病、先天性心脏病、风湿性心脏病以及危险性心律失常等也常导致心搏骤停。

2. 非心源性心搏骤停 呼吸停止；麻醉、手术意外、心导管检查；电击、雷击和溺水；严重的电解质紊乱与酸碱平衡失调；药物中毒或过敏等。

二、心搏骤停的类型

根据心脏活动情况和心电图表现，心搏骤停可分为三种类型：

1. 心室颤动 简称室颤，是心搏骤停最常见的类型。心室肌发生极不规则、快速而不协调的颤动，心电图表现为QRS波群消失，代之以大小不等、形态各异的室颤波，频率为200～400次/分。

2. 心搏骤停 又称心室静止，心房、心室完全失去电活动能力，心电图显示房、室均无激动波，呈一直线，或偶见P波。

3. 心电-机械分离 心脏有持续的电节律性活动，表现为缓慢、微弱、不规则的无效“收缩”。心电图上间断出现宽而畸形、振幅较低的QRS波群，频率多为20～30次/分。

以上三种类型的心搏骤停其心脏活动和心电图表现各异，但血流动力学结果却相同，即心脏不能有效收缩和排血，血液循环停止。

三、心搏骤停的诊断

心搏骤停是临床死亡的标志，发生突然，多无先兆症状。心搏骤停的主要临床表现有：①意识突然丧失，深昏迷，呼之不应；②大动脉搏动消失；③自主呼吸停止或抽搐样呼吸；④瞳孔散大并固定；⑤心音消失或心电图显示为心室颤动、心电-机械分离、心室停搏；⑥面色苍白或发绀。

意识突然丧失和大动脉搏动消失是心搏骤停最早且最可靠的临床征象。对疑有意识突然丧失的患者应立即以一手轻拍或呼叫患者予以确认，同时另一只手手指触摸颈动脉判断有无搏动。如意识突然丧失和大动脉搏动消失，即可诊断为心搏骤停，应立即实施抢救。

鉴于脉搏的判断有一定难度，可能误判和漏判，目前对普通目击者不再要求判断脉搏，而要求发现有人意识突然丧失和呼吸运动消失，即应立即实施复苏。

第二节 心肺脑复苏

使心搏、呼吸骤停的患者迅速恢复循环、呼吸和脑功能的抢救措施称为心肺脑复苏(cardio-pulmonary cerebral resuscitation，CPCR)。

完整的CPCR包括三个阶段：基础生命支持(basic life support，BLS)、进一步生命支持(advanced life support，ALS)和延续生命支持(prolonged life support，PLS)。在这三个阶段中，最新公布的《2010美国心脏病协会心肺复苏及心血管急救指南》强力推荐快而深的胸部按压、使用自动体外除颤仪(AED)和尽可能将体温降低到32～34℃。

心肺脑复苏的成功率取决于抢救是否及时，措施和手法是否有效、正确。心搏骤停抢救越早，复苏的成功率越高。心搏骤停后3～5秒，患者通常就有头晕、黑矇；5～10秒后，由于脑缺氧而引起晕厥、意识丧失；停搏20～30秒呼吸停止，停搏30～60秒可出现瞳孔散大，60秒后脑细胞出现损害，6分钟后脑细胞几乎全部死亡。如果4分钟之内进行BLS，8分钟内进行心脏除颤，则成功率可达40%。如果得不到及时抢救，4～6分钟后，脑和其他重要器官组织的损害将不可逆转。8分钟内未予复苏，几乎无生存可能。

一、基础生命支持

在心搏骤停患者的发病现场进行的徒手心肺脑复苏技术，是CPCR中的第一阶段，即BLS。因此BLS又称初期复苏处理或现场急救。BLS主要目标是：①迅速准确地判断心搏骤停；②立即实施复苏，以从体外支持患者的心泵循环和通气；③通过BLS，至少能维持人体重要脏器基本血氧供应，直至建立高级生命救护或恢复自主心跳、呼吸活动，为后续治疗赢得时间。BLS主要任务是心肺复苏(cardio-pulmonary resuscitation，CPR)。

BLS包括三个步骤：开放气道(A：airway)、人工呼吸(B：breating)和重建循环(C：circulation)，常被称为ABC三步骤。但《2010美国心脏病协会心肺复苏及心血管急救指南》更推荐CAB三步骤，其理由是成人心搏骤停者，80%以上是心源性的，且多数是心室颤动(VF)或无脉性室性心动过速(VT)，此时基础生命支持的关键操作是胸外按压和早期除颤。按压时循环血量低，不足正常的1/4，此时对通气的要求是降低的。同时在抢救原发性室颤患者时，胸外按压和电击除颤比人工通气更紧迫。ABC程序中，当施救者开放气道、进行口对口人工呼吸、寻找防护装置、装配通气设备的过程中，往往延误了胸外按压。胸外按压简单、易行、易学易会，能尽早尽快改善脑缺血缺氧，CAB 程序可以尽快开始胸外按压，可能会鼓励更多目击者帮助实施 CPR，使更多心搏骤停者获救。

实施 CPR 前，救护者应迅速判断是否为心脏停搏。成人触摸颈动脉，儿童可检查股动脉，婴儿触之肱动脉或股动脉，检查脉搏应在 10 秒内完成，越快越好。一旦确诊，即将患者的头、肩、躯干作为一个整体翻转成仰卧位，双臂置于躯干两侧。如患者在软床上，应在其身下垫硬木板，或视情况在平地进行复苏。同时紧急呼救，呼喊附近的人参与急救，或帮助拨打当地的急救电话启动 EMSS。

(一) C——建立循环

建立循环是用胸外心脏按压的方法促使心脏被动泵血，保证重要脏器尤其是心脑的血液供应，避免或减轻大脑损害。

1. 按压部位　按压胸骨下段或两乳头连线的中点（图 8-1），确定患者无意识、无咳嗽、无呼吸运动、无脉搏，应立即开始胸外按压。

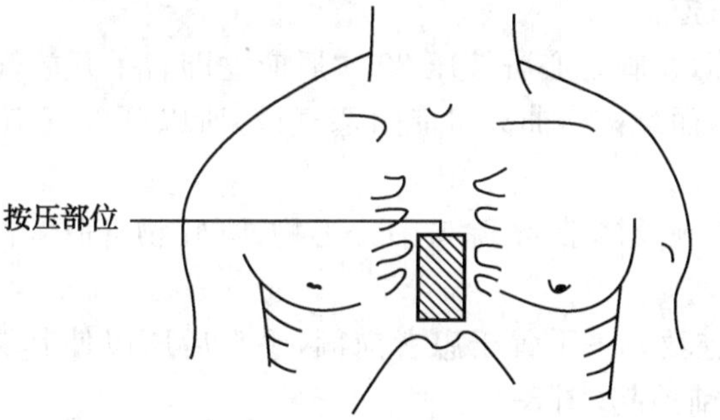

图 8-1　胸外按压的按压部位

2. 按压方法　右手掌重叠于左手掌背上，将右手的手指交错插入左手手指间，使两手手指上抬脱离胸壁，以左手掌根部置于按压部位，两肘伸直，以髋部为支点，用肩部力量垂直下压胸骨，然后放松，掌根不离开胸壁（图 8-2）。

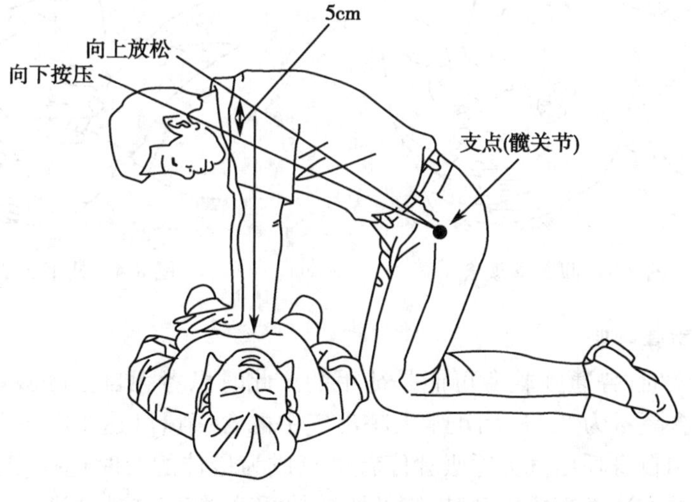

图 8-2　胸外心脏按压

3. 按压速率 成人至少100次/分。儿童速率相同。

4. 按压幅度 成人至少5cm。婴儿和儿童的按压幅度至少为胸部前后径的1/3(儿童大约为5cm,婴儿大约为4cm)。

5. 按压和放松时间 按压和放松所需时间相等,要保证每次按压后胸部回弹到正常位置。

6. 按压时,注意部位要准确,要快速、用力按压。心肺复苏过程中,正确有效的胸外按压尤其重要,通过正确按压可以保证重要脏器的血液供应,特别是大脑的供氧,同时也能达到人工呼吸的效果。

7. 按压与呼吸的比例 不管哪一个年龄阶段的患者(新生儿除外),不管是单人法还是双人法抢救,按压与呼吸的比例均为30∶2。一旦建立了高级人工气道,急救人员不再需要胸外心脏按压与人工通气交替实施,即30∶2比例不复存在。取而代之,以连续至少100次/分的速率进行心脏按压,尽可能减少胸外按压的中断,同时以10次/分的频率持续人工通气,按压/通气不再交替进行。

(二) A——开放气道

单人徒手心肺复苏,在胸外心脏按压30次后应立即着手开放气道。意识丧失的患者舌根后坠、声门趋于关闭,而颈椎弯曲亦可能阻塞气道,所以开放气道以保持呼吸通畅是复苏的重要前提。

首先松解患者的衣领及裤带,清除口中分泌物、呕吐物、固体异物、义齿等,然后按照以下手法打开气道:

1. 仰面举颏法 施救者一手置于患者前额,手掌后压以使其头后仰,另一手的手指放在颏部下方,将颏部向前抬起(图8-3)。

2. 托下颌法 疑有颈部损伤者则常用托下颌法,以避免脊髓损伤。施救者用两手同时将患者左右下颌角托起,将下颌骨前移,使其头后仰(图8-4)。

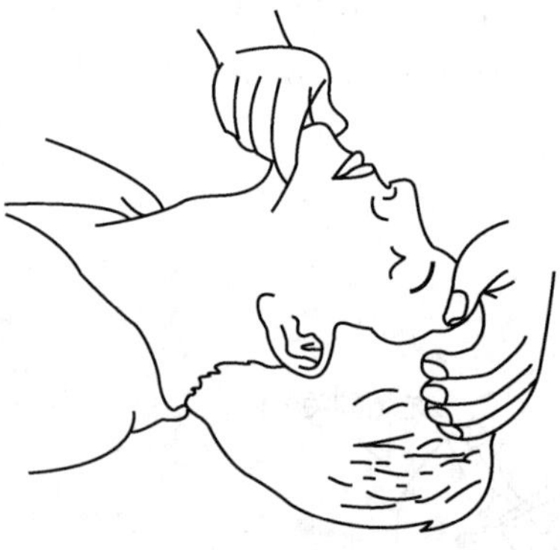

图8-3 仰面举颏法

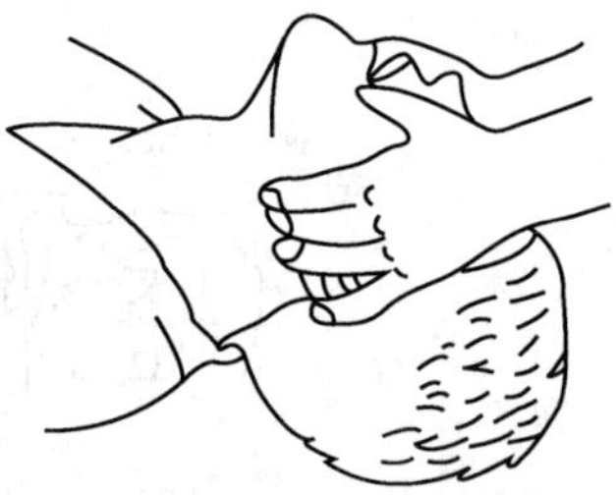

图8-4 托下颌法

(三) B——重建呼吸

院外现场急救时,普通施救者可能是徒手的。此时患者无自主呼吸,现场又无供氧装置。空气中正常含氧量为21%,而正常人呼出气中的含氧量可达16%～18%,在这特殊的情况下施救者利用自身呼出气为呼吸骤停者供氧成为最佳的及时选择,此即人工呼吸。人工呼吸是用人工的方法供氧并推动肺、膈及胸廓的活动,使气体被动进出肺,排出二氧化碳,维持一定的氧分压。

1. 口对口呼吸　这是最常用的人工呼吸方法。具体步骤是：①一手掌根部按于患者前额并用拇指与示指捏闭患者的鼻孔，另一手将颏部向前抬起；②术者吸气，双唇紧贴患者的口部，然后吹气，使胸廓扩张；③吹气毕，术者稍抬头部并侧转换气，同时松开捏鼻的手，让患者胸廓依其弹性而回缩（图 8-5）。

上述步骤与胸外心脏按压交替进行，胸外心脏按压与人工呼吸之比为 30∶2。单次吹气量为 700～1000ml，每次吹气应持续 1 秒以上，吹气频率为 8～10 次/分。

2. 口对鼻及口对口鼻呼吸　适用于口周外伤或牙关紧闭、张口呼吸困难者，用口对鼻呼吸。吹气时要使上下唇合拢，呼气时放开。抢救婴幼儿可用口对口鼻呼吸。

3. 通气管（“S”形通气管）的应用　将急救口咽管从患者“口咽部”沿舌背从口腔插入，腭部（连接部）压紧口唇，使其不漏气。术者捏闭患者鼻孔，吸气后经管的另一端（施救者口咽部）将气吹入。

实施人工呼吸应注意：①每次人工吹气的时间应超过 1 秒钟；②人工呼吸时不可太快或太过用力；③每次通气量不要过大，通气量只要产生明显的胸廓起伏即可；④面罩要与患者皮肤密封良好，以保障有效通气；⑤有效气道建立之前，无论单人与双人 CPR，均为每按压胸部 30 次后，通气 2 次，即按压与通气之比是 30∶2；⑥有脉搏无呼吸者，通气频率为 10～12 次/分，每 5 秒钟通气一次。

在 CPR 中，《2010 美国心脏病协会心肺复苏及心血管急救指南》更推荐团队分工合作的复苏方法。①双人 CPR 时，如果已建立人工气道，则不必考虑通气和胸外按压之间的同步、协调，1 人行连续胸外心脏按压，1 人以 8～10 次/分频率给予通气，每 2 分钟交换 1 次按压职责。②3 人 CPR 时，1 人胸外按压，1 人拿自动除颤仪并求援，1 人开放气道并进行通气。③4 人 CPR 时，1 人启动急救系统，1 人胸外按压，1 人准备好自动除颤仪，1 人开放气道并进行通气。为保证胸外按压的持续和有效，每 2 分钟应及时交换胸外按压施术者，交换时尽可能减少按压的中断，中断时间控制在 10 秒内。

专业人员在院外实施现场急救时，可使用简易呼吸器供氧（图 8-6）。在院内则可使用简易呼吸器或呼吸机辅助呼吸。

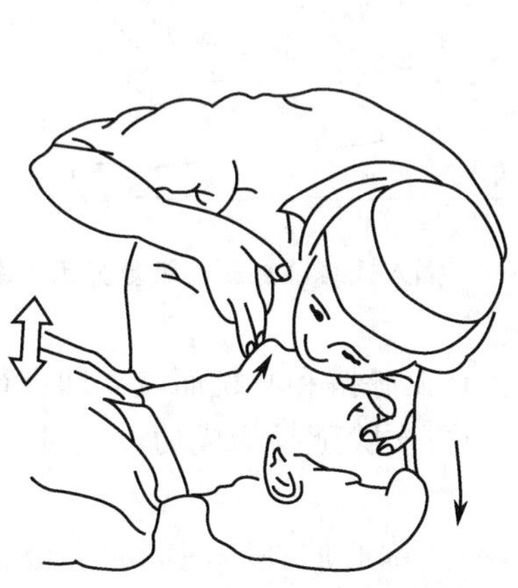

图 8-5　口对口呼吸

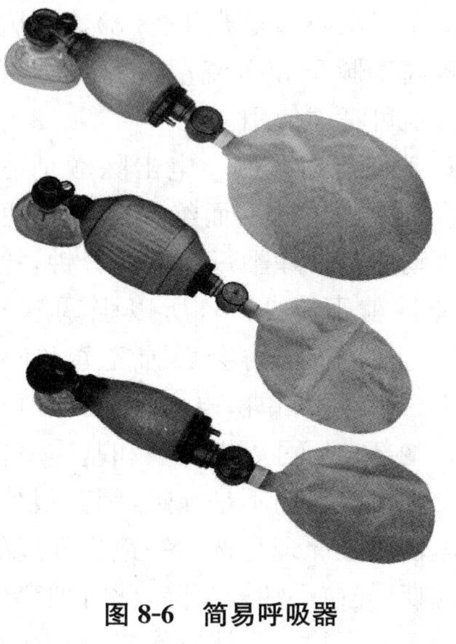

图 8-6　简易呼吸器

简易呼吸器由一个呼吸囊、呼吸活瓣、衔接管和面罩组成。挤压呼吸囊通气，每次可压入500～1000ml空气，起到辅助呼吸的作用。抢救者应位于患者头部的后方（头位侧），将头部向后仰，并托牢下颌使其朝上，使气道保持通畅；用"CE"手法将面罩扣住口鼻，即用拇指和示指呈C形紧紧按住面罩，其他的手指则呈E形紧按住下颌；另外一只手挤压呼吸囊，将气体送入肺中，规律性地挤压呼吸囊，提供足够的吸气/呼气时间（成人：10～12次/分，儿童：12～20次/分）。使用简易呼吸器时，抢救者应注意是否有如下情形以确认患者处于正常的换气：①注视患者胸部有无起伏；②经由面罩透明部分观察患者嘴唇与面部颜色的变化；③经由透明盖，观察单向阀是否运行正常；④在呼气当中，观察面罩内是否呈雾气状。

CPR期间应密切观察患者的病情变化，有下列表现提示复苏有效：神志转清醒、停止胸外心脏按压时仍可摸到大动脉搏动、肱动脉收缩压≥60mmHg、面色由发绀转为红润、瞳孔由大变小等。

二、进一步生命支持

ALS是BLS的继续，是应用药物、器械设备及复苏技术和知识，以争取较佳疗效的阶段。有条件时ALS与BLS应同时进行，其中包括呼吸循环支持、心电监护、电除颤及复苏药物的应用。

1. 明确病因 要迅速进行心电监护和必要的血流动力学监测，尽快明确引起心脏停搏的原因，并采取相应的治疗措施。

2. 呼吸支持 酌情选择口咽气道、鼻咽气道、气管内插管、环甲膜穿刺或气管切开术，及时建立人工气道和呼吸支持。通畅呼吸道，增加有效通气、缓解缺氧。简易呼吸器呼吸囊后面空气入口处有单向活门，其侧方有氧气入口，氧流量10～15L/min，可使吸入氧浓度增至75%以上。使用气管内插管及呼吸机，呼吸支持效果更佳。

3. 循环支持 为增加心脏的血液循环，提高复苏的成功率，也可考虑用插入式腹部加压心肺复苏（图8-7），或用Ambu心脏泵进行主动加压减压心肺复苏（图8-8）。开胸心脏按压能提高动脉压和血流量，提高长期存活率，必要时也可考虑使用。

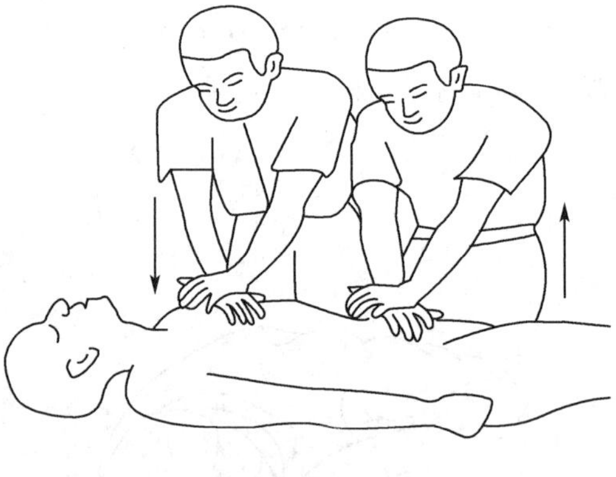

图8-7 插入式腹部加压心肺复苏示意图

4. 心脏电击除颤 电击除颤是终止心室颤动最有效的方法。而绝大部分心搏骤停是心室颤动所致。除颤每延迟1分钟，抢救成功的可能性就下降10%，所以强调越早越好。《2010美国心脏病协会心肺复苏及心血管急救指南》推荐进行单次电击，不必在电击后立即检查患者有无脉搏和心跳而应立即进行心肺复苏。胸部按压可以提高氧和基质酶作用物转到心肌，使再次除颤易于成功。但对于儿童，更需要呼吸支持而不是除颤，因其很少发生心室纤颤。

电击除颤原理是选用一适当强度的电流通过心脏，使全部心肌在瞬间同时去极化而处于不应期，异位心律被消除，此时如窦房结能恢复其心脏起搏点的作用并且冲动下传，即可恢复为窦性心律。具体操作步骤是：①确认室颤，打开除颤仪开关（能量选择：单相360J、双

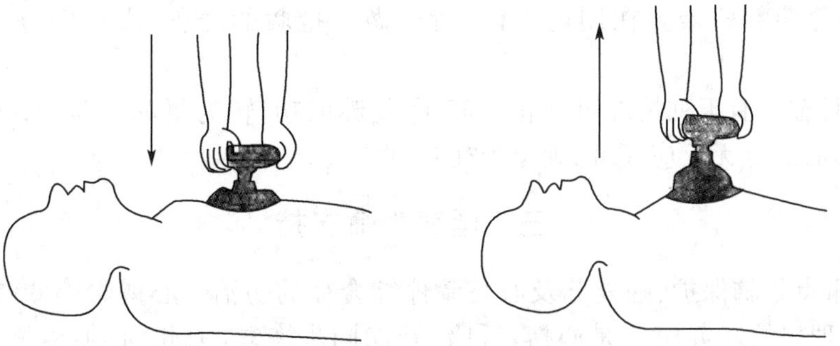

图 8-8 主动加压减压心肺复苏示意图

相 200J)，选择非同步按钮。②两电极板均匀涂以导电糊或垫以生理盐水纱布。③解开患者衣物，暴露电极板放置部位；④按所需能量充电。⑤电极板紧贴胸壁，分别位于胸骨右缘第 2、3 肋间及左乳头外侧腋前线胸壁相当于心尖区；或一极放在胸骨左缘第 3 肋间或心尖部，另一极放于左肩胛骨下区。⑥检查术者及他人确无与患者身体接触后开始放电除颤。⑦1 次电击除颤后立即胸外按压，开始行 5 组 CPR(约 2 分钟)，再检查脉搏和心律，仍为室颤可再行电击。

5. 药物治疗 药物治疗是 ALS 中极为重要的一个环节。在复苏时用药的主要目的是：①增加心脑等重要脏器的血液灌注量；②提高室颤阈或心室张力。

(1)常用药物：①肾上腺素：为救治心搏骤停的首选药物，肾上腺素通过 α 受体兴奋作用使外周血管收缩，提高主动脉舒张压，增加冠状动脉灌注和心脑血流量；通过 β 受体兴奋作用增加心肌收缩力，增快心率，增加心排血量；还可使室颤波由细变粗而容易被除颤。一般主张 1mg 静脉注射，每 3～5 分钟 1 次阶梯加量，根据监测因人而异，自主心跳恢复后减量。应避免与碳酸氢钠、氯化钙在同一条静脉通路应用。②利多卡因：是治疗和预防心室颤动的首选药物，可降低缺血心肌由折返激动所引起的室性心律失常；尤其在没有电击除颤条件时，是除颤的主要方法；每次 50～100mg，静脉注射，必要时可重复。③胺碘酮：适用于室颤(VF)和室速(VT)引起的心搏骤停，VF 者 300mg，VT 者 150mg 静脉推注；然后以 1mg/min 静脉维持 6 小时，最大应用剂量 1 天不超过 2g。④阿托品：现有证据表明，在无脉性心电活动或心搏停止期间常规性使用阿托品对治疗并无好处，因此不再建议在治疗无脉性心电活动/心搏停止时常规性使用阿托品，并已将其从高级生命支持的心脏骤停流程中去掉。⑤碳酸氢钠：目前认为心搏骤停早期酸中毒的原因是低血流量和组织二氧化碳滞留，此时通过改善通气就可纠正，因此在心肺复苏最初的 15～20 分钟内应慎用碳酸氢钠，一般在心搏骤停超过 15 分钟，动脉血 pH 小于 7.2 时方考虑适量应用。

(2)给药途径：静脉给药为首选途径。最好是经肘静脉插管到中心静脉。其次可选用气管给药，常用药物如肾上腺素、利多卡因、阿托品、纳洛酮、地西泮等，但需用较大剂量，一般为静脉给药的 2～3 倍，用 10ml 以上的生理盐水或蒸馏水稀释后，以一稍长细管自气管导管远端推注，并接正压通气，以便药物弥散到两侧支气管。近年研究发现骨内注射(IO)在院前和儿童患者急救中有着非常广阔的应用前景。

(3)用药监护：要密切观察用药反应和副作用。肾上腺素常有心悸、头痛等副作用，复苏成功后应立即控制使用，用量过大可引起血压突然上升甚至脑出血。利多卡因用量过大可引起房室传导阻滞、心肌抑制、心律失常加重及中枢神经系统反应。一旦发生中毒症状，应立即停药并输液。在用药之前，就应做好抢救的准备，发现问题立即做相应的处理。

6. 终止复苏 有下列情况可终止复苏：①复苏成功，转为复苏后监护；②经 30 分钟的 BLS 和 ALS，心肌毫无反应；③已确定为“脑死亡”。

三、延续生命支持

PLS 的重点是脑保护、脑复苏及心脏骤停综合征的防治。心搏骤停 60 秒后脑细胞即出现损害，而理想的复苏应该是心搏、呼吸、智能同步恢复，为此，必须尽早实施有效的脑复苏。

（一）脑复苏

脑复苏应关注四个环节：①促进脑循环再流通；②加强氧和能量供给；③降低脑细胞代谢率；④纠正脑水肿，降低颅内压。

1. 维持血压 循环停止后，脑血流自主调节功能丧失而依赖脑灌注压，故应维持血压于正常或稍高水平，以恢复脑循环。同时应防止血压过高而加重脑水肿。

2. 呼吸管理 脑缺氧是脑水肿的重要根源，又是阻碍呼吸的重要因素，因此应及早加压给氧，适时进行气管插管及机械辅助呼吸。

3. 亚低温治疗 亚低温对于防止脑水肿、降低颅内压、恢复中枢神经细胞功能非常重要，能显著降低大脑受损害的几率。降温开始的时间越早越好。体温可降至 32～34℃水平并持续 12～24 小时，脑组织温度可降至 28℃，对患者的恢复有益。降温至皮质功能开始恢复，停止降温应让体温自动缓慢上升。

4. 脑复苏药物的应用

（1）冬眠药物：可消除低温引起的寒战、解除血管痉挛、改善血流灌注、辅助物理降温。常选用冬眠 1 号（哌替啶 100mg、异丙嗪 50mg、氯丙嗪 50mg）等。

（2）脱水剂：在降温和维持血压的基础上，及早应用脱水剂以减轻脑水肿。常用 20%甘露醇、50%葡萄糖、呋塞米等。

（3）激素：首选地塞米松。可降低颅内压、改善脑循环、稳定溶酶体膜、防止细胞自溶和死亡。

（4）其他：可选用促进脑细胞代谢的药物、巴比妥类药物、钙离子通道阻滞剂、氧自由基清除剂和铁离子螯合剂等。

5. 氧治疗 近期研究表明恢复自主循环后组织内氧过多会产生有害影响。因此《2010 美国心脏病协会心肺复苏及心血管急救指南》建议在恢复自主循环后，监测动脉血氧饱和度。应该逐步调整给氧到能保证氧饱和度≥94%的最低吸入氧浓度，应尽可能将氧合血红蛋白饱和度保持在 94%～99%之间，饱和度为 100%时通常可以取消给氧。

知识链接

研究发现，于发病后 24 小时内开始高压氧（hyperbaric oxygen，HBO）治疗的患者，其疗效明显优于发病 24 小时以后接受治疗的患者，故高压氧治疗开始越早，效果越好。对于重症患者也不应轻易放弃治疗，可试用长疗程 HBO 治疗，可使一些去皮质状态患者获得生机。HBO 应用于复苏，特别是 CPR 后脑复苏是其他方法不可替代的，HBO 治疗能显著提高复苏成功率。

脑功能恢复的指标是：①心搏恢复后，20 分钟内有自主呼吸；②出现听觉反应，意识逐渐清醒；③瞳孔对光反射、角膜反射、吞咽及咳嗽反射恢复；④有肢体活动及痛觉反应。

知识链接

加强的心脏骤停后治疗

2010 指南在生存链中新增"心脏骤停后治疗"部分，强调复苏后治疗的重要性，目的是提高在恢复自主循环后收入院的心脏骤停患者的存活率。自主循环恢复仅仅是心肺复苏完全康复的第一步，心肌损害、低心排出量综合征、低灌注、脑损伤、全身缺血再灌注的损伤等，可能引起一系列的心脏骤停综合征。心脏骤停综合征的影响因素有两个，一是心脏骤停的持续时间，时间越长，综合征越严重；二是心肺复苏的质量。心脏骤停后主要通过对患者实施集中多学科的优化干预进行治疗，综合治疗可以恢复正常或基本正常的功能状态，提高心脏骤停自主循环恢复(ROSC)率和出院存活率，包括低温、脑电监测、癫痫控制、经皮冠状动脉介入术(PCI)、控制血糖、避免氧过剩(饱和度>94%就要谨慎给氧)和过度通气等。

(二) 其他治疗

包括：①心搏恢复后，酌情使用血管活性药物及强心药物，注意调整输液速度，维持循环功能；②加强呼吸管理，根据血液监测进行有效的人工通气，注意防止肺部并发症；③纠正酸中毒及电解质紊乱；④控制血糖，血糖应＜8mmol/L，若＞10mmol/L 即应控制，但应避免低血糖；⑤监测尿量及生化改变，防止肾衰竭；⑥加强护理，注意对症及支持疗法，积极治疗原发病。

(三) 复苏后的监测

护士应熟练进行各项抢救治疗的配合、药品器械的供应，同时应密切观察患者病情的变化。尤其在复苏成功后病情尚未稳定时，更需严密监测、妥善护理，不得疏忽，以免呼吸、心搏再度停止。

复苏后监测与护理按一级监护执行，具体措施详见第五章 ICU 的管理与护理。

(刘庆国)

思考题

1. 你是护士，某日郊游。路遇一老年人突然手捂左胸前倒地，呼之不应。请问面对此突发情况该怎么办?

2. 某男，38 岁，因急性重症胰腺炎入住 ICU，当班护士发现心电监护显示 T 波高尖，随后心室静止，请问该护士应立即采取哪些措施?

第九章　休克患者的护理

学习目标

1. 掌握休克的概念、护理评估及护理措施。
2. 熟悉休克的病因、分类、护理诊断及医护合作性问题。
3. 了解休克的病理生理、护理目标、护理评价。

休克（shock）是机体在各种致病因素侵袭下，引起有效循环血容量骤减、组织灌注不足而致的以微循环障碍、细胞代谢紊乱和脏器功能受损为共同特点的病理性症候群，是严重的全身性应激反应。现代观点认为，休克是一个序贯性事件，是从亚临床阶段的组织灌注不足向多器官功能障碍综合征发展的病理过程。休克是常见的危重病症，起病急，进展快，如果未能及时发现及治疗，可导致多器官功能障碍综合征（multiple organ dysfunction syndrome，MODS）或多器官功能衰竭（multiple organ failure，MOF），甚至引起死亡。因此，护士应密切观察患者的病情变化，配合医师进行积极抢救，去除病因，迅速恢复有效循环血量，纠正微循环障碍，恢复细胞的正常代谢，维护重要脏器功能。

知识链接

有效循环血量是指单位时间内通过心血管系统进行循环的血量（不包括贮存于肝、脾的淋巴血窦中或停留于毛细血管中的血量），约占全身总血容量的80%~90%。它依赖于充足的血容量、有效的心搏出量和完善的周围血管张力三个因素；其中任何一个因素的改变，超出人体的代偿限度，即可导致有效循环血量急剧减少，造成全身组织、器官血液灌注不足而发生休克。

第一节　概　　述

【病因】

休克是由一种或两种以上的致病因素引起的，临床常见的有下列几种：

1. 血容量不足　如大量失血、失液、失血浆等。

2. 心脏疾病　如急性心肌梗死、快速性心律失常等引起心排出量急剧减少所致。

3. 强烈的神经刺激　如麻醉意外、剧痛、脊髓损伤等。

4. 感染 由于微生物感染所致,如中毒性肺炎、流行性出血热、急性梗阻性化脓性胆管炎等。

5. 过敏 由于某些药物或生物制品等引起过敏反应,使血管扩张、血管通透性增加所致,如青霉素过敏性休克等。

6. 其他 如脑垂体前叶功能低下、嗜铬细胞瘤、黏液性水肿等内分泌疾病。另外,如主动脉夹层动脉瘤、肺动脉栓塞、心包填塞及腔静脉梗阻等血流受阻疾病。

【分类】

休克的分类方法较多,主要根据病因、血流动力学和血容量分布的变化有不同的分类。

(一) 按病因分类

1. 低血容量性休克(oliguric hypovolemic shock) 是因血容量锐减,回心血量不足,导致心排出量和血压降低,外周阻力增高。常见于:

(1)急性大量出血:由上消化道出血、肝脾破裂、异位妊娠破裂及动脉瘤破裂等引起,临床上称为失血性休克。

(2)大量血浆丧失:主要由大面积烧伤、烫伤及化学烧伤引起大量血浆样体液丧失所致,亦称烧伤休克。

(3)脱水:由于急性肠梗阻、严重吐泻、中暑引起大量体液丢失。

(4)严重创伤:由于挤压伤、大手术、骨折引起,常称为创伤性休克。此种休克主要原因除出血外,组织损伤后大量体液渗出,分解毒素的释放以及细菌污染、神经因素等均是发病的因素。

2. 心源性休克(cardiogenic shock) 是指因心肌受损致心排出量降低,不能满足组织器官的血液供应而发生的休克。常见于:

(1)心肌收缩力降低:最常见于急性心肌炎、大面积心肌梗死及各种心肌病终末期。

(2)心脏射血功能障碍:如严重主动脉瓣或肺动脉瓣狭窄、乳头肌或腱索断裂、瓣膜穿孔等。

(3)心室充盈障碍:如主动脉夹层动脉瘤、快速性心律失常、急性心包填塞等。

3. 神经源性休克(neurogenic shock) 是因强烈的神经刺激引发血管活性物质释放,调节血管张力的功能障碍,周围血管急剧扩张,外周阻力锐减,有效循环量相对不足所致。常见于严重精神创伤(如惊吓)、剧烈疼痛、脊髓损伤、高位腰麻、牵拉激惹迷走神经等情况。

4. 过敏性休克(allergic shock) 是由于抗原进入被致敏的机体与抗体结合发生Ⅰ型变态反应,组胺等血管活性物质释出,使周围小动脉及毛细血管扩张,通透性增加,血浆外渗,循环血量迅速减少而致休克。常见抗原:某些药物、异体蛋白等。

5. 感染性休克(septic shock) 是因细菌、真菌、病毒和立克次体的严重感染引起。尤其是革兰阴性杆菌感染所致休克,起着重要作用的是细菌内毒素,故又称中毒性休克或内毒素性休克。

(二) 按血流动力学特点分类

1. 低排高阻型休克 又称低动力型休克(hypodynamic shock),血流动力学特点是心排出量降低,周围血管收缩,外周阻力增高。由于皮肤血管收缩,血流量减少,皮温降低,故也称为冷休克。临床上本型休克最常见,如低血容量性、心源性、创伤性和大部分感染性休克均属此类。

2. 高排低阻型休克 又称高动力型休克(hyperdynamic shock),血流动力学特点是心排出量增加，周围血管扩张，外周阻力降低。由于皮肤血管扩张，血流量增加，皮温升高，故也称为暖休克。常见于革兰阳性球菌感染性休克。

（三）按病理生理学分类

是1975年由Weil等人提出的一种休克早期分类法。

1. 低血容量性休克 基本机制为循环血量减少。内源性因素可由过敏和一些内分泌疾病等引起血管通透性增加，容量血管外渗所致。外源性因素包括失血、创伤或感染所致的血容量丢失，呕吐、腹泻、脱水、利尿等造成的水、电解质丧失。

2. 心源性休克 基本机制为泵功能衰竭。主要病因包括心肌梗死、心力衰竭、心律失常、急性二尖瓣关闭不全、室间隔破裂等。

3. 分布性休克 基本机制为血管收缩舒张调节功能异常。一部分表现为体循环阻力正常或增高，主因容量血管扩张、循环血量不足所致。常见原因有麻醉药物过量或脊髓休克、神经节阻断等神经损害。另一部分主要表现为体循环阻力降低，导致血液重新分布，主要是感染因素所致，即感染性休克。

4. 梗阻性休克 基本机制为血流的主要通道受阻。如主动脉夹层动脉瘤、肺动脉栓塞、心包填塞及腔静脉梗阻等。

【病理生理】

不论休克的始因如何，共同病理生理基础是有效循环血量锐减和组织灌注不足，以及由此导致的微循环障碍、代谢的改变、内脏器官继发性损害等。

（一）微循环障碍

根据其病理生理进展特点分为三期（图9-1）。

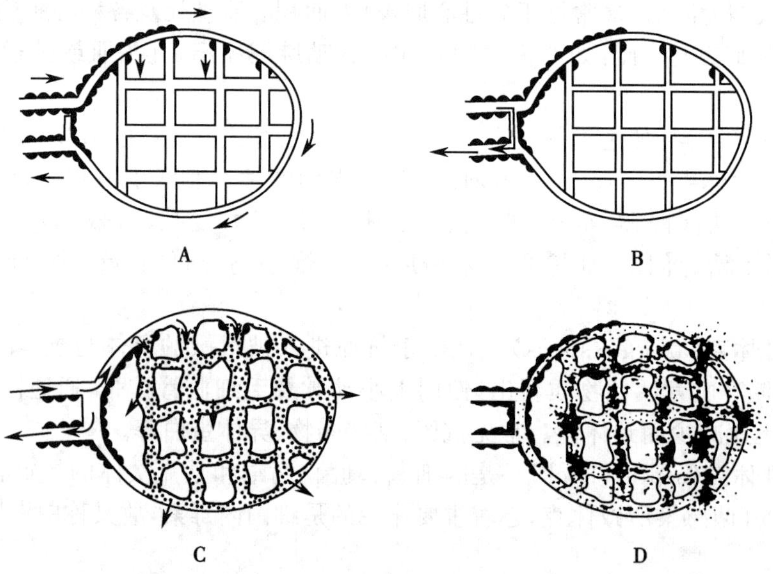

图9-1 休克微循环变化示意图

A. 正常微循环；B. 微循环收缩期；C. 微循环扩张期；D. 微循环衰竭期

1. 微循环收缩期（或微循环缺血缺氧期） 当有效循环血量锐减时，血压下降、组织灌注不足和细胞缺氧，刺激主动脉弓和颈动脉窦压力感受器引起血管舒缩中枢加压反射，交感神经-肾上腺轴兴奋，大量儿茶酚胺释放和肾素-血管紧张素分泌增加等，使心跳加快、心排出量增加，维持循环血量的相对稳定；同时选择性地收缩周围、内脏小血管和微血管平滑肌，使循环血量重新分布，优先保证心脑等重要器官的血液供应及生理功能。由于毛细血管前括约肌强烈收缩，动静脉短路和直接通道开放，增加了回心血量；随着真毛细血管网内血流减少，压力降低，血管外液进入血管，一定程度上补充了循环血量，故此期处于休克代偿期。

2. 微循环扩张期（或微循环淤血缺氧期） 当休克继续发展，流经毛细血管的血流继续减少，组织严重缺氧，无氧代谢增加，大量酸性代谢产物积聚，组胺等血管活性物质释放，毛细血管前括约肌松弛，毛细血管广泛扩张，而后括约肌因对酸中毒耐受力较强，仍处于收缩状态，导致大量血液淤滞于毛细血管，毛细血管内静水压升高，通透性增加，血浆外渗到第三间隙，致使血液浓缩，血黏稠度增加，回心血量进一步减少，血压下降，重要器官灌注不足，休克进入抑制期。

3. 微循环衰竭期（或弥散性血管内凝血期） 由于微循环内血液浓缩、黏稠度增加和酸性环境中血液的高凝状态，使红细胞与血小板易发生凝集，在血管内形成微血栓，甚至发生弥散性血管内凝血（disseminated intravascular coagulation，DIC）。随着各种凝血因子的消耗，激活纤维蛋白溶解系统，出现严重出血倾向。由于组织缺少血液灌注，细胞缺氧更加严重，加之酸性代谢产物和内毒素的作用，使细胞内溶酶体膜破裂，释放多种水解酶，造成组织细胞自溶、死亡，引起广泛的组织损害甚至多脏器功能受损，休克进入失代偿期。

（二）内脏器官的继发性损害

毒性代谢产物及毁坏性酶类物质的释放，可使组织细胞损伤进一步加重，导致脏器功能障碍，甚至衰竭。如果两个或两个以上的重要器官或系统同时或序贯发生功能障碍或衰竭，即 MODS 或 MODF，是休克患者死亡的主要因素。

1. 肾 正常生理状况下，80%的肾脏血流供应肾皮质的肾单位。休克时随着儿茶酚胺、抗利尿激素、醛固酮分泌增加，致使肾血管收缩，肾血流量减少，肾小球滤过率降低，水、钠潴留，尿量减少。此时，肾内血流重新分布，主要转向髓质，结果使肾皮质血流锐减，肾小管上皮细胞大量坏死，引发急性肾衰竭（acute renal failure，ARF），又称休克肾（shock kidney）。

2. 肺 低灌注和缺氧可损伤肺毛细血管的内皮细胞和肺泡上皮细胞。内皮细胞损伤可致血管壁通透性增加而造成肺间质水肿；肺泡上皮细胞受损影响了表面活性物质的生成，使肺泡表面张力升高，继发肺泡萎陷并出现局限性肺不张。进而出现氧弥散障碍，通气/血流比例失调，患者表现为进行性呼吸困难和缺氧，称为休克肺（shock lung），属于急性呼吸窘迫综合征（acute respiratory distress syndrome，ARDS）。

3. 心 除了心源性休克伴有原发性心功能障碍以外，在其他类型休克的早期，心泵功能一般不受显著影响。但随着休克的发展，动脉血压进行性降低，使冠状动脉血流量减少，心肌缺血、缺氧，加上其他因素的影响，心泵功能发生障碍，可能发生急性心力衰竭。

4. 脑 休克早期，除了因应激引起烦躁和兴奋等表现外，没有明显的脑功能障碍表现。当血压降到 60mmHg 以下或脑循环出现 DIC 时，脑组织明显缺血、缺氧，患者因脑灌注不足而出现神志淡漠、意识模糊，甚至昏迷。脑缺氧可引起脑水肿、颅内高压和脑疝，使脑功能障碍加重。

5. 肝、胃肠 肝脏持续缺血、淤血引起肝功能障碍，导致内毒素血症，转化乳酸能力下降，加重酸中毒，促使休克的恶化。持续的胃肠道缺血导致严重的消化道功能紊乱，肠道细菌大量繁殖，肠道屏障功能严重削弱，大量内毒素入血，进一步加重休克；即使休克得到纠正，生命体征稳定后，胃肠道缺血仍将持续一段时间。

多器官功能障碍综合征是休克晚期的严重合并症，是重症休克的主要死亡原因，一旦出现多器官功能障碍综合征，则治疗比较困难，存活率更低。

第二节 休克患者的护理

【护理评估】

（一）健康史

1. 了解有无引起休克的致病因素 如大量出血和体液丧失；严重感染；过敏性疾病等。

2. 了解休克发生的时间、程度、经过、伴随症状以及发病后的救治情况。

（二）身体状况

1. 评估休克的临床分期和程度 休克的临床表现随着病情的变化而改变，根据临床表现对休克的临床分期和程度进行正确的评估（表 9-1）。

（1）休克代偿期：表现为：①神志清楚，兴奋或烦躁不安；②面色苍白、皮肤湿冷，口唇或四肢末梢轻度发绀；③脉速，血压正常，脉压减小；④呼吸深而快；⑤尿量正常或减小。此期若能及时发现，积极救治，休克可较快纠正；否则，病情继续发展，进入失代偿期。

（2）休克失代偿期（或休克抑制期）：表现为：①神志淡漠、反应迟钝、神志不清甚至昏迷；②全身皮肤、黏膜发绀，四肢厥冷，出冷汗，甚至体温不升；③脉细弱，血压进行性降低或测不到；④呼吸微弱或不规则；⑤尿量减少或无尿；⑥代谢性酸中毒。如出现皮肤、黏膜淤斑或呕血、便血等，提示病情已进展到弥散性血管内凝血阶段。如出现进行性呼吸困难和严重低氧血症，警惕并发急性呼吸窘迫综合征。

表 9-1 休克临床表现和分期、程度

分期	程度	神志	皮肤黏膜	脉搏	血压	体表血管	尿量	失血、失液量估计
休克代偿期	轻度	清醒、紧张或痛苦	正常或苍白，发凉	<100 次/分，较有力	收缩压正常或稍高，舒张压升高，脉压缩小<30mmHg	正常	正常或略减	<800ml
休克失代偿期	中度	烦躁不安或表情淡漠	苍白或发绀，冰凉	100～120 次/分	收缩压 70～90mmHg，脉压更小	毛细血管充盈迟缓	尿少	800～1600ml
	重度	反应迟钝、神志不清，甚至昏迷	显著苍白，青紫或花斑，甚至淤斑，厥冷	快、弱或不清	收缩压<60mmHg 或测不到	毛细血管充盈显著迟缓	尿少或无尿	>1600ml

2. 鉴别休克病因 根据患者的发病情况、临床表现、有关辅助检查综合分析，进行鉴别。例如：有明确呕吐、腹泻史或急腹症并休克者，应考虑低血容量性休克；有晕厥史，血红蛋白进行性下降应考虑失血性休克；有颈静脉怒张、心音低及肝大者应考虑心源性休克；有颈椎损伤、四肢瘫痪者应考虑神经源性休克；有用药或虫咬史以及喉头水肿、哮鸣音者则高度怀疑过敏性休克。

知识链接

注意低血压与休克的鉴别，低血压是休克的重要表现之一，但是，并非低血压者都是休克。通常认为正常成年人肱动脉血压<90/60mmHg 为低血压；它是一种有休克病理变化的良性生理状态，与休克有着本质的区别。常见良性低血压主要包括：①体质性低血压（或原发性低血压）：多见于体质瘦弱者，女性居多，有家族倾向，可无自觉症状，常在体检时发现；②体位性低血压：是由于体位改变引起的低血压，常因从平卧位突然转变为直立位或者长久站立所致。

（三）实验室及其他辅助检查

1. 实验室检查

（1）血常规：测定红细胞计数和血红蛋白有助于失血性休克的判断，以及对休克过程中血液浓缩和疗效的判定。白细胞计数及分类是判断感染性休克的依据。

（2）尿便常规：尿常规有助于了解休克对肾功能的影响以及病因判断；粪便常规及潜血试验对判断感染性及失血性休克有一定价值。

（3）血生化检查：包括肝肾功能检查、血电解质、血糖、动脉血乳酸盐等测定；帮助了解细胞缺氧、酸碱平衡失调的程度及是否合并多器官功能衰竭等。

（4）出凝血功能检查：血小板计数、出凝血时间、凝血酶原时间和纤维蛋白原及纤维蛋白降解产物（FDP）的检查可帮助判断休克的进展和有无 DIC 发生。

2. 辅助检查 包括 X 线检查、心电图及血流动力学监测等，有助于判断病情和制订护理计划。

（四）心理-社会状况

休克患者起病急、进展快、并发症多，加之抢救过程中使用的监护仪器较多，易使患者和家属产生病情危重及面临死亡的感受，出现不同程度的紧张、焦虑或恐惧。

（五）治疗要点

休克的治疗原则是在稳定生命指征，保持重要脏器微循环灌注和改善细胞代谢的前提下积极进行病因治疗。作为护理人员应十分熟悉休克救治流程（图 9-2），以便积极有效地进行救护。

【护理诊断及医护合作性问题】

1. 体液不足 与大量失血、失液有关。

2. 组织灌注无效 与循环血量不足所致脏器组织血流减少有关。

3. 气体交换受损 与有效循环血量锐减、缺氧、呼吸改变有关。

4. 体温过低或过高 与组织灌注不足、感染有关。

5. 有受伤的危险 与烦躁不安、神志不清等有关。

6. 潜在并发症 感染、压疮、MODS 等。

【护理目标】

患者体液维持平衡；微循环改善；体温维持正常；未并发感染或感染发生后及时发现和处理；未发生意外损伤及其他并发症。

【护理措施】

（一）急救护理

1. 体位 采取平卧位或中凹卧位（头和躯干抬高 20°～30°、下肢抬高 15°～20°），以增加

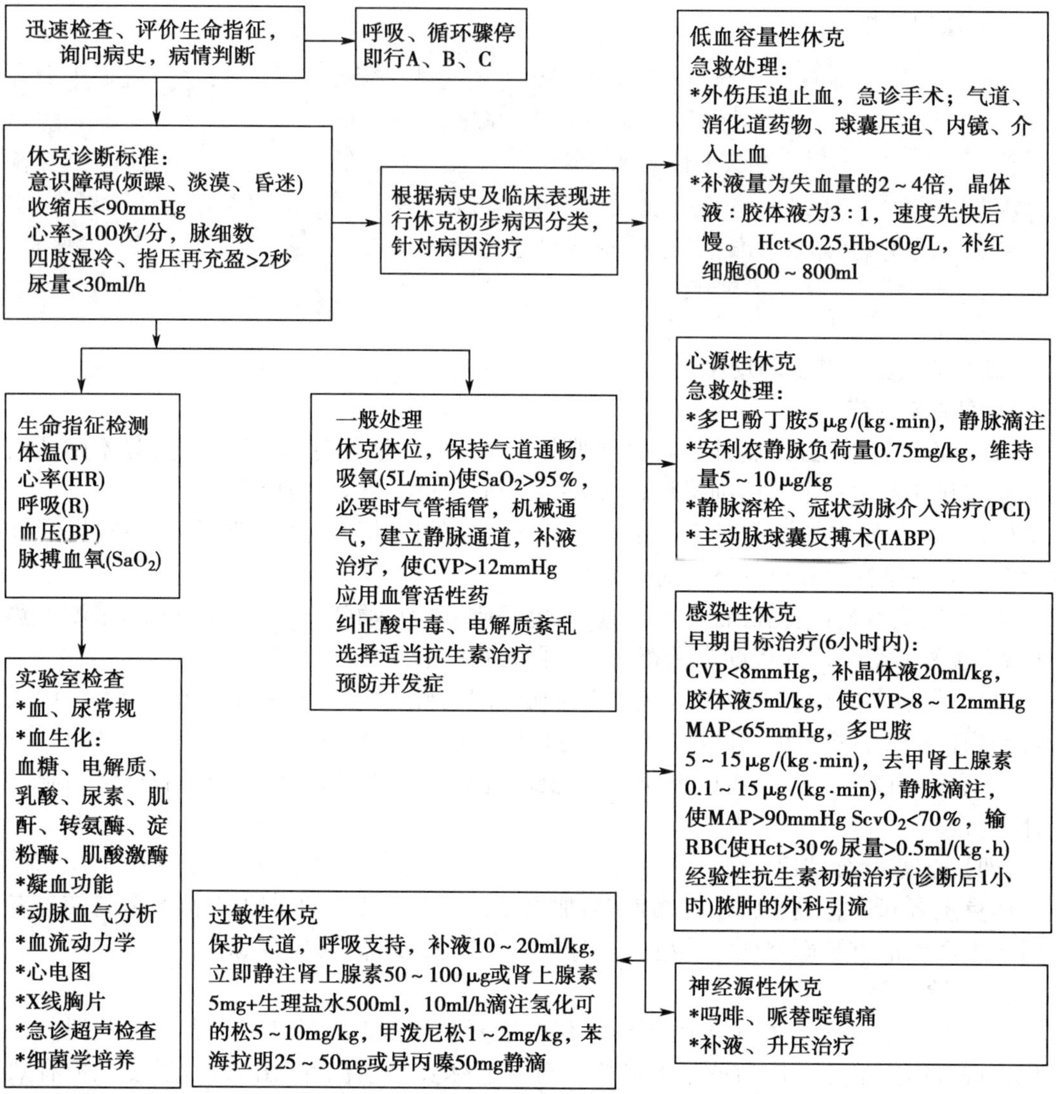

图 9-2 休克救治流程图

回心血量。

2. 尽早建立静脉通路，维持血压。

3. 呼吸道护理 保持呼吸道通畅，及时清除口腔及呼吸道内的异物，早期给予吸氧，吸氧浓度为40%～50%；使用鼻导管或面罩给氧时，应注意影响气道通畅的因素，如舌后坠、呕吐或吸入异物、鼻腔出血、咽部血肿、喉头水肿、颌面创伤、颅底骨折、严重胸部创伤等。严重呼吸困难者，应协助医师行气管插管或气管切开，尽早使用呼吸机辅助呼吸。

4. 维持正常体温 注意保暖，采取加盖毛毯、棉被、调节病室内温度等措施进行保暖。切忌用热水袋、电热毯等方法提升患者局部体表温度，以免烫伤及皮肤血管扩张，增加局部组织耗氧量而加重组织缺氧，引起重要内脏器官的血流灌注进一步减少。对感染性休克伴高热者，应采取降温措施。

5. 急救时，应优先处置危及生命的伤情，包括创伤处包扎、固定、制动和控制大出血等。

如局部压迫或扎止血带等，必要时可使用抗休克裤止血，抗休克裤充气后对腹部与腿部加压，促进血液回流，在改善重要脏器供血的同时，通过局部压迫作用控制腹部和下肢出血（图 9-3）。

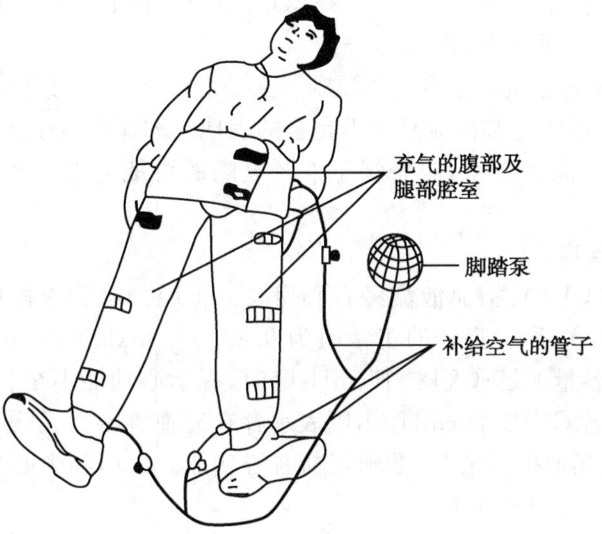

图 9-3　抗休克裤示意图

（二）病情观察与监护

密切观察神志、生命体征、尿量等的变化，病情危重时每 15 分钟记录 1 次，待病情稳定后每 30～60 分钟记录 1 次。监测血流动力学变化，每 4～6 小时监测 1 次，及时了解呼吸功能及血气分析结果。

1. 神志　休克患者神志变化能反映脑部血流灌注情况和缺氧程度。休克早期患者烦躁不安；进入休克中期患者神志淡漠、反应迟钝；晚期患者即昏迷。反之，说明脑循环改善，休克好转。

2. 皮肤黏膜　反映体表灌注情况。应注意患者面颊部、口唇和甲床的颜色、温度和湿度。休克患者的皮肤、黏膜苍白，温度降低；重度休克时，患者皮肤发绀，四肢厥冷；如出现淤点、淤斑，则提示 DIC 的可能。反之，若转为红润、干燥、温暖，是休克好转的标志。

3. 生命体征

（1）脉搏：休克时脉搏变弱、变快，常超过 120 次/分，其变化出现在血压下降之前，可作为判断休克的体征之一。休克晚期心功能障碍时，脉搏慢而细，甚至触不清。观察脉率的同时，应注意脉搏是否有力，若血压较低，脉搏可触及，说明微循环灌注尚可或休克好转；若脉搏不规则，通常表示心肌损害。

（2）血压：是休克最基本、最重要的监测手段，包括无创和有创方法。但它不是反映休克程度最敏感的指标，应综合其他指标、连续地分析判断。一般认为休克早期血压正常而脉压小；休克中期血压下降，脉压更小；晚期可无血压。脉压越小，表示血管痉挛程度越严重，若脉压增大，表示血管痉挛程度开始解除，微循环趋向好转。

（3）呼吸：休克早期代偿性过度通气，呼吸浅而快；代偿性呼吸性酸中毒时，呼吸深而快。严重代谢性酸中毒时，呼吸深而慢。休克晚期发生心功能衰竭时，出现呼吸困难或潮式呼吸。若发现患者呼吸频率＞30 次/分或＜8 次/分，提示病情危重；若患者出现进行性呼吸困难、发绀、氧分压<8kPa(60mmHg),吸氧后无改善,则提示已出现呼吸衰竭或ARDS(即休克肺),应立即报告医师,积极做好抢救准备和协助抢救。

(4)体温:皮肤温度可反映周围循环血液灌注情况。条件允许可监测中心温度和外周温度差,正常情况下相差0.5~1℃,若大于2~3℃提示周围循环收缩,皮肤循环血流灌注不足。感染性休克时可出现寒战、高热、多汗。

4. 尿量 单位时间尿量的多少可以反映肾血流灌注量,是观察休克变化简便而有效的指标。尿少通常是早期休克和休克复苏不完全的表现。如输液后尿量持续少于17ml/h,且血压正常,中心静脉压高于正常,应警惕急性肾衰竭的可能。当尿量维持在30ml/h以上时,说明休克已纠正。

5. 血流动力学监测

(1)中心静脉压(CVP):指血液流经右心房及上下腔静脉胸腔段压力。反映全身血容量与右心功能之间的关系。CVP的正常值为0.49~0.98kPa(5~10cmH_2O),当CVP<5cmH_2O时,表示血容量不足;CVP>15cmH_2O时,提示心功能不全、静脉血管床过度收缩或肺循环阻力过高;若CVP>20cmH_2O,则表示存在充血性心力衰竭。临床护理观察中应连续监测CVP,并与其他指标结合,准确判断右心功能。血压和中心静脉压的综合判断还可指导扩容治疗(表9-2,图9-4)。

表9-2 中心静脉压与扩容的监测

BP	CVP	原因	处理原则
低	低	血容量严重不足	积极补液
正常	低	血容量轻度不足	适当补液
低	高	血容量相对过多或心功能不全	限制输液,给强心药,纠正酸中毒,舒张血管
正常	高	血管收缩,循环阻力增加	适当应用扩血管药
低	正常	心功能不全或血容量不足	补液试验∵

注:∵,补液试验:取等渗盐水250ml,于5~10分钟内经静脉滴入,若血压升高而CVP不变,提示血容量不足;若血压不变而CVP升高0.29~0.49kPa(3~5cmH_2O),则提示心功能不全

(2)肺毛细血管楔压(PCWP):反映肺静脉、左心房和左心室的功能状态。PCWP的正常值为0.8~2.0kPa(6~15mmHg)。PCWP低于正常值反映血容量不足;PCWP增高反映左房压力增高。

(3)心排出量(CO)和心脏指数(CI):通过漂浮导管测得。心排出量是心率和每搏排出量的乘积,成人心排出量的正常值为4~6L/min。心脏指数是单位体表面积上的心排出量,正常值为2.5~3.5L/(min·m^2)。CI<2.0L/(min·m^2)提示心功能不全;当周围循环血容量不足的同时,CI<1.3L/(min·m^2)则提示心源性休克。

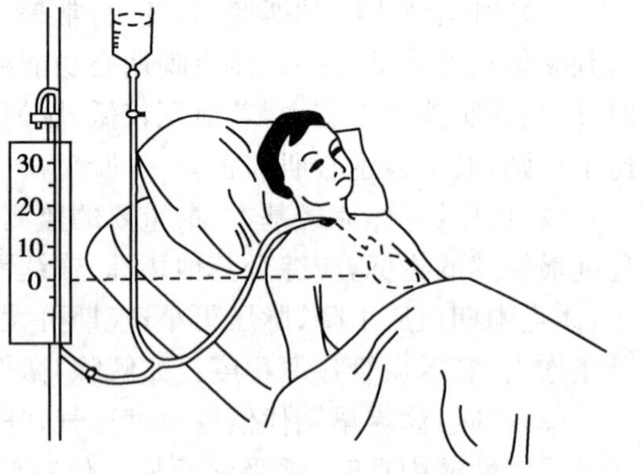

图9-4 CVP测量装置

(4)休克指数:是脉率与收缩压(mmHg)的比值。用于判断是否存在休克及其轻重程度。休克指数为 0.5 多提示无休克;＞1.0～1.5 提示有休克;＞2.0 为严重休克。

(三) 扩容的护理

扩容即补充血容量,通过输液、输血等方法及时恢复有效循环血量,是治疗休克的最有效、最基本的措施。

1. 建立静脉通路 迅速建立两条以上静脉输液通路,一条保证快速补液迅速扩容(除心源性休克外),另一条保证各种药物及时输入。如果周围血管萎陷或肥胖患者静脉穿刺困难时,立即行中心静脉穿刺置管,同时监测 CVP。抗休克通常首先采用晶体液,如平衡盐溶液(碳酸氢钠等渗盐液),后输入胶体液。

2. 合理补液 根据心肺功能、失血失液量、血压及 CVP 值调整输液量和速度。做好对微循环状态、血容量是否合适的判断,微循环状态的判断根据血流动力学指标进行监测。血容量是否合适的判断方法如下:①当患者采取半卧位或半坐位时,心率及血压有无明显改变,如有变化表示血容量不足;②让患者平卧,下肢抬高 90°,如血压上升表示血容量不足;③收缩压与脉率的差值在 10 以下,表示血容量不足;④颈静脉是否充盈,四肢血管是否充盈;⑤肝脏是否肿大,有无压痛,肝颈静脉回流征阳性表示血容量已补足。

3. 准确记录出入量 输液时,尤其在抢救过程中,应有专人准确记录输入液体的种类、数量、时间、速度等,详细记录 24 小时出入量可作为后续治疗的依据。

4. 动态监测尿量与尿比重 留置尿管,并测定每小时尿量和尿比重。对指导临床治疗具有重要意义。

5. 快速补液时注意有无咳嗽、咳粉红色泡沫痰等肺水肿及心力衰竭的表现。如发现重要器官的损害,应及时报告医师,给予处理。

(四) 应用血管活性药物的护理

休克患者使用血管活性药物的目的是迅速提升血压的同时,改善组织灌注,维持重要脏器的血供。护士应遵医嘱给药并注意:

1. 在血容量基本补足的前提下,患者循环状态仍未好转,考虑使用血管扩张剂,以改善微循环。

2. 使用血管活性药物时应从小剂量、慢速度开始,并随时注意血压的改变。开始使用血管活性药时,血压常不稳定,应每隔 5～10 分钟测量血压 1 次,根据血压变化调节药物浓度或滴速。待血压平稳后,改为 15～30 分钟测量血压 1 次。

3. 根据病情变化不仅要调整用量,还要注意调整用药的种类。根据血流动力学的指标,考虑联合用药问题。

4. 防止药物外渗,以免引起局部组织坏死。

5. 注意保护血管,每 24 小时更换输液管,输液肢体适当制动。

(五) 其他配合治疗的护理

1. 积极配合治疗原发病 抗休克的根本措施是去除病因;故而,应在尽快恢复有效循环血量的同时,协助查出病因,及时治疗导致休克的原发病。控制感染是抢救感染性休克的主要环节,当致病菌不明确时,以控制革兰阴性杆菌为主,兼顾革兰阳性球菌和厌氧菌,从静脉给予抗生素。遇到过敏性休克时必须立即停用过敏药物,注射肾上腺素,遵医嘱给予糖皮质激素、升压药物和脱敏药等。

2. 维护重要脏器功能的护理 休克时要有尽早维护心、肺、肾等重要脏器功能的意识。

若出现心力衰竭时，应减慢输液速度，强心、利尿，降低前后负荷。出现休克肺时，应用人工呼吸机给予呼气末正压呼吸(PEEP)，改善呼吸功能。发生急性肾衰竭，适时采取利尿、透析等措施。

3. 全身支持疗法的护理 糖皮质激素具有抗炎、抗过敏、抗毒素、抗休克和抑制免疫反应的作用，适用于感染性休克、过敏性休克和其他较严重的休克。加强营养代谢支持和免疫调节，适当的肠内、肠外营养，减少组织的分解代谢。联合应用生长激素、谷氨酰胺具有协同作用。1,6-二磷酸果糖有增加心排出量，改善细胞代谢的作用，在提高抗休克能力方面发挥着较好的效果。

(六) 防治感染

休克时机体处于应激状态，患者免疫功能下降，抵抗力减弱，容易继发感染，应注意预防。严重感染患者应及时控制感染。

1. 对于神志淡漠或昏迷患者，头应偏向一侧，及时清除呼吸道分泌物和呕吐物，以防误吸导致肺部感染。鼓励患者定时深呼吸及翻身、拍背，协助咳嗽、咳痰，必要时可用α糜蛋白酶稀释液雾化吸入，每日3次，有利于痰液稀释和排出。
2. 按常规加强留置尿管的护理，预防泌尿道感染。
3. 严格按照无菌技术原则执行各项护理操作。
4. 按医嘱合理应用有效抗生素。

(七) 预防意外受伤和皮肤受损

1. 适当约束 对于烦躁或神志不清的患者，加床旁护栏以防坠床；输液肢体宜用夹板固定；必要时，四肢以约束带固定于床旁，以防患者误将输液管道或引流管等拔出。

2. 预防压疮 病情允许时，可为患者每2小时翻身、拍背1次，按摩受压部位的皮肤，预防皮肤压疮的发生。

(八) 心理护理

保持安静、整洁和舒适的病室环境，保证患者休息；及时沟通，进行心理疏导，稳定患者和家属的情绪；适当解释治疗和护理的临床意义，指导患者和家属配合抢救，树立战胜疾病的信心。

(九) 健康教育

1. 加强自我保护，避免损伤或其他意外伤害，普及防灾减灾的知识。
2. 了解和掌握意外损伤后的初步处理和自救知识，如伤处加压包扎止血等。
3. 认识各种致敏源，了解有效的防敏知识。
4. 发生中暑、严重吐泻、高热或感染时及时到医院就诊。
5. 积极治疗容易导致休克的各类疾病，如心脏疾病等。

【护理评价】

患者体液是否得到平衡，生命体征是否平稳，尿量是否正常，微循环是否改善，呼吸是否平稳；体温是否维持正常，是否发生感染或感染发生后能否及时发现和控制，有无意外受伤或发生压疮等并发症。

(赵丽华)

思考题

1. 患者出现什么征象提示休克代偿期？什么征象提示休克肺？出现什么征象应考虑急性肾衰竭？出现什么征象提示 DIC？

2. 护理休克患者时，通过哪些方面进行病情观察和监测？

3. 案例分析题：

男性，30 岁，矿工。工作时因坑道突然发生塌方，约 5 小时后获救，急诊入院。查体：脉搏 112 次/分，血压 90/60mmHg，神志尚清，表情淡漠，面色苍白，皮肤湿冷，双臀及大腿明显肿胀。中心静脉压 4cmH_2O。毛细血管充盈迟缓。血气分析：pH 7.30，HCO_3^- 16mmol/L，BE－8mmol/L。

问题：(1)接诊护士判断患者存在休克的依据是什么？

(2)若按病因分类应属于哪一种类型的休克？

(3)该患者的监护重点是什么？

第十章 器官功能衰竭患者的护理

学习目标

1. 掌握急性肾衰竭、弥散性血管内凝血、多器官功能障碍综合征的护理评估及护理措施。

2. 熟悉急性肾衰竭、弥散性血管内凝血、多器官功能障碍综合征的常见护理诊断及医护合作性问题。

3. 了解急性肾衰竭、弥散性血管内凝血、多器官功能障碍综合征的护理目标及护理评价。

第一节 急性肾衰竭患者的护理

急性肾衰竭(acute renal failure，ARF)是由于各种原因引起的短时间内(数小时或数天)肾功能急剧、进行性减退而出现的临床综合征。ARF 主要表现为少尿或无尿、氮质血症、高钾血症和代谢性酸中毒等。与慢性肾衰竭相比较，大多数急性肾衰竭是一个可逆过程，如能早期诊断、及时治疗，多数可逆转。临床上一般将其分为肾前性、肾性和肾后性三大类。

1. 肾前性衰竭 主要是指循环血容量减少(如呕吐、腹泻等导致胃肠液丧失、过度利尿、烧伤、大量失血等)，或有效循环血量减少(如心源性休克、感染性休克等)，导致肾血流急剧降低而产生肾功能障碍，主要是由于肾血管强烈收缩及肾皮质血液灌注不足所致。

2. 肾实质性衰竭 许多肾实质性疾病都可发生急性肾衰竭，以缺血和中毒两个致病原因多见。按其病变部位及性质不同可分为五类：急性肾小管坏死、急性肾小球肾炎或血管炎、急性间质性肾炎、急性肾实质坏死及肾血管病变。

3. 肾后性衰竭 各种原因所致的急性尿路梗阻都可能引起急性梗阻性肾功能损害。下尿路梗阻使梗阻部位上方的压力增高，发生肾积水，肾实质因被挤压而受损，致使肾功能下降。在肾后性急性肾衰竭中，以输尿管结石梗阻所致者最常见，其他可见于泌尿系统肿瘤或腹膜后肿瘤压迫、尿潴留等，若能及时解除梗阻，可使肾功能迅速恢复。

【护理评估】

(一)健康史

1. 了解近期有无发生挤压伤、大出血、休克、剧烈呕吐或腹泻、严重心脏疾病等。

2. 询问是否应用肾毒性药物。

3. 了解是否存在导致尿道及输尿管梗阻的原发病,如肿瘤、结石、前列腺增生等。

4. 了解有无肾脏病、高血压、糖尿病等肾外疾病。

(二)身体状况

急性肾衰竭常在脓毒症、严重创伤、误输血、中毒等情况后迅速发生少尿或无尿,生化改变进行性加重,病情进展迅速。根据病程,临床常分为三期。

1. 起始期 临床表现以原发病为主,有肾前性氮质血症,尚未发生明显的肾实质损伤,此阶段急性肾衰竭是可以预防的。

2. 维持期 又称少尿期。出现急性肾衰竭的典型表现,如水中毒、高钾血症、高血镁、低血钠、低血钙、代谢性酸中毒及尿毒症等症状。这些症状随少尿期时间延长而加重。少尿期一般持续7～14天,短者2～3天,长者可达30天。

(1)电解质紊乱:常见的有高钾血症、低钠血症、低钙血症和高镁血症。①高钾血症:主要是因肾脏排泄功能障碍及大量钾离子从细胞内转移到细胞外液所致。血清钾逐日增高是患者在第1周内死亡的主要原因。一般每日血钾增高0.3～0.5mmol/L。②低钠血症:一般血清钠浓度<135mmol/L,甚至<125mmol/L。低血钠可分为稀释性和缺钠性两种类型。③其他:可有低钙、高磷、高镁血症等。

(2)体液过多:表现有血压升高、肺水肿和心力衰竭。患者出现呼吸短促,肺泡呼吸音减低,两肺底出现湿性啰音,心率加快、颈静脉怒张,肝肿大或有轻度下肢水肿。胸片可见肺门部蝶形阴影,以及头痛、恶心、呕吐、表情淡漠、定向障碍、意识模糊、抽搐及昏迷等急性水中毒表现。

(3)代谢性酸中毒:由于肾小球滤过率降低,使酸性代谢产物排出减少,同时又因急性肾衰竭常合并高分解代谢状态,使酸性代谢产物明显增加。表现为恶心、呕吐、疲乏、嗜睡和深大呼吸。

(4)氮质血症:血尿素氮(BUN)、肌酐(Cr)明显升高。出现食欲不振,恶心、呕吐、腹胀、腹泻、消化道出血、黄疸等,是急性肾衰竭最早出现的症状之一。心力衰竭及各种心律失常多见。神经系统症状有意识淡漠、嗜睡或烦躁不安,甚至谵妄或昏迷。皮肤干燥并伴有水肿,尿素结晶析出,呼气带有尿素味。

(5)出血倾向及轻度贫血现象。

(6)感染:免疫力低下,极易发生感染。

有相当一部分患者尿量>600～800ml/d,甚至尿量无明显减少,而尿素氮日升高3.5mmol/L,血肌酐日升高44.2μmol/L,此时称非少尿型急性肾衰竭。

3. 恢复期 即多尿期。尿量增加>400～500ml/d,即可认为多尿期的开始。日尿量增至2000ml则表明进入多尿期,尿量超过3000ml为多尿期,多尿期的日尿量最高可达6000ml。随着尿量的增加,患者自觉症状日益好转,水肿消退,血压恢复正常。此期由于大量的水、钠及钾的排出,患者可发生脱水、低血钠及低血钾。机体抵抗力降低,易发生感染。

虽然患者精神及食欲明显好转,但由于大量消耗,患者虚弱无力、消瘦、营养不良、贫血。一般需经2～3个月才能恢复健康。少数患者肾功能永久损害,有少部分可能发展为慢性肾衰竭。

（三）实验室及其他辅助检查

1. 实验室检查

（1）尿液检查：①尿量变化：少尿型肾衰竭患者每日尿量<400ml，每小时<17ml。无尿与突然尿量增多交替出现是尿路梗阻的特征性表现之一；②尿沉渣检查：尿呈酸性，尿中可出现蛋白质、红细胞及各种管型；③尿肌酐及尿素氮测定：排泄量减少，尿肌酐<1g/d，尿素氮>10g/d；④尿钠：肾前性氮质血症时尿钠显著降低，常为5mmol/d，而少尿型急性肾小管坏死时约25mmol/d；⑤尿渗透压：尿渗透压与血渗透压比值小于1.1，表明肾浓缩功能低下。

（2）血生化检查：血清肌酐及尿素氮逐日升高是其特点，应每日测定。急性肾衰竭者都存在代谢性酸中毒，其程度与病情严重性有关。血电解质检查可有高钾、低钠、低钙、高磷、高镁血症等。

（3）尿诊断指数：主要用于鉴别肾前性氮质血症和急性肾小管坏死。

2. 心电图检查 少尿型急性肾衰竭患者常出现高钾血症的心电图表现。严重电解质及酸碱平衡失调者可发生各种心律失常。

3. 超声检查 超声检查是诊断尿路梗阻的主要手段，所有急性肾衰竭患者均应进行肾脏超声检查。必要时可行CT检查，或肾盂造影检查。

（四）心理-社会状况

因ARF是一种临床综合征，绝大多数由严重创伤、感染、休克、中毒、溶血等引起，患者可有不同程度的心理及情绪变化，如急躁、抑郁等。当肾功能障碍出现一系列表现时，患者心情紧张、焦虑或恐惧；若肾功能长久不能恢复，病情迁延不愈，常使患者意志消沉、悲观或绝望等。经济条件好坏、家庭和社会支持力度都直接影响患者的情绪和治疗效果。

（五）治疗要点

首先要纠正可逆病因，如各种严重外伤、心力衰竭、急性失血，积极处理血容量不足、休克和感染等，停用影响肾灌注或具有肾毒性的药物。治疗主要包括：维持体液平衡；纠正电解质紊乱；纠正代谢性酸中毒；高营养疗法；透析疗法等。

【护理诊断及医护合作性问题】

1. 体液过多 水中毒，与急性肾功能障碍所致肾小球滤过功能受损、水分控制不严等因素有关。

2. 营养失调 低于机体需要量，与患者食欲低下、限制蛋白质摄入、透析等因素有关。

3. 有感染的危险 与限制蛋白质饮食、血液净化治疗、机体抵抗力降低有关。

4. 焦虑、恐惧或预感性悲哀 与患病且病情重、病程长有关。

5. 知识缺乏 缺乏与疾病相关的知识和预防保健知识。

6. 潜在并发症 主要有肺水肿、脑水肿、心律失常、DIC等。

【护理目标】

患者尿量逐渐增加，水中毒逐渐减轻；维持正常营养；发生感染的危险因素减少；患者焦虑、恐惧感减轻；获得与疾病相关的知识和预防保健知识；发生并发症的危险性减小或并发症得到及时发现与处理。

【护理措施】

（一）少尿或无尿期护理

1. 饮食管理 对于能进食的患者，给予高生物效价的优质蛋白。蛋白质的摄入量限制为 0.8g/(kg·d)，并适当补充必要的氨基酸。对有高分解代谢或营养不良以及接受透析的患者，其蛋白质摄入量可适当放宽。给予高碳水化合物和高脂饮食，以供给足够热量，保持机体正氮平衡。急性肾衰竭患者每天所需热量为 147kJ/kg(35kcal/kg)。尽可能减少钠、钾、氯的摄入量。

知识链接

血管通路

血管通路泛指体外循环的血液通路而言，即血液自身体引出，再返回体内的出入道。它是维持终末期肾衰竭患者的生命线。建立和维持一个可靠的血管通路是进行血液透析的重要条件。

1. 临时性血管通路　临时性血管通路主要采用中心静脉插管，也可直接穿刺血管，如股静脉、股动脉、桡动脉、足背动脉、肱动脉等。

2. 永久性血管通路　永久性血管通路主要有动静脉内瘘和移植血管内瘘。它是长期进行血液净化治疗患者的唯一理想的血管通路。具有经久耐用、使用方便、患者痛苦较小等优点。

(1)动静脉内瘘：可选用头静脉-桡动脉、贵要静脉-尺动脉、大隐静脉-胫后动脉等做侧侧吻合、端侧吻合、端端吻合。

(2)动静脉移植：当不能利用患者自身血管建立动静脉内瘘时可选用动静脉移植。动静脉移植可选用自身、异体或人造血管搭桥造瘘。移植血管一端连接患者动脉，另一端连接静脉。

2. 控制水入量　观察尿量，准确记录 24 小时的出入量，制订补液计划。补液原则为“量出为入，宁少勿多”，以防摄入水过多。可参考下列公式：每天补液量＝显性失水＋不显性失水－内生水。例如某患者前一天尿量为 350ml，估计不显性失水 850ml，内生水 300ml，则当日的补液量＝350＋850－300＝900ml。如有其他方面显性或不显性失水(如大汗、发热、气管切开等)，应增加补液量。如符合下列条件，说明 ARF 患者水的入量控制比较恰当：①体重较前一日减轻 0.5kg；②血钠超过 130mmol/L；③中心静脉压在正常范围；④无肺水肿、脑水肿及循环衰竭等表现。

3. 监测并及时处理电解质平衡失调　①监测血清电解质的变化，发现异常，及时通知医师。②密切观察有无高钾血症的征象，如脉率不齐、肌无力、心电图改变等。血钾高者应限制钾的摄入，少用或忌用含钾的食物。预防高钾血症的措施还包括预防和控制感染、及时纠正代谢性酸中毒、禁止输入库存血等。③限制钠盐。④密切观察有无低钙血症的征象，如手指麻木、易激惹、腱反射亢进、抽搐等。

4. 代谢性酸中毒的护理　在少尿早期，如能补充足够热量，减少体内组织分解，一般代谢性酸中毒并不严重。而在创伤、感染等分解代谢旺盛的情况下，酸中毒比较明显。应定期监测血 pH 及碳酸氢根离子浓度等实验室指标的变化。当动脉血 pH＜7.25 或 CO_2CP＞13mmol/L 时，应补充碱剂，既可纠正酸中毒，亦可使钾离子进入细胞，有利于降低血钾浓度。

5. 防治感染　感染也是 ARF 主要并发症及致死原因之一，一般多发生在肺、泌尿系统、伤口及血液系统。在护理 ARF 患者时，应注意病房环境清洁，做好消毒隔离；严格遵守无菌操作原则;尽量减少不必要的留置管道;发生感染要根据细菌培养及药物敏感试验选用合适的抗菌药物。使用抗生素时应考虑药物的肾毒性作用和半衰期延长的问题。如氯霉素、青霉素、林可霉素以及头孢菌素等抗生素可按常规剂量使用;氨基糖苷类、多黏菌素E必须减量;四环素族、新霉素、磺胺类、甲氧苄啶等则禁忌使用。

6. 血液净化疗法的护理 ARF患者,血尿素氮>25mmol/L、血肌酐>442mmol/L或血钾>6.5mmol/L,水中毒经一般措施不能改善,酸中毒经补碱而难以纠正者,均应进行血液净化治疗。常用血液透析、腹膜透析、连续性肾脏替代治疗。

知识链接

连续性肾脏替代治疗(continuous renal replacement therapy,CRRT)是持续24小时或接近24小时的一种连续性的体外血液净化疗法。CRRT的临床应用已经走出肾脏替代治疗的局限,演变为各种危重患者及多器官功能障碍综合征患者的重要支持疗法。CRRT是以对流的方式清除血液中的水分和有毒物质。对流是溶质通过半透膜的另一种方式。在跨膜压作用下,液体从压力高的一侧通过半透膜向压力低的一侧移动,液体中的溶质也随之通过半透膜,这种方法即为对流。它具有治疗期间心血管状态稳定,生物相容性好,溶质清除率高,能根据患者需求补充大量液体等优点。

(二)恢复期护理

尿量增多并不表示患者完全脱离危险,体内各种紊乱依然存在,应加强护理。

1. 控制液体入量 因多尿期尿量逐日增多,大多是少尿期滞留在体内的液体,液体入量不能按"量出为入,宁少勿多"的原则计算,多尿初期补液量以出量的1/3或1/2为宜。

2. 低钠、低钾血症的护理 多尿期因有大量的钠和钾排出,可造成低钠血症、低钾血症,故应注意每日血电解质的测定结果,遵医嘱补充钠和钾。

3. 预防感染 多尿期患者极易继发感染,须继续使用抗生素,保持皮肤清洁,作好患者的口腔护理,注意消毒隔离以防交叉感染。

4. 营养支持 加强营养,注意蛋白质的摄入,纠正贫血,提高患者抵抗力。

(三)心理护理

鼓励患者说出自己的顾虑和焦虑,并有针对性地给予解释;耐心地向患者介绍病房的环境、主管护士,消除患者的紧张情绪;请基本康复的ARF患者介绍治疗经过,以增加患者康复的信心,减轻或消除悲观、绝望情绪;向患者及家属宣传ARF的基本知识,以取得各方面的积极配合。

(四)健康教育

1. 预防疾病指导 慎用氨基糖苷类等肾毒性抗生素。尽量避免需用大剂量造影剂的影像学检查,尤其是肾血流灌注不足者。加强劳动防护,避免接触重金属、工业毒物等。误服或误食毒物时,应立即进行有效处理。

2. 对患者的指导 恢复期应给高热量、高维生素、富含蛋白质、易消化的饮食,积极补充营养,促进肾功能恢复;要避免各种对肾有害的因素,如疲劳、创伤、感染、妊娠及对肾毒性药物等。

【护理评价】

患者尿量是否增加,水中毒是否减轻;能否维持正常营养;发生感染的危险因素是否减少；患者焦虑、恐惧感是否减轻；患者是否获得与疾病相关的知识和预防保健知识；发生并发症的危险性是否减小，并发症是否得到及时发现与处理。

第二节　弥散性血管内凝血患者的护理

弥散性血管内凝血(disseminated intravascular coagulation，DIC)是指多种致病因素激活机体的凝血系统，导致机体弥漫性微血栓形成、凝血因子大量消耗并继发纤溶亢进，从而引起全身性出血、微循环障碍，甚至多器官功能衰竭的一种临床综合征。大多数 DIC 起病急骤、发展迅猛、死亡率高，是临床急重症之一。

许多原因可导致 DIC 发生，其中以感染、恶性肿瘤、病理产科、手术与创伤所致者最为常见。

1. 感染性疾病　感染是 DIC 最常见的原因，占 DIC 发病数的 31%～43%。革兰阴性菌为感染性疾病中最易导致 DIC 发生的病原菌，如脑膜炎球菌、铜绿假单胞菌、大肠杆菌等。

2. 恶性肿瘤　约占 DIC 发病数的 24%～34%。各种类型的白血病均可诱发 DIC，其中以急性早幼粒细胞白血病诱发 DIC 较多见。另外可见其他多种肿瘤。

3. 病理产科　占 DIC 的 4%～12%。常见于羊水栓塞、胎盘早剥、感染性流产、死胎滞留、重症妊娠期高血压疾病等。

4. 外科手术及创伤　占 DIC 的 1%～15%。如严重挤压伤、大面积烧伤、骨折、毒蛇咬伤、器官移植排斥反应等。

5. 医源性因素　除手术治疗及相关创伤性检查外，还与药物应用、化疗与放疗等因素有关。

6. 其他　全身各系统疾病，如急性胰腺炎、糖尿病酮症酸中毒、肺心病、移植物抗宿主病、系统性红斑狼疮、异型输血等。

上述各种原因导致组织损伤和细胞破坏，促使组织因子释放或其类似物质直接作用，启动外源性或内源性凝血途径，激活机体凝血系统，导致弥漫性微血栓形成，并激活纤溶系统，继发纤溶亢进。随着大量血小板及凝血因子被消耗和纤溶酶形成后对凝血因子的降解作用增强，使血液处于一种低凝状态，从而引发广泛性出血。此外，弥漫性微血栓形成和(或)微循环功能障碍，造成组织器官供血不足，可导致一个或多个器官功能衰竭。

无论何种原因引起的 DIC，凝血酶与纤溶酶的形成是引发血管内微血栓形成、凝血因子减少及纤溶亢进等病理生理改变的关键及主要机制。

DIC 的发展过程大致分为三期，即高凝血期、消耗性低凝血期、继发性纤溶亢进期。高凝血期仅在抽血时凝固性增高；消耗性低凝血期由于血浆凝血因子和血小板大量被消耗，血液凝固性降低，出血症状明显；继发性纤溶亢进期由于血管内凝血，纤溶系统被激活，造成继发性纤维蛋白溶解，出血症状更明显。临床上，DIC 各期可能有部分交叉或重叠，特别是消耗性低凝血期与继发性纤溶亢进期，很难截然分开。

【护理评估】

(一) 健康史

主要了解患者有无感染性疾病；是否患有恶性肿瘤；有无病理产科情况；有无接受手术或发生外伤；有无各系统严重疾病；是否接受不当的医疗操作。

(二)身体状况

根据原发病病情、起病缓急、症状轻重,将 DIC 分为 3 型。①急性型:数小时或 1～2 天内发病,病情凶险,出血严重,常伴有休克,可在短期内死亡。常见于暴发型流脑、流行性出血热、病理产科、严重脓毒血症等。②亚急性型:症状多在数天至数周内出现,进展较慢,常有动脉或静脉栓塞症状。常见于急性白血病、肿瘤转移、死胎滞留等。③慢性型:临床上少见,起病缓慢,病程可达数月或数年,高凝期明显,出血不重。各型 DIC 除原发病的临床表现外,可同时或相继出现以下表现。

1. 出血 出血的发生率为 84%～95%,是 DIC 最常见的早期症状之一。其特点是突发的多部位大量出血,仅少数为隐匿性。出血部位视原发病变而异,最常见于皮肤,呈一处或多处大片淤斑及血肿。产科意外时有大量阴道流血;手术时则伤口渗血不止或血液不凝固;局部注射可有持续的针孔渗血。急性 DIC 也可伴有严重的胃肠道、肺或泌尿道等出血,血液可完全不凝。暴发性紫癜病例的出血以双下肢及臀部为主,且伴有皮肤坏死及下肢坏疽。慢性 DIC 的出血不如急性的严重,常表现为反复发作的淤斑或血肿,用一般的止血药无效。少数轻型或早期的 DIC 可无出血。

2. 低血压、休克或微循环障碍 发生率为 30%～80%。轻症者表现为低血压,重症者则出现休克或微循环障碍,休克常突然发生,病情迅速恶化,且早期即可出现单个或多个重要器官功能不全,常累及肾、肺及脑等。休克可进一步加剧组织缺血、缺氧与坏死,促进 DIC 的发生与发展,形成恶性循环。休克的严重程度与出血量不成比例,且常规处理效果不佳。严重休克是 DIC 病情严重及预后不良的征兆。

3. 栓塞 栓塞的发生率约为 40%～70%。在少数急性病例中,微血管栓塞可为突出的表现。微循环的广泛血小板和(或)纤维蛋白血栓形成致微循环栓塞,导致受累组织器官缺血性损伤、缺氧、代谢障碍、器官功能衰竭,甚至出现组织坏死。内脏栓塞常见于肺、脑、肝、肾和胃肠等,可出现相应的症状和体征。

4. 溶血 约见于 25%的 DIC 患者。DIC 时微血管腔变窄,红细胞强行通过腔内血管网状蛋白结构时,受到机械损伤,可出现明显的溶血症状,称微血管病性溶血。溶血常较轻微,早期往往不易察觉。急性发作时表现为寒战、高热、黄疸、血红蛋白尿,红细胞计数下降,网织红细胞计数增高,周围血内有大量红细胞碎片及盔形、三角形、多角形或球形等各种畸形红细胞。

(三)实验室及其他辅助检查

1. 消耗性凝血障碍相关检测 指血小板及凝血因子消耗性减少的相关检查。DIC 时,血小板计数减少;凝血酶原时间(PT)延长,纤维蛋白定量减少;抗凝血酶Ⅲ(AT-Ⅲ)含量及活性降低;凝血因子Ⅷ:C 活性降低;活化部分凝血活酶时间(APTT)延长。

2. 继发性纤溶亢进相关检测 指纤溶亢进及纤维蛋白降解产物生成增多的检测。DIC 时,纤溶酶及纤溶酶原激活物的活性增高;纤维蛋白(原)的降解产物(FDP)明显增多;血浆鱼精蛋白副凝试验(3P 试验)阳性;D-二聚体定量增高或定性阳性。

3. 其他 DIC 时,周围血涂片红细胞常呈盔形、多角形、三角形或碎片等改变。近年来,关于 DIC 及 DIC 前期的实验诊断有了进一步发展,如检测组织因子活性或抗原浓度(TF),凝血酶调节蛋白(TM)、血浆纤溶酶激活剂抑制物的活性(PAI-Ⅰ)和组织型纤溶酶激活物的活性(t-PA)等。

(四) 心理-社会状况

DIC患者常因病情严重,患者及家属情绪紧张,对未来感到恐惧或悲哀。经济条件好坏、家庭和社会支持力度也直接影响患者的情绪和治疗效果。

(五) 治疗要点

DIC的治疗原则是序贯性、及时性、个体性和动态性。

治疗原发病、去除诱因是有效救治DIC的前提和基础;抗凝疗法是阻断DIC病理过程最重要的措施之一,包括肝素的应用、其他抗凝血及抗血小板聚集药物的应用;补充血小板及凝血因子主要用于血小板及凝血因子明显减少,且基础疾病治疗及抗凝治疗后,DIC仍未能有效控制的患者;抗纤溶治疗适用于继发性纤溶亢进为主的DIC晚期;其他措施包括尿激酶溶栓治疗、糖皮质激素治疗等。

【护理诊断及医护合作性问题】

1. 有损伤的危险 出血与DIC所致的凝血因子被消耗、继发性纤溶亢进、肝素应用的副作用有关。

2. 组织灌注量改变 与微血管广泛凝血及出血有关。

3. 气体交换受损 与肺栓塞有关。

4. 焦虑/恐惧或预感性悲哀 与病情严重,担心预后有关。

5. 知识缺乏 缺乏与疾病相关的知识和治疗护理配合知识。

6. 潜在并发症 休克、多发性微血管栓塞、呼吸衰竭、急性肾衰竭、多器官功能衰竭。

【护理目标】

患者能避免或减少出血发生;维持适当的组织灌注;维持有效气体交换,保障组织氧供;焦虑/恐惧减轻,积极配合治疗与护理;患者知道引起出血的原因并尽量避免出血;并发症不发生或发生的危险性减小。

【护理措施】

(一) 一般护理

保持环境安静舒适,患者绝对卧床休息,注意保持皮肤与黏膜的完整性。保持呼吸道通畅,持续吸氧以改善组织缺氧状况。对意识障碍者采取保护性措施。若静脉采血时血液迅速凝固,应警惕高凝状态。

(二) 出血的预防及护理

观察有无皮肤黏膜淤斑,伤口、穿刺点、注射部位有无持续性渗血,有无内脏出血,如呕血、便血、泌尿道出血,以及有无颅内出血导致的突然视力模糊、头晕、头痛、呼吸急促、喷射性呕吐,甚至昏迷等。正确、及时采集和送检各类标本,关注检查结果,发现异常,立即报告医师。

尽量避免肌内注射,必须使用时,尽量使用细针头,实施深层注射;静脉穿刺时尽量缩短止血带的压迫时间,静脉注射部位及渗血部位适当加压;口腔护理或吸痰时,动作要轻,避免损伤口腔黏膜和呼吸道黏膜;保持鼻腔湿润,防止鼻出血;用动脉留置管或大静脉通路抽取血标本,避免多处穿刺采样;避免皮肤摩擦及肢体受挤压而引起出血。发生皮肤出血时,应定期检查出血部位,注意出血点、淤点、淤斑的消长情况。内脏出血时,迅速建立两条静脉通道,保证抢救药物的应用和液体的补充。根据医嘱正确输注全血、红细胞悬液、血浆、血小板或凝血因子等。

(三) 抗凝疗法的护理

常用的抗凝药物是肝素,使用肝素时,护士应熟知肝素的药理、适应证和禁忌证,严格掌握给药剂量。用药期间严密观察出血情况，定期监测各项生理指标，如凝血时间、凝血酶原时间(PT)或活化部分凝血活酶时间(APTT)。若肝素过量可致消化道、泌尿道等严重出血，可采用鱼精蛋白静注，鱼精蛋白 1mg 可中和肝素 1mg(肝素剂量 1mg＝128U)。在肝素抗凝过程中，补充凝血因子，并注意观察输血反应。

(四) 并发症的观察与护理

严密观察病情变化，及时发现休克或重要器官功能衰竭。定时监测患者的生命体征、神志和尿量变化，记录 24 小时出入量；观察皮肤颜色与温度、湿度；注意有无器官栓塞的症状和体征，如肾栓塞引起腰痛、血尿、少尿或无尿，发生急性肾衰竭；肺栓塞引起突然胸痛、呼吸困难、发绀、咯血；脑栓塞引起头痛、抽搐、昏迷；肝受累表现为黄疸与肝功能损害；消化道受累可发生恶心、呕吐或消化道出血等；肾上腺受累可引起休克。表浅部位的皮肤栓塞引起干性坏死，出现手指、足趾、鼻、颊及耳部发绀。微循环障碍时主要表现为皮肤黏膜发绀、少尿、无尿、血压下降，以及呼吸和循环衰竭等。溶血时可发生血红蛋白尿、黄疸等。

(五) 健康教育

1. 配合治疗的指导 向患者及家属解释疾病的可能成因、主要表现、临床诊断和治疗配合、预后等。特别要解释反复进行实验室检查的重要性和必要性，特殊治疗的目的、意义及不良反应。嘱家属多关心和支持患者，缓解患者的不良情绪，提高患者战胜疾病的信心，主动配合治疗。

2. 生活指导 保证充足的休息和睡眠；提供可口、易消化、易吸收、营养丰富的食物，少食多餐；循序渐进地增加运动，促进早日康复。

【护理评价】

患者能否避免或减少出血发生；是否维持适当的组织灌注；能否维持有效的气体交换和组织氧供；焦虑/恐惧是否减轻，是否积极配合治疗与护理；是否知道引起出血的原因，能否避免出血；并发症有无发生或发生的危险性是否减小。

第三节 多器官功能障碍综合征患者的护理

多器官功能障碍综合征(multiple organ dysfunction syndrome，MODS)是指急性疾病过程中两个或两个以上的器官或系统同时或序贯发生功能障碍。MODS 一般是肺先受累，其次为肾、肝、中枢神经、心血管衰竭和凝血功能障碍。

知识链接

"MODS"概念的由来

MODS 是 20 世纪 70 年代提出的概念，被视为危重症领域救治 MOF 认识上的飞跃。早在 20 世纪 50 年代朝鲜战争和 60 年代越南战争期间，输血技术和抗生素应用得以普及，急性肾衰竭、急性呼吸窘迫综合征以及弥散性血管内凝血等单个器官功能衰竭成为严重战(创)伤休克复苏后的主要死因。1973 年 Tilney 首次提出了序贯性系统衰竭(sequential system failure)的概念，并指出继发功能障碍的器官可以是远隔器官，且不一定是最初受累的器官。1977 年 Eiseman 将不同原发疾病导致的多个器官相继发生器官功能衰竭命名为"多器官功能衰竭(multiple organ failure，MOF)"，MOF 的提出对 MODS 研究具有里程碑意义。1992 年 ACCP/SCCM 正式提出 MODS 的概念。

任何引起全身炎症反应的疾病均可引起 MODS，导致 MODS 的常见原因有：①严重感染；②休克；③心肺复苏后；④严重创伤；⑤大手术；⑥严重烧伤及严重冻伤；⑦挤压综合征；⑧重症胰腺炎；⑨急性药物或毒物中毒等。

原有慢性疾病的基础，遭受急性打击后更易发生 MODS。常见的慢性基础疾病包括慢性心、肾、肝功能障碍，COPD，糖尿病等。诱发 MODS 和死亡高危因素包括：高龄、营养不良、昏迷、大量输血（液）、诊疗失误、创伤及危重病评分增高等。

MODS 的发病机制非常复杂，涉及神经、体液、内分泌和免疫等诸多方面，目前尚不清楚 MODS 的确切发病机制，现在主流的看法是失控的全身炎症反应综合征（systemic inflammatory response syndrome，SIRS）很可能在 MODS 发生中起主要作用。

知识链接

全身炎症反应综合征

全身炎症反应综合征（systemic inflammatory response syndrome，SIRS）是因感染或非感染病因作用于机体而引起的机体失控的自我持续放大和自我破坏的全身性炎症反应，是机体修复和生存而出现过度应激反应的一种临床过程。1991 年，由 ACCP/SCCM（美国胸科医师学会/危重病医学会）在芝加哥会议中提出，并于第 2 年在 *Critical Care Med* 上发表。目前认为，MODS 是 SIRS 进行性加重的结果。

【护理评估】

（一）健康史

了解患者是否发生严重感染、严重创伤、休克，以及有无不正确给氧、输血、输液等诊疗失误；了解患者是否有心、肝、肾的慢性疾病，有无糖尿病，有无免疫功能低下等。

（二）身体状况

1. MODS 分类与分型

（1）分类

1）原发性 MODS：是指严重创伤、大量多次输血等明确生理打击直接作用的结果，器官功能障碍由打击本身造成，损伤早期出现多个器官功能障碍，在原发性 MODS 发生中 SIRS 未起主导作用。

2）继发性 MODS：并非损伤直接作用的后果，而是机体异常反应的结果，原发损伤引起 SIRS，而 SIRS 进一步导致自身破坏是器官功能损害的基础，造成远隔器官功能障碍。所以，继发性 MODS 与原发损伤之间有一定的时间间隔，多并发脓毒症。

原发性 MODS 如能存活，则原发损伤和器官功能损害激发和导致 SIRS，加重原有受损器官或引起新的远隔器官功能障碍，使原发性 MODS 转变为继发性 MODS。

（2）分型：根据临床特征，可把 MODS 分为单相速发、双相迟发和反复三型：①单相速发型：是在感染或心、脑、肾等器官慢性疾病急性发作的诱因下，先发生单一器官功能障碍，继之在短时间内序贯发生多个器官功能障碍；②双相迟发型：是在单相速发型的基础上，经过一段短暂的病情恢复和相对稳定期，在短时间内再次序贯发生多个器官功能障碍；③反复型：是在双相迟发型的基础上，反复多次发生 MODS。

2. 临床分期　MODS 的临床表现复杂，由于受损器官的数目、种类在不同的患者不尽一致，个体差异大，且受原发疾病、器官受累范围和程度，以及损伤是一次打击还是多次打击的影响，MODS 的临床表现缺乏特异性。其临床特征：①从原发损伤到发生器官功能障碍在时间上有一定的间隔；②功能障碍的器官多是受损器官的远隔器官；③循环系统处于高排低阻的高动力状态；④持续高代谢状态和能源利用障碍；⑤氧利用障碍，使内脏器官缺血、缺氧，氧供需矛盾尖锐。

一般情况下，MODS 的病程为 14～21 天，并经历 4 个阶段，包括休克、复苏、高分解代谢和器官衰竭阶段，每个阶段都有其典型的临床特征（表 10-1），且发展速度很快，患者可能死于 MODS 的任意一个阶段。

表 10-1 多器官功能障碍综合征的临床分期和特征

项目	第 1 阶段	第 2 阶段	第 3 阶段	第 4 阶段
一般情况	正常或轻度烦躁	急性病容、烦躁	一般情况差	频死感
循环系统	需补充容量	高动力状态，容量依赖	休克、心排出量下降、水肿	血管活性药物维持血压，水肿，SvO_2↑
呼吸系统	轻度呼吸性碱中毒	呼吸急促、呼吸性碱中毒、低氧血症	严重低氧血症、ARDS	呼吸性酸中毒、高碳酸血症、气压伤
肾脏	少尿，利尿剂有效	肌酐清除率↓，轻度氮质血症	氮质血症，有血液透析指征	少尿，血透时循环不稳定
胃肠道	胃肠胀气	不能耐受食物	应激性溃疡、肠梗阻	腹泻、缺血性肠炎
肝脏	正常或轻度胆汁淤积	高胆红素血症，PT延长	临床黄疸	转氨酶↑，重度黄疸
代谢	高血糖，胰岛素需要量↑	高分解代谢	代谢性酸中毒，血糖升高	骨骼肌萎缩，乳酸酸中毒
中枢神经系统	意识模糊	嗜睡	昏迷	昏迷
血液系统	正常或轻度异常	血小板↓，白细胞增多或减少	凝血功能异常	不能纠正的凝血功能障碍

MODS 的预后与累及脏器数量、免疫状况、是否发生感染性休克、病前脏器功能状态及其他可能因素均有关。MODS 病死率随着功能衰竭器官数量的增加而上升，两个器官功能衰竭为 52%～65%，三个器官功能衰竭达 84%；四个及四个以上器官功能衰竭几乎达 100%。

（三）实验室及其他辅助检查

除进行血常规、心电图、胸部 X 线和中心静脉压等常规测定外，应尽快行特异性较强的检查，以及早明确 MODS 的诊断，并早期治疗干预。

（四）心理-社会状况

MODS 是一种临床综合征，绝大多数由严重创伤、感染、休克等引起，病情重，来势凶，加上高额的医疗费用，患者及家属常感悲观、绝望。

（五）治疗要点

对于 MODS，目前尚缺乏特效治疗方法，对器官功能的监测和支持仍是 MODS 的主要治疗措施，预防 MODS 的发生和发展是降低其病死率的最重要方法。MODS 的治疗原则包括：控制原发病，去除诱因；合理应用抗生素；加强器官功能支持和保护；改善氧代谢，纠正组织缺氧；重视营养和代谢支持；免疫和炎症反应调节治疗；中医药治疗。

【护理诊断及医护合作性问题】

1. 气体交换受损　与肺损伤、肺淤血、肺栓塞等有关。

2. 清理呼吸道无效　与呼吸道感染、分泌物过多或黏稠、咳痰无力等有关。

3. 组织灌注量改变　与心排出量减少、微血管广泛凝血及出血有关。

4. 排尿异常　少尿或无尿，与急性肾功能障碍有关。

5. 营养失调　低于机体需要量，与胃肠道功能障碍、不能进食、机体处于高代谢状态等有关。

6. 有损伤的危险　出血，与 DIC 所致的凝血因子被消耗、继发性纤溶亢进、肝素应用的副作用有关。

7. 焦虑/恐惧　与病情严重、担心预后、担心医疗费用等有关。

8. 知识缺乏　缺乏与疾病相关的知识和治疗护理配合知识。

【护理目标】

及早发现患者呼吸困难并处理；及时清理呼吸道，随时保持其通畅；维持正常的组织灌注量；维持正常的尿量；保证营养供给；避免或减少出血发生；患者及家属恐惧减轻；明确疾病相关知识，积极配合治疗与护理。

【护理措施】

（一）一般护理

1. 加强基础护理　患者宜住单人房间，最好使用交替式充气气垫床。24 小时专人特护，监测心电、血压、SPO_2，持续、及时、准确填写特护记录单。严格执行无菌操作和隔离制度，患者的一切用物应严格进行隔离、消毒与处理。

2. 心理护理　护士以高度的责任心、娴熟的操作技术取得患者的信任。对于神志清楚的患者，护士应态度和蔼，尽可能多地同清醒患者交谈，掌握他们的心理需求，建立良好的护患关系。做好保护性医疗，稳定家属情绪，鼓励患者树立康复的信心。鼓励恢复期患者做些力所能及的事情，以逐渐消除其依赖心理。

3. 安全护理　及时估计和发现潜在的危险因素，包括：防止气管套管或气管插管脱出或自行拔出；观察身体各种引流管在位和引流情况，防止脱出；预防患者坠床；防止深静脉置管的堵塞与滑落，预防动脉测压管的滑出或接头松脱。

（二）重症护理

MODS 的死亡率很高，有效控制感染是主要的预防措施；同时要加强循环、呼吸、胃肠和肾功能等的监护，维持其良好的功能状态，把器官受损的严重程度和数目控制到最低限度。

1. 病情观察

（1）体温：严重创伤后常表现为低体温，老年人和儿童更易出现，低体温常常引起凝血功能障碍和心功能不全。MODS 多伴有各种感染，体温升高达 38～40℃，伴有白细胞增高则提示全身感染的可能。通常血温、肛温、皮温间各相差 0.5～1.0℃，当严重感染合并脓毒血症休克时，血温可高达 40℃以上，而皮温可低于 35℃以下，提示病情十分严重，常是危急征象或临终表现。

(2)心率:注意心跳的频率、节律,同时注意心率与脉率的一致性,观察是否出现脉搏短绌。

(3)呼吸:观察呼吸的快慢、深浅、规则与否,是否伴有发绀、哮鸣音、三凹征、强迫体位及胸膜式呼吸变化等,呼吸困难是吸气性还是呼气性等。浅快呼吸预示有呼吸窘迫的存在。观察有无下列垂危征象,包括:深大的库斯莫尔呼吸、深浅快慢周期性变化的陈-施呼吸、周期性呼吸暂停的毕-奥呼吸、反常呼吸以及点头样呼吸等。

(4)血压:血压过低提示可能合并休克,表现有气短、呼吸困难、心率快或周围灌注不足;血压低者还应考虑心脏功能衰竭的可能。

(5)意识:脑受损可出现嗜睡、意识模糊、谵妄、昏迷等。注意观察瞳孔大小、直径、对光反射及压眶反应,注意识别中枢性与其他原因造成的征象。

(6)尿:注意尿量、尿色、尿比重、酸碱度和血中尿素氮、肌酐的变化,及早发现少尿型及非少尿型肾衰竭。

(7)皮肤:观察皮肤颜色、湿度、弹性,注意有无皮疹、出血点、淤斑,及早发现缺氧、脱水、过敏、DIC征象。

2. 系统和器官功能监测护理

(1)肺功能监测和护理:肺功能的主要监测指标是血氧饱和度和血气分析。在使用呼吸机或改变通气方式30分钟后,应常规进行血气分析,以后每4小时1次,以便及时调整呼吸机参数,达到最佳氧疗效果。密切观察血氧饱和度,发现下降要及时寻找原因,进行处理。

(2)使用呼吸机的监测:护理人员应注意呼吸机工作参数是否与病情相适应,是否发生人机对抗,呼吸机监测系统是否报警,确保患者接受安全的人工呼吸治疗。

(3)深部测压的护理:MODS患者常需采用中心静脉置管、动脉置管以及肺动脉漂浮导管置入以测压等。各种导管要标记清楚,各部位衔接牢固。插管处贴膜要使用透气性能好,粘贴牢固的材料,若患者出汗多或凝血机制较差时,应经常观察局部是否粘贴良好,针眼处有无暴露,是否保持无菌状态。观察管内有无回血,保持导管通畅,防止血栓形成;抽血或冲管时严防气泡进入。使用肝素时注意正确配制。严格无菌操作。需测压时正确测压并随时记录结果。

3. 脏器衰竭的护理

(1)循环功能衰竭的护理:MODS患者常发生血压下降、心功能不全、微循环淤血、动静脉短路开放、血流分布异常,外周组织氧利用障碍,应严密监测心功能及其前、后负荷,注意心率、心律、血压、脉压的变化。要在心电监护下应用洋地黄制剂和抗心律失常药物;使用利尿剂、血管扩张剂时将患者置于头高脚低位。根据医嘱正确用药,用输液泵控制输液速度,维持血压,尤其是脉压;在一定范围内增加心排出量,保证向各组织器官提供足够的氧并能被外周器官有效利用。

(2)呼吸功能衰竭的护理:MODS患者早期出现低氧血症,必须立即给予氧气输入,使PaO_2保持在60mmHg以上。根据需要,尽早应用呼吸机行机械通气,常用A/C或SMIV,加用PEEP方式治疗。

(3)急性肾衰竭的护理:严密监测尿量和尿比重,注意血中尿素氮、肌酐变化;严格记录24小时出入量;如条件允许,每日应测量体重一次;密切监测心电图的变化,观察患者有无嗜睡、肌无力、心律失常、恶心、呕吐等症状,防止高血钾;积极防治水中毒,注意观察有无脑水肿和肺水肿。行床旁透析治疗时做好相应护理。

(4)应激性溃疡的护理：创伤导致的感染、休克、缺氧、营养不良和其他应激因素均可导致应激性溃疡的发生。主要做好以下几方面工作：遵医嘱正确应用药物预防溃疡发生；常规留置胃管，定时抽吸并观察胃液变化，伤后48～72小时是发生应激性溃疡的高峰期，还应注意有无血便；尽早使用肠内营养，对预防上消化道出血有一定作用；观察腹部症状、体征变化，听诊肠鸣音变化。

4. 药物治疗的护理

(1)抗生素的应用：对感染者必须根据伤口分泌物或血液细菌培养及药物敏感试验结果使用敏感抗生素。护士严格按医嘱执行，确保药物在体内的有效浓度。

(2)强心药的应用：常用毛花苷丙0.2～0.4mg，加入50%葡萄糖溶液20ml中静脉缓慢推注，在心电监护下使用，严密观察毒副作用，如恶心、呕吐、黄视、绿视、视物不清等。

(3)利尿剂的应用：遵医嘱应用利尿剂，以减轻回心血量，减轻心脏负荷，消除水肿。但应注意血钠、血氯、血钾变化。

(4)血管扩张剂的应用：应用血管扩张剂时，首先判断血容量是否补足。静滴应从小剂量、低速开始。应用硝普钠时宜使用微量泵，根据血压随时调整用药量，并注意采用避光措施。

5. 营养支持与护理　MODS患者机体常处于全身炎性反应高代谢状态，热能消耗极度增加，机体免疫功能受损、代谢障碍、内环境紊乱，故保证营养至关重要。尽可能采取经口进食，不能经口进食者可采用管饲法供给肠内营养，必要时采用肠外营养。

(1)肠内营养：肠内管饲营养可经鼻胃管、鼻肠管、胃造口管、空肠造口管供给。管饲营养者要加强护理，防止并发症的发生，如误吸、胃肠道并发症、代谢并发症、感染性并发症等。

(2)全胃肠外营养(TPN)：肠外营养时间估计不超过2周者可经外周静脉供给；估计超过2周者经中心静脉供给，临床常选用锁骨下或股静脉置管。肠外营养时应加强护理以防止并发症发生。主要有代谢并发症和置管并发症，其中以代谢并发症常见，如高血糖和高渗综合征、低血糖、电解质紊乱等。

（三）健康教育

向患者及家属解释疾病的可能成因、主要表现、临床诊断和治疗配合、预后等。解释相关检查的重要性和必要性，特殊治疗的目的、意义及不良反应。帮助患者及家属树立战胜疾病的信心，使其主动配合治疗。

【护理评价】

患者呼吸困难是否及早发现并处理；能否及时清理呼吸道，随时保持其通畅；能否维持正常的组织灌注量；能否维持正常的尿量；能否保证营养供给；能否避免或减少出血的发生；患者及家属恐惧是否减轻；是否明确疾病的相关知识，能否积极配合治疗与护理。

（罗红艳）

思考题

1. 说出急性肾衰竭的病情评估要点及护理措施。
2. 说出弥散性血管内凝血的病情评估要点及护理重点。
3. 请列举多器官功能障碍综合征的常见原因、分型分类与护理重点。

第十一章 创伤患者的护理

学习目标

1. 掌握创伤的现场急救、多发伤的定义。
2. 熟悉创伤的分类，多发伤的评估和现场急救。
3. 了解创伤病理生理和院前评分方法。

第一节 概 述

创伤(trauma)是指机械因素作用于人体所造成的机体结构完整性的破坏。它与某些物理性(如高热、电击)、化学性(如强酸、强碱及糜烂性毒剂)、生物性(如昆虫、蛇、狂犬)等致伤因素作用于人体引起的损伤有所不同。

【分类】

正确的伤情分类，有利于有效的院外急救和转运，使伤员获得妥善处理。创伤的分类方法有多种，常用的有以下几种：

1. 按致伤因素分类 可分为烧伤、冻伤、挤压伤、刃器伤、火器伤、冲击伤、爆震伤、毒剂伤、核放射伤及多种因素所致的复合伤等。

2. 按皮肤完整性分类 皮肤黏膜保持完整称闭合性损伤，如挫伤、挤压伤、扭伤、震荡伤等。皮肤黏膜破损，有伤口称开放性损伤，如擦伤、撕裂伤、切割伤和刺伤等。开放性损伤的伤口多有不同程度的污染而易发生伤口感染。

3. 按受伤部位分类 一般分为颅脑伤、颌面部伤、颈部伤、胸(背)部伤、腰腹部伤、脊柱和四肢伤等。诊治时需进一步明确受伤的组织和器官，如软组织损伤、骨折、脱位或内脏破裂等。

4. 按伤情轻重分类 一般分为轻伤、重伤、危重伤。

(1)轻伤：是指伤员意识清楚，无生命危险，如无感染的软组织伤、闭合性四肢骨折等。

(2)重伤：是指暂时无生命危险，生命体征稳定，但需要严密观察病情变化，尽可能在伤后12小时内处理。如胸外伤不伴有呼吸衰竭、胸腹贯通伤而无大出血、深部软组织伤未发生休克等。

(3)危重伤：是指随时有生命危险，需紧急处理的伤情。以下情况提示病情危重：①收缩压<90mmHg，脉搏>120次/分和呼吸>30次/分或<12次/分；②头、颈、胸、腹或腹股沟部穿透伤；③意识丧失或意识不清；④腕或踝以上创伤性断肢；⑤连枷胸；⑥有两处或两处以上长骨骨折；⑦3m以上高空坠落伤。

知识链接

创伤导致死亡的常见原因：①早期数分钟内死亡：脑干损伤、窒息、心脏和大血管贯通伤及高位脊髓损伤；②数小时内死亡：休克和不能控制的大出血；③晚期死亡：合并SIRS、脓毒症（SEPSIS）、急性呼吸窘迫综合征（ARDS）、脓毒性休克（SEPTIC SHOCK）和多器官功能障碍综合征（MODS）等。

【病理生理】

1. 局部反应　局部反应即局部炎症反应。局部炎症反应与伤后组织细胞破坏、释放出各种炎性介质和细胞因子有关。局部炎症反应的轻重取决于致伤因素的种类、作用时间、组织损害程度和性质等，常表现为损伤的局部出现红、肿、热、痛。这是一种保护性反应，有利于清除坏死组织、杀灭细菌及组织修复。一般情况下，创伤性局部炎症反应在3～5日后趋于消退。

2. 全身反应　致伤因素作用于人体后引起的一系列神经内分泌活动增强，并由此而引发的各种功能和代谢改变的过程，是一种非特异性应激反应。其表现为综合性的复杂过程，不仅包括神经内分泌系统和物质能量代谢，还涉及凝血系统、免疫系统、重要的生命器官和一些炎症介质及细胞因子等。

【创伤组织的修复和愈合】

1. 组织修复和创伤愈合

（1）纤维蛋白充填期：早期伤口由血凝块充填。进入炎症反应期后，渗出的血浆经酶转化成血浆纤维蛋白附加其间，取代血块充填伤口并构成网架。

（2）细胞增生期：创伤后6小时左右，即可有新生细胞出现，成纤维细胞、内皮细胞等开始增殖、分化、迁移，并逐渐形成新生的毛细血管，三者共同构成肉芽组织，充填组织裂隙。伤口中原有的血凝块、坏死组织等可被酶分解，被巨噬细胞吞噬、吸收或从伤口排出。浅表损伤经过上皮细胞的增殖、迁移，创面一般可被覆盖而修复。但大多数软组织损伤的修复是以生成肉芽组织的形式来完成的。伤后还有间叶细胞、成骨细胞及成软骨细胞等增生。

（3）组织塑型期：为促进伤处功能的重建，瘢痕内的胶原和其他基质又有一部分被转化和吸收，并改变排列顺序，使瘢痕既软化，又仍保持张力强度。另外肌成纤维细胞有收缩伤口的作用，使伤口外观和功能得以改善。在细胞增生和组织塑型的过程中，均有巨噬细胞和多种介质参与。

2. 创伤愈合类型

（1）一期愈合：组织修复以原来的细胞为主，仅含少量纤维组织。伤口边缘整齐、严密、平滑，呈线状。多见于损伤程度轻、范围小、未发生感染的伤口或创面的愈合。

（2）二期愈合：以纤维组织修复为主，不同程度地影响结构和功能，又称瘢痕愈合。多见于损伤程度重、范围大、有坏死组织或未经合理的早期外科处置的伤口。

3. 影响创伤愈合的因素

（1）局部因素：伤口感染是最常见的原因，细菌感染可损害细胞和基质，导致局部炎症持久不易消退，甚至形成化脓性病灶等，均不利于组织修复及创伤愈合。损伤范围大，坏死组织多，或有异物存留的伤口，伤缘往往不能直接对合，且被新生细胞和基质连接阻隔，必然影响修复。局部血液循环障碍使组织缺血、缺氧，或由于采取的措施不当(如包扎或缝合过紧等)造成组织继发性损伤也不利于愈合。

(2)全身因素：主要有营养不良(蛋白质、维生素、铁、铜和锌等微量元素缺乏或代谢异常)、大量使用细胞增生抑制剂(如皮质激素等)、免疫功能低下及全身性严重并发症(如多器官功能不全)等。

【创伤院前评分】

是指从受伤现场到医院确定性诊断前这段时间内，医务人员对患者进行伤情严重度定量判断的方法。其特点是简便易行，能尽快地将伤员分类，保证危重伤员的紧急救治，主要用于现场分类。

1. 创伤指数(trauma index, TI) 是针对损伤部位、损伤类型、循环、呼吸和意识状态五个方面对患者进行评分(表 11-1)，每项指标为 4 级记分(1 分、3 分、5 分、6 分)。各项积分相加，以总分评定损伤严重程度，总分越高，伤情越重。TI≤9 分为轻度或中度伤；10～16 分为重度伤；17 分以上为严重创伤，约有 50%的死亡率；21 分以上者病死率剧增；29 分以上者 80%于 1 周内死亡。TI 应用方便，但不十分精确，适宜在事故现场作检伤分类之用。

表 11-1 创伤指数

分值	1 分	3 分	5 分	6 分
受伤部位	四肢	背部	胸部	头、颈、腹部
损伤类型	撕裂伤	挫伤	刺伤	钝器伤、子弹伤
循环状态				
外出血	有			
血压(mmHg)		60～97	<60	测不到
脉搏(次/分)		100～140	>140	<50
呼吸状态	胸痛	呼吸困难	发绀	无呼吸
意识状态	嗜睡	恍惚	半昏迷	深昏迷

2. 创伤记分(trauma score, TS) 选择的生理指标有循环(包括收缩压和毛细血管再充盈)、呼吸(频率和幅度)、意识(格拉斯哥昏迷指数)等参数，每项记 0～5 分，5 项分值相加为 TS(表 11-2)。TS 有效值为 1～16 分，分值越低，伤情越重。1～3 分者生理紊乱大，死亡率高达 96%；4～13 分者生理紊乱显著，失治易于死亡，而治疗可能存活，抢救价值很大；14～16 分者，生理紊乱小，存活率高达 96%。TS 的伤员检伤分类(triage)标准为 TS<12 分。

表 11-2 创伤记分

分值	0 分	1 分	2 分	3 分	4 分	5 分
呼吸次数(次/分)(A)	0	<10	>35	25～35	10～24	
呼吸幅度(B)	浅或困难	正常				
循环收缩压(mmHg)(C)	0	<50	50～69	70～90	>90	
毛细血管充盈(D)	无充盈	充盈迟缓	正常			
意识状态(GCS)(E)		3～4	5～7	8～10	11～13	14～15

注：TS=A+B+C+D+E

3. 修正的创伤记分(revised trauma score,RTS)　由于TS灵敏度相对较低,易于遗漏严重患者,特别对头伤患者的严重性估计不足,因此提出了修正的TS。RTS是对TS的进一步改进并简化了检测指标,增加了格拉斯哥昏迷评分(GCS)的权重。RTS评分越低,伤情越重(表11-3)。RTS总分为0～12分。RTS＞11分诊断为轻伤;RTS＜11分诊断为重伤;RTS＜12分应送到创伤中心。

表11-3　修正的创伤记分

分值	4分	3分	2分	1分	0分
意识状态(GCS)	13～15	9～12	6～8	4～5	3
呼吸(次/分)	10～29	＞29	6～9	1～5	0
收缩压(mmHg)	＞89	76～89	50～75	1～49	0

4. 院前指数(pre-hospital index,PHI)　以收缩压、脉搏、呼吸和意识四项生理指标为依据,每项指标分别记0～5分,最高总分为20分(表11-4)。总分0～3分为轻伤,死亡率为0,手术率为2%;4～20分为重伤,死亡率为16.4%,手术率为49.1%。伴胸、腹穿通伤另加4分(总分0～24分)。记分特点为分数越高,代表伤情越严重,与其他生理指标相反。

表11-4　院前指数

分值	0分	1分	2分	3分	5分
收缩压(mmHg)	＞100	86～100	75～85	0～74	
脉搏(次/分)	51～119			≥120	≤50
呼吸(次/分)	正常			浅或费力	＜10或需插管
意识状态	正常			模糊或烦躁	言语不能理解

5. CRAMS评分包括循环、呼吸、胸腹压痛、运动、语言5个参数,按照各参数表现评定为0～2分,共3级。相加的积分为CRAMS值(表11-5),总分为10分,总分越高,伤情越轻。CRAMS＞7分,死亡率为0.15%;＜7分,死亡率为62%。CRAMS分值9～10分为轻伤;8～7分为重伤;＜6分为极重伤。CRAMS的检伤分类标准为≤8分。

表11-5　CRAMS评分

分值	2分	1分	0分
循环	毛细血管充盈正常,收缩压＞100mmHg	毛细血管充盈迟缓,收缩压85～99mmHg	毛细血管无充盈,收缩压＜85mmHg
呼吸	正常	＞35次/分	无自主呼吸
胸腹压痛	无压痛	胸或腹压痛	连枷胸、板状腹或深穿刺伤
运动	遵嘱动作	只有疼痛反应	无反应
语言	回答切题	错乱、语无伦次	发音听不懂或不能发音

【护理措施】

应迅速对患者的伤情作出判断,优先抢救危及患者生命安全的危重伤,如呼吸心跳骤停、窒息、开放性或张力性气胸、大出血、休克等。

(一) 现场急救措施

1. 保持呼吸道通畅 立即清除口腔及气道内分泌物、血凝块、异物等，对重症伤员应将其头部侧向，抬起下颌，用口咽通气管，必要时行气管插管或切开。对开放性气胸引起的呼吸困难者，用厚层敷料立即封闭伤口。张力性气胸者用粗针头行胸腔穿刺排气减压。

2. 心肺复苏 当患者发生心跳呼吸骤停而无胸骨及肋骨骨折时，应立即进行胸外心脏按压和口对口人工呼吸。

3. 立即有效止血 对急性失血的有效处理是减少损伤死亡的重要措施。紧急止血可在伤口处用敷料加压包扎，并抬高伤肢。四肢大血管损伤，可用橡皮止血带或充气止血带进行止血，但应记录上带时间，每小时松开一次，每次5～10分钟。条件具备时应立即采取手术止血。

4. 休克的防治 创伤早期发生休克，多因失血过多，少数可能因神经受强烈刺激或脊髓受损所致，应及时输液、输血，采取止血措施。

5. 骨折固定 四肢骨折应及时固定，但现场急救不得强行进行骨折复位。良好的固定能减轻疼痛，避免搬运时骨折断端移位，继发血管、神经损伤，有利于防治休克和脂肪栓塞综合征。

6. 颅脑伤的防治 给病员吸氧，并用脱水剂和激素防治脑水肿。

(二) 转送途中的护理

1. 病情观察 注意病员神志、生命体征的变化，发现异常情况及时处理。留置导尿管，监测休克和肾功能情况。

2. 伤员体位 一般伤员取仰卧位；颅脑伤、颌面部伤应侧卧位或头偏向一侧；胸部伤取半卧位或伤侧向下的低斜坡位；腹部伤取仰卧位，膝下垫高，使腹部放松。担架运送时，伤员头部在后，以便观察病情变化；汽车运送时，伤员头部在后，保证头部血供；飞机转送时，体位应横放，以防飞机起落时头部缺血。

3. 脊柱损伤搬运方法 疑有脊柱损伤的患者，应3～4人一起搬动，保持头部、躯干成直线，以防继发性脊髓损伤。

4. 保持输液管和各种引流管的畅通。

(三) 一般救护

1. 体位和局部制动 较重的伤员应卧床休息，所取的体位应有利于呼吸运动、伤处静脉回流和引流，如半卧位利于呼吸，并有利于气胸的引流。用绷带、夹板、石膏、支架对受伤的局部适当制动，可缓解疼痛，且有利于组织修复。并抬高伤肢以减轻水肿。对骨折及血管、神经、肌腱损伤更应重视制动。

2. 镇痛镇静 选用适当镇静镇痛药物，使伤员安静和休息。

3. 心理治疗 有严重焦虑、恐惧的伤员，可发生伤后精神病，适当进行心理治疗，使伤员配合治疗，有利于康复。

4. 防治感染 开放性伤和有胸内、腹内脏器损伤的闭合伤，都应重视预防感染。主要方法是及时正确地对伤口进行清创和闭合伤的手术处理；抗菌药物应在伤后4～6小时内开始使用，可起到预防作用。开放性损伤还需用破伤风抗毒素。

(四) 伤口处理

临床上通常把污染伤口的处理方法称为清创术，它是处理开放性损伤最基本、有效的手段。

1. 清创前准备　充分了解病情，判断伤口局部有无神经、血管、肌腱的损伤。依据伤口部位、受伤程度选择麻醉方法。

2. 清洁伤口　伤口内填入无菌纱布，用软毛刷蘸肥皂水刷洗创口周围皮肤，然后用生理盐水冲洗。揭去伤口内纱布，再用生理盐水、过氧化氢冲洗伤口3遍后，用纱布拭干。

3. 皮肤消毒　用无菌纱布遮盖伤口，按常规消毒铺巾。

4. 清创　仔细检查伤口，清除伤口内血块、异物，切除无生机的创缘皮肤、肌组织，去除游离的碎骨片等，使清创后的伤口接近于手术切口。

5. 缝合伤口　皮肤重新消毒铺巾，术者更换手套和器械。然后进行各种组织的修复，并按组织层次逐层缝合。对伤口污染重、清创后仍有可能感染的患者，可观察1～2日后再延期缝合。

第二节　多发伤患者的护理

【概述】

多发伤是指同一致伤因素损害人体，同时或相继有两个或两个以上的解剖部位或器官受到创伤，且其中至少有一处是可以危及生命的严重创伤，或并发创伤性休克。

与多发伤概念相区别的有多处伤、复合伤、联合伤。多处伤是指同一解剖部位或脏器有两处以上的损伤；复合伤是指两种以上的致伤因素同时或相继作用于人体所造成的损伤；联合伤是指创伤造成膈肌破裂，既有胸部伤，又有腹部伤，又称胸腹联合伤。

多发伤的临床特点：①伤情严重、复杂；②伤情变化快，死亡率高；③不同器官的病情可以相互影响，加重损伤反应；④休克发生率高和低氧血症发生率高；⑤容易漏诊和误诊；⑥易发生感染等并发症；⑦处理矛盾多，救治顺序确定困难。

知识链接

第一次世界大战期间，伤者在1小时内得到救治，死亡率为10%，但是随着得到救治的时间延长，到伤后8小时才得到救治时，死亡率竟然高达75%。这一数据后来被美国马里兰大学的休克创伤中心创始人考莱(R.Adams Cowley)引用，并提出了著名的"黄金一小时(golden hour)"理念，他说"在生存与死亡之间存在一个黄金一小时"，如果伤情严重，你只有不到60分钟的时间争取生存。虽然你可能不是在那段时间内死亡，可能在两三天甚至两周后死亡，但是在那一小时内发生在你体内的改变已经是不可恢复了。

【护理评估】

（一）健康史

询问受伤时间、受伤原因、外力的性质和着力部位、伤后当时和以后的表现、处理经过以及伤前的健康状况等。

（二）快速全面初步评估

接诊多发伤患者，首先进行ABS评估，检查气道(A)、有无出血(B)和休克(S)，然后脱去患者衣服，进行全面检查，主要是判明有无致命性损伤。

(三) 各系统进一步评估

1. 颅脑外伤的评估 颅脑损伤评估最主要是检查意识水平、生命体征、瞳孔及肢体运动的情况。目前国际上多采用 Glasgow 昏迷评分法。脑水肿或颅内出血引起颅内压升高，可引起脉搏慢、呼吸慢、血压高等反应，临床上称为 Cushing 三联征。颅内压增加时可有头痛、呕吐和视神经盘水肿等症状和体征。瞳孔的改变包括瞳孔大小及对光反射的变化，是诊断脑损伤后颅内压增高和脑疝形成的简单、迅速而可靠的指标。观察肢体运动情况，有利于了解颅脑损伤的发生、发展情况，常见的早期征象主要是锥体束征。

2. 胸部外伤的评估 评估胸廓外形，了解有无肋骨骨折、气胸、肺不张、急性肺水肿等。

3. 腹部外伤的评估 腹部评估的关键是确定有无腹内脏器的损伤。实质脏器或大血管的损伤能引起严重出血及休克，可造成早期死亡；空腔脏器的损伤可因内容物污染腹腔导致腹膜炎，是患者后期多脏器功能不全的原因之一。腹部外伤评估和判断的重点是决定是否需要剖腹探查，而不是确定哪个脏器损伤。

4. 泌尿系统损伤的评估 血尿是诊断泌尿系统损伤的重要依据，约有 80％的病例出现不同程度的肉眼或镜下血尿，但血尿程度有时与泌尿系损伤的严重程度不一致，如严重肾损伤及肾蒂损伤有时不出现血尿，因此不能完全根据血尿多少判断肾损伤的程度。

5. 骨盆骨折的评估 骨盆骨折常伴有腹腔内脏器损伤、膀胱破裂、尿道损伤、直肠损伤和阴道损伤等，并且常导致患者失血性休克，评估过程中应加以重视。

6. 四肢损伤的评估 四肢伤是多发伤中最多见的合并伤，约占 60％～90％。主要有以下 3 种损伤类型：

(1)四肢骨折：大多有明显的临床症状及体征，如伤肢功能障碍、肿胀、压痛、畸形、异常活动和骨摩擦音等。

(2)血管损伤：检查四肢多发伤时要注意血管损伤，尤其是股骨髁上骨折、膝关节脱位、胫骨上端严重粉碎性骨折及肱骨髁上骨折的患者，要常规检查远端动脉搏动和缺血的体征。如末梢动脉搏动减弱或消失、皮肤苍白、温度降低，要引起重视。一旦明确大血管损伤，应急诊进行血管重建，以减少肢体坏死。

(3)筋膜间隙综合征：由于密闭筋膜间隙内的肌肉出血或肿胀，间隙内压力不断增高，可继发肌肉和神经缺血、坏死，应引起注意。

(四) 连续性评估

多发伤伤情复杂，病情变化快，有的损伤在早期并不明显，因此连续性评估十分重要。遇有病情进行性加重，或不明原因的休克，应详细的再次评估患者，有助于发现某些隐性损伤，如腹膜后出血、躯干软组织损伤合并邻近脏器破裂等。

(五) 实验室及其他辅助检查

在患者条件允许的情况下，及时进行检查，明确损伤的情况，及时处理。

1. 血常规 判断患者出血情况。

2. X 线 明确有无骨折、血气胸、腹腔空腔脏器破裂等情况存在。

3. B 超 判断有无腹腔内实质性脏器破裂等情况。

4. CT 有无颅脑损伤等情况存在。

【护理诊断及医护合作性问题】

1. 血容量不足 与出血有关。

2. 疼痛 与创伤有关。

3. 有休克的危险　与创伤出血、疼痛有关。

4. 恐惧　与发病突然、情况较重有关。

【护理措施】

多发伤急救和护理应遵循“先抢救生命，后保护功能；先重后轻，先急后缓”的原则。

（一）现场救护

1. 迅速脱离现场　在现场急救时，首先必须让患者离开现场，转移到通风、安全、保暖、防雨的地方进行急救，以免损害继续进行。

2. 快速的伤情评估　观察伤员的神志、面色、呼吸、血压、脉搏、出血等，快速判断有无致命伤。

3. 保持呼吸道通畅　在实施急救措施前，首先要注意呼吸道是否有梗阻或窒息，若有，应立即松开领带、衣扣，置伤员于侧卧位，或头转向一侧，以保持呼吸道通畅；同时要迅速清除口、鼻、咽、喉部的异物、血块、呕吐物、痰液及分泌物等；对颅脑损伤而有深昏迷及舌后坠的伤员，可牵出后坠的舌，下颌向前托起；对下颌骨骨折而无颈椎损伤的伤员可将颈项部托起，头后仰，使气道开放；对喉部损伤所致呼吸不畅者，可用大号针头做环甲膜穿刺或环甲膜切开；心搏骤停伤员做心肺复苏的同时应尽快做气管插管，以保证呼吸道通畅及充分供氧，有利于循环复苏。

4. 心肺复苏　对疑有呼吸心跳骤停者，应立即进行心肺复苏。

5. 止血　对明显的活动性外出血，及时的控制，可采用压迫、加压包扎、抬高患肢等方法止血。四肢大血管破裂出血，可用止血带、休克裤止血，同时要记录止血的时间，并每小时松开一次。

6. 气胸的处理　对张力性气胸，应尽快于伤侧锁骨中线第2肋间插入带有活瓣的穿刺针排气减压，能迅速改善危象；对于胸部伤口造成的开放性气胸，要尽快使用无菌敷料垫封闭开放伤口；对血气胸要行闭式胸膜腔引流；对胸壁软化伴有反常呼吸者应固定浮动胸壁等。

7. 抗休克　主要措施为迅速的临时止血、止痛、保温，输液扩容和应用抗休克裤。

8. 包扎和固定　简单的包扎和固定有利于减轻疼痛、保护创面、帮助止血和抗休克。材料可以就地取材，如清洁的毛巾、被单、衣服、布类、树枝、木棍、木板等。创面中有外露的骨折断端、肌肉、内脏，严禁将其回纳入伤口；有骨折的伤员要进行临时固定；脑组织脱出时，应先在伤口周围加垫圈保护，不可加压包扎。

9. 保存好离断肢体　伤员断离的肢体应用无菌巾或干净布包好，外套塑料袋，周围置冰块低温保存，以减慢组织的变性和防止细菌滋生繁殖，冷藏时应防止冰水侵入断离创面或血管腔内，切忌将断离肢体浸泡在任何液体中。断肢应随同伤员送往医院，以备再植手术。

10. 途中病情观察　重点观察伤员的意识、瞳孔、血压、脉搏、面色、肢端循环，如发现病情加重，应及时给予适当的处理。

（二）院内护理

1. 一般救护措施　患者到达病房后，应立即建立静脉输液通道、吸氧、采集血液标本，测量血压、脉搏、呼吸、体温，留置导尿并记录尿量和色泽，尽早清创伤口。

2. 抗休克　尽快建立两条静脉输液通道。补充有效循环血量，可加压输入平衡盐溶液、右旋糖酐、血浆、全血等。补液速度宜快，应争取在1小时内输入晶体溶液1000～1500ml、右旋糖酐500ml。必要时可用抗休克裤。

3. 维持呼吸 及时吸出呼吸道分泌物和血凝块等异物以畅通气道。昏迷患者可置口咽通气管以防止舌根后坠。有气胸的患者应立即进行排气减压处理。对于严重呼吸功能障碍者，可考虑行气管切开。胸部开放性创口，应迅速用各种方法将创口暂时封闭，张力性气胸应尽快穿刺闭式引流，必要时行开胸手术。

4. 止血 可在原包扎的外面再用敷料加压包扎，并抬高出血肢体。对活动性较大的出血应迅速钳夹止血，对内脏大出血应进行手术处理。

5. 颅脑损伤的处理 有颅脑损伤者，应防治脑水肿。可用20%甘露醇、50%葡萄糖、地塞米松或甲泼尼松，并局部降温或冬眠疗法。条件许可时，立即行CT检查，一旦明确颅内血肿，应尽快手术引流减压。

6. 腹腔内脏损伤的处理 疑有腹腔内出血时，应立即行腹腔穿刺术、B超检查，并尽快输血，防治休克。做好术前准备，尽早剖腹探查。

（马晓衡）

思考题

1. 什么是创伤、多发伤、复合伤、联合伤？
2. 试述创伤的现场救护？

第十二章　急性中毒患者的护理

学习目标

1. 掌握急性中毒的概述、急性有机磷农药中毒、急性一氧化碳中毒、镇静催眠药中毒、细菌性食物中毒、急性乙醇中毒和强酸强碱中毒患者的护理评估及护理措施。

2. 熟悉有机磷农药中毒、急性一氧化碳中毒、镇静催眠药中毒、细菌性食物中毒、急性乙醇中毒和强酸强碱中毒患者的护理诊断及医护合作性问题。

3. 了解有机磷农药中毒、急性一氧化碳中毒、镇静催眠药中毒、细菌性食物中毒、急性乙醇中毒和强酸强碱中毒患者的护理目标及护理评价。

某些物质接触人体或进入人体后，在一定的条件下，与体液、组织液相互作用，损害组织，破坏神经和体液的调节功能，使其正常的生理功能发生障碍，引起一系列症状和体征，称为中毒。引起中毒的外来物质称为毒物。根据来源和用途将毒物分为：①化学性毒物：如铅、苯、一氧化碳、有机磷、有机氯等；②植物性毒物：如曼陀罗类、毒蕈、含亚硝酸盐的植物、苦杏仁、白果等；③动物性毒物：如毒蛇咬伤，蜂、蝎蜇伤，误食河豚、生鱼胆等；④某些药物：如镇静药类、酒精、吗啡等。

工业性毒物、药物、农药和有毒动植物，毒物的毒性较剧烈或短时间内大量、突然地进入人体内，迅速引起症状甚至危及生命，称为急性中毒（acute poisoning）。急性中毒发病急骤、症状凶险、变化迅速，如不及时救治，可危及生命。毒物量少、持续地进入人体，蓄积起来并积累到一定量时所引起的中毒称为慢性中毒。

第一节　概　　述

【中毒机制】

（一）毒物进入体内的途径

毒物主要经过消化道、呼吸道和皮肤黏膜三条途径进入人体。

1. 经消化道吸收　很多毒物经消化道途径进入人体，如有机磷杀虫药、毒蕈、安眠药、乙醇、河豚等。消化和吸收的主要部位在小肠。脂溶性的毒物以扩散方式透过胃肠道黏膜而被吸收，少数的毒物以主动转运的方式在肠内被吸收。影响吸收的主要因素是胃肠道内的 pH、毒物的脂溶性及其电离的难易程度，另外，影响其吸收的因素还包括胃内容物的量、排空时间和肠蠕动等。

2. 经呼吸道吸收 气体、烟雾态和气溶胶态的物质大多经呼吸道进入人体，如一氧化碳、砷化氢、硫化氢等。这是毒物进入人体最方便、最迅速的途径。同时也是毒性作用发挥最快的一种途径。随着呼吸道进入人体的毒物很容易被迅速吸收，直接进入血液循环，从而作用于组织器官，使毒物的作用发挥得早而且严重。

3. 经皮肤黏膜吸收 皮肤是人体的天然保护屏障，多数的毒物不能经过健康的皮肤吸收。但脂溶性毒物，如有机磷、苯类就可以穿透皮肤的脂质层吸收；在局部皮肤有损伤，高温、高湿环境或皮肤多汗时，部分毒物可经皮肤吸收。

（二）毒物的代谢

1. 毒物的分布 毒物被吸收后进入血液，分布于体液和组织中，达到一定的浓度后呈现毒性作用。影响毒物体内分布的主要因素为毒物与血浆蛋白的结合力、毒物与组织的亲和力以及毒物通过某些屏障如血脑屏障的能力。

2. 毒物的转化 毒物主要在肝脏进行代谢转化，通过氧化、还原、水解和结合等几种方式来完成。大多数毒物经代谢后毒性降低，但也有少数毒物在代谢后毒性反而增加，如对硫磷(1605)氧化成对氧磷，其毒性可增加数百倍。

3. 毒物的排泄 毒物经代谢后大部分由肾脏和肠道排出，一部分以原形由呼吸道排出，还有少数毒物可经皮肤、汗腺、唾液腺、乳腺等排出。

（三）中毒机制

1. 局部刺激、腐蚀作用 强酸、强碱可以吸收组织中的水分，并且可以和蛋白质或脂肪结合，使细胞变性、坏死。

2. 缺氧 刺激性的气体可以引起肺炎或肺水肿，导致肺泡的气体交换障碍而引起缺氧。窒息性的气体可以阻碍氧的吸收、转运或利用，如一氧化碳、硫化氢、氰化物等。心肌和脑对缺氧敏感，从而继发损害。

3. 麻醉作用 有机溶剂和吸入性麻醉剂具有强嗜脂性，脑组织和细胞膜脂类含量高，此类毒素可以通过血脑屏障，进入脑内从而抑制脑功能。

4. 抑制酶的活力 很多的毒物或者其代谢产物通过抑制酶的活力而产生毒性反应，如氰化物可以抑制细胞色素氧化酶、有机磷杀虫药可以抑制胆碱酯酶等。

5. 干扰细胞膜或细胞器的生理功能 四氯化碳在体内经过代谢可以产生三氯甲烷自由基，其作用于肝细胞膜中的不饱和脂肪酸，产生脂质过氧化，从而导致线粒体和内质网变性，肝细胞死亡。

6. 竞争受体 如阿托品阻断毒蕈碱受体等。

【护理评估】

（一）健康史

1. 职业史 包括工种、工龄、接触毒物的种类、时间、环境条件、防护措施以及在相同的条件下其他人员有无发病。

2. 中毒史

(1)生活性中毒：怀疑有服毒的可能时，要了解患者的生活情况、精神状态、长期服用药物的种类以及发病时身边有无药瓶、药袋、家中的药物有无缺少，并且估计服药的时间和剂量。

(2)一氧化碳中毒者要了解室内的火炉、烟囱、煤气及当时室内的其他人员情况。神志清楚者询问本人，神志不清者或企图自杀者应该向患者的家属、亲友、同事或者是现场目击者了解情况。

(3)食物中毒者询问进餐情况、时间、其他同时进餐者有无同样的症状，同时收集剩余食物、胃内容物和呕吐物送检。

(二)身体状况

各种中毒的症状和体征取决于毒物的毒理作用、进入机体的途径、剂量和机体的反应性。

1. 皮肤黏膜症状 ①皮肤烧灼：如硫酸灼伤呈黑色、硝酸灼伤呈黄色、过氧乙酸灼伤呈无色等；②发绀：如亚硝酸盐、磺胺、非那西丁、麻醉药等中毒会引起氧合血红蛋白不足，导致发绀；③樱桃红色：如一氧化碳和氰化物中毒；④大汗、潮湿：如有机磷中毒；⑤皮炎：见于沥青、灰菜等中毒。

2. 眼部症状 ①瞳孔缩小：见于有机磷、吗啡、毒扁豆碱等中毒；②瞳孔扩大：见于阿托品、曼陀罗、毒蕈等中毒；③视力障碍：见于甲醇、有机磷、苯丙胺等中毒。

3. 呼吸系统症状 ①刺激症状：如强酸雾、甲醛溶液等刺激性及腐蚀性气体可以直接引起呼吸道黏膜严重的刺激症状，表现为咳嗽、胸痛、呼吸困难，甚至呼吸衰竭。②呼吸气味：如酒味、大蒜味、苦杏仁味。③呼吸加快：水杨酸、甲醇等可兴奋呼吸中枢使呼吸加快。④呼吸减慢：如镇静药、催眠药、吗啡等中毒；中毒性脑水肿，呼吸中枢过度抑制可导致呼吸麻痹。

4. 循环系统症状 ①心律失常：洋地黄、拟肾上腺素类、三环类抗抑郁药、氨茶碱等中毒可引起心律失常；②休克：奎尼丁可引起血管源性休克；某些化学毒物引起低血容量性休克，青霉素引起过敏性休克；③心脏骤停、中毒性心肌病变：见于洋地黄、奎尼丁等中毒。

5. 消化系统症状 ①口腔炎：见于有机汞化合物、汞蒸气的中毒；②呕吐、腹泻，甚至胃肠穿孔和出血坏死性小肠炎；③呕吐物的颜色和气味：高锰酸钾中毒呈现红色或紫色；有机磷中毒呈大蒜味；④黄疸、转氨酶升高，腹水等肝功能异常的表现：见于四氯化碳及某些抗癌药物中毒。

6. 神经系统症状 ①中毒性脑病：表现为意识障碍、抽搐、精神症状和颅内压增高症候群；②中毒性周围神经病：脑神经麻痹及多发性神经炎等表现。

7. 泌尿系统症状 ①肾小管坏死：见于四氯化碳及氨基糖苷类抗生素等中毒；②肾缺血；③肾小管堵塞：见于砷化氢及磺胺类药物等中毒。

8. 血液系统症状 ①溶血性贫血：见于砷化氢及硝基苯等的中毒；②白细胞减少或再生障碍性贫血：氯霉素及抗肿瘤药等的中毒；③出血：见于阿司匹林、抗肿瘤药物、肝素及水杨酸钠等的中毒。

9. 发热 见于抗胆碱药、二硝基酚等的中毒。

(三)实验室及其他辅助检查

1. 毒物检测 有助于确定中毒物质和估计中毒的严重程度。包括早期留取剩余毒物或可能含毒的标本，如呕吐物、胃内容物、血、尿、粪等，尽量不加防腐剂。

2. 其他检查 用于鉴别诊断和判断病情的轻重程度。包括血液学检测、血气分析、血清电解质、肝功能、心电图等。

(四)治疗要点

立即终止接触毒物，清除尚未吸收的毒物，促进已吸收毒物的排出，尽早应用特效解毒剂，支持对症治疗。

【护理措施】

（一）立即终止接触毒物，清除尚未吸收的毒物

1. 吸入性中毒的急救 将患者搬离染毒区后，搬至上风和侧风方向，使其呼吸新鲜空气；及时清除呼吸道分泌物，保持呼吸道通畅；及早吸氧；防寒保暖。

2. 接触性中毒的急救 立即除去被污染的衣物，用敷料除去肉眼可见的毒物，然后用大量清水或肥皂水冲洗体表，包括毛发、指甲、皮肤皱褶处。清洗时注意切忌用热水或用少量水擦洗。若眼部接触毒物时，应采用清水或等渗盐水大量冲洗，冲洗时间不少于5分钟，直至石蕊试纸显示中性为止。皮肤接触腐蚀性毒物时，冲洗时间应达到15～30分钟，并可选择相应的中和剂或解毒剂冲洗。

3. 食入性中毒的急救 常用催吐、洗胃、导泻、灌肠和使用吸附剂等方法清除胃肠道尚未吸收的毒物，应尽早进行。常用的洗胃液为1∶5000高锰酸钾，2%～4%碳酸氢钠，紧急情况下或毒物不明时，通常应用清水或生理盐水；腐蚀性毒物中毒早期通常用蛋清或牛奶灌入后吸出1～2次；已知毒物种类可直接选择适当的洗胃液，尽早排除胃内毒物，以达到减少毒素吸收的目的。

（二）促进已吸收毒物的排出

常用方法包括利尿、吸氧和血液净化疗法。

1. 利尿 对于经由肾脏排泄的毒物，加强利尿可促进毒物排出。措施包括：①补液：大剂量快速输入5%葡萄糖生理盐水或5%葡萄糖溶液；②使用利尿剂：静脉注射或滴注呋塞米等强利尿剂或20%甘露醇等渗透性利尿剂；③碱化尿液：改变尿pH可促进中毒酶的排出，还可促进酸性毒物的离子化，从而减少肾小管的重吸收。

2. 高压氧疗 一氧化碳中毒时，吸氧可促进碳氧血红蛋白解离，加速一氧化碳排出。高压氧是治疗一氧化碳中毒的特效方法。

3. 透析 适用于中毒量大、血中浓度高、常规治疗无效，且伴有肾功能不全及呼吸抑制者。

4. 血液灌注、血浆置换 ①血液灌注：能吸附脂溶性或与蛋白质结合的化合物，清除毒物，是目前常用的中毒抢救措施；②血浆置换：清除患者血浆中的有害物质，特别是生物毒，如蛇毒、砷、洋地黄中毒等。

（三）特效解毒剂的应用

当毒物进入人体后，除了尽快排出毒物外，尽早使用特异性的解毒药可取得显著的疗效。常用的特效解毒剂有：依地酸钙钠（适用于铅中毒）、二巯丙醇（适用于砷、汞、金、锑中毒）、亚甲蓝（适用于亚硝酸盐、苯胺、硝基苯等中毒）、亚硝酸盐-硫代硫酸钠（适用于氰化物中毒）、碘解磷定（适用于有机磷杀虫药中毒）、纳洛酮（适用于阿片类麻醉药中毒）、氟马西尼（适用于苯二氮䓬类药物中毒）。

（四）一般护理

1. 密切观察患者神志和生命体征的变化。详细记录出入量。

2. 保持呼吸道通畅，及时清除呼吸道分泌物，给予氧气吸入，必要时气管插管。做好心脏监护，以便及早发现心脏损害，及时进行处理。

3. 维持水及电解质平衡 护士要密切观察患者的尿量、每日进食量、口渴及皮肤弹性情况，呕吐、腹泻情况，并及时给予适量补液。严重呕吐、腹泻者应详细记录呕吐物的颜色和量。注意尿量以及血压与尿量的关系，血压正常而尿量减少提示失水；血压下降且尿量减少提示缺水或缺乏胶体物质或两者都缺乏。

4. 注意观察呕吐物及排泄物的性状，必要时留标本送检。

5. 昏迷患者要做好皮肤护理，防止压疮发生。如有皮肤溃疡及破损应及时处理，预防感染。经常为患者做肢体的被动运动，防止肌肉僵直及静脉血栓形成。

6. 急性中毒者应卧床休息、保暖。病情许可时，尽量鼓励患者进食，急性中毒患者应给予高蛋白、高碳水化合物、高维生素的无渣饮食，腐蚀性中毒者应早期给予乳类等流质饮食。吞服腐蚀性毒物者应特别注意口腔护理，密切关注口腔黏膜变化。

（五）心理护理

仔细评估患者的心理状况，尤其对服毒自杀者，要做好患者的心理护理，避免再次自杀。

（六）健康教育

1. 加强防毒宣传　结合实际情况向群众介绍有关中毒的预防和急救的相关知识。如冬天农村或部分城镇居民多用煤火炉取暖，应该宣传如何预防一氧化碳中毒；农村喷洒农药季节应宣传如何防止农药中毒。

2. 预防日常生活中毒　不食有毒或变质的动植物，对于无法辨认是否有毒的蕈类或者怀疑被有机磷杀虫药毒死的家禽，不可食用；教育产地居民不要食用河豚；不食用棉籽油；不食用新鲜腌制的咸菜或变质韭菜、菠菜、萝卜等蔬菜。

3. 加强环境保护及药品和毒物管理　防止大气和水资源的污染，严格遵守有关毒物的防护和管理制度，加强毒物保管。厂矿中有毒物质的生产设备应密闭化，防止化学物质跑、冒、滴、漏。生产车间和岗位应加强通风，防止毒物聚集等职业中毒和地方病的发生；医院和家庭用药要严格管理，尤其是麻醉药品、精神药品和其他毒性药物，以免误服或过量使用中毒；农药中杀虫剂和杀鼠剂毒性很大，要加强保管，标记清楚，防止误食。

第二节　急性有机磷农药中毒患者的护理

有机磷农药(organophosphorous insecticides)属有机磷酸酯或硫代磷酸酯类化合物，目前在我国普遍生产和广泛使用。有机磷农药多呈油状或结晶状，色泽由淡黄色至棕色，稍有挥发性，且有蒜味，一般难溶于水，不易溶于多种有机溶剂，在碱性条件下易分解失效。

有机磷农药主要经过胃肠道、呼吸道、皮肤和黏膜吸收后迅速分布全身各脏器，其中以肝内浓度最高。主要在肝内代谢进行生物转化，排泄较快，吸收后6～12小时血中浓度达高峰，24小时内通过肾由尿排泄，48小时后完全排出体外。

有机磷农药的中毒机制主要是抑制体内胆碱酯酶的活性。有机磷农药进入人体后与体内胆碱酯酶迅速结合，形成磷酰化胆碱酯酶，后者比较稳定，且无分解乙酰胆碱的能力，从而导致乙酰胆碱积聚，引起胆碱能神经先兴奋后抑制的一系列症状，严重者可昏迷，甚至因呼吸衰竭而死亡。

【护理评估】

（一）健康史

1. 职业性中毒　在生产、包装、保管、运输、配制、喷洒有机磷农药的过程中，如果忽视防护，使用不慎，或进入刚喷药的农田作业，均可由皮肤及呼吸道吸收中毒。毒物与眼的接触量虽不大，但饮酒、发热、出汗等可以促进毒物吸收而致中毒。

2. 生活性中毒 误服或误食被有机磷农药污染的粮食、水、瓜果蔬菜及毒杀的家禽、家畜等，可经胃肠道吸收而中毒。此种中毒途径一般要比由呼吸道吸入或从皮肤吸收中毒发病急、症状重。有机磷农药杀灭蚊虫、治疗皮肤病或内服驱虫应用不当时，可由皮肤沾染、呼吸道吸入及消化道吸收而发生中毒。

（二）身体状况

急性中毒发病时间与毒物种类、剂量和侵入途径密切相关。经皮肤吸收中毒，一般在接触后2～6小时发病，口服中毒后10分钟至2小时内出现症状。一旦中毒症状出现，病情发展迅速。

1. 毒蕈碱样症状 又称M样症状，主要是副交感神经末梢兴奋所致，类似毒蕈作用，表现为平滑肌痉挛和腺体分泌增加。临床表现先有恶心、呕吐、腹痛、多汗，后有流泪、流汗、流涕、流涎、腹泻、尿频、大小便失禁、心跳减慢和瞳孔缩小。可有支气管痉挛和分泌物增加、咳嗽、气促，严重患者出现肺水肿，可用阿托品对抗。

2. 烟碱样症状 又称N样症状，乙酰胆碱在横纹肌神经-肌肉接头处过度蓄积和刺激，使面、眼睑、舌、四肢和全身横纹肌发生肌纤维颤动，甚至全身肌肉发生强直性痉挛。患者常有颤动、牙关紧闭、抽搐、全身紧束压迫感，而后发生肌力减退和瘫痪，呼吸肌麻痹引起周围性呼吸衰竭。这类症状不能用阿托品对抗。

3. 中枢神经系统症状 中枢神经系统受乙酰胆碱刺激后有头晕、头痛、疲乏、共济失调、烦躁不安、谵妄、抽搐和昏迷等表现。

4. 中毒后"反跳" 某些有机磷农药，如乐果和马拉硫磷口服中毒，经急救后临床症状好转，可在数日至1周后突然急剧恶化，重新出现有机磷急性中毒的症状，甚至发生肺水肿或突然死亡，此为中毒后"反跳"现象。这与残留在皮肤、毛发和胃肠道的有机磷农药重新吸收或解毒药停用过早有关。

5. 迟发型多发性神经病 个别急性中毒患者在中毒症状消失后2～3周后可发生迟发型神经损害，出现感觉、运动型多发性神经病变表现，主要累及肢体末端，且可发生下肢瘫痪、四肢肌肉萎缩等，称为迟发型多发性神经病。目前认为这种病变不是由胆碱酯酶受抑制引起的，可能是由于有机磷农药抑制神经靶酯酶并使其老化所致。

6. 中间型综合征 少数病例在急性症状缓解后和迟发型多发性神经病变发生前，约在急性中毒后1～4天突然发生死亡，称中间型综合征。其发病机制与胆碱酯酶长期受到抑制，影响神经-肌肉接头处突触后功能有关。死亡前可先有颈、上肢和呼吸肌麻痹，累及脑神经者，出现眼睑下垂、眼外展障碍和面瘫。

7. 病情严重程度评估

(1)轻度中毒：以毒蕈碱样症状为主，血胆碱酯酶活力为70%～50%。

(2)中度中毒：出现典型毒蕈碱样症状和烟碱样症状，血胆碱酯酶活力为50%～30%。

(3)重度中毒：除毒蕈碱样症状和烟碱样症状外，出现中枢神经系统受累和呼吸衰竭表现，少数患者有脑水肿，血胆碱酯酶活力＜30%。

（三）实验室及其他辅助检查

1. 全血脂胆碱酯酶(CHE)测定 是诊断有机磷中毒的特异性试验指标，对中毒程度、疗效判断和预后估计均极为重要。以正常人血胆碱酯酶活力值作为100%，急性有机磷农药中毒时，CHE降至正常人均值70%以下即有意义。

2. 尿中有机磷农药分解产物测定 如对硫磷和甲基对硫磷在体内氧化分解生成对

硝基酚由尿排出，敌百虫中毒时尿中出现三氯乙醇，此类分解产物的测定有助于中毒的诊断。

（四）心理-社会状况

自杀者多为心理障碍和社会因素造成，内心极其痛苦。对医务人员的抢救产生矛盾心理，既希望解脱痛苦，又存在悔恨、羞愧等情绪。误服误用者，因突然发病易致精神紧张、焦虑、恐惧心理。

（五）治疗要点

迅速清除毒物，早期、足量、联合、重复解毒剂，支持对症治疗。

【护理诊断及医护合作性问题】

1. 气体交换受损 与毒物引起的呼吸道分泌物增多、支气管痉挛、肺水肿及呼吸肌麻痹有关。

2. 急性意识障碍 与乙酰胆碱作用于中枢神经系统和脑水肿有关。

3. 疼痛 与乙酰胆碱蓄积于中枢神经系统有关。

4. 情景性自我贬低 与学业、事业、家庭、婚姻等受到挫折对生活失去信心有关。

5. 知识缺乏 缺乏相关应用农药时自我防护的知识。

6. 潜在并发症 阿托品中毒。

【护理目标】

患者呼吸困难减轻或消失；意识障碍逐渐减轻或神志清醒；疼痛缓解或消失；学会应对生活、工作压力的方法和技巧；能够说出应用农药的自我防护知识和掌握相关的技能；无并发症的发生，一旦发生能及时妥善处理。

【护理措施】

（一）迅速清除毒物

1. 立即使患者脱离中毒现场，运送到空气新鲜处，脱去污染衣服。

2. 清洗 用生理盐水或肥皂水彻底清洗污染的皮肤、毛发、外耳道、手部（先剪去指甲），然后用微温水冲洗干净，不能用热水洗，以免增加吸收。眼部污染时，除敌百虫污染必须用清水冲洗外，其他均可先用 2%碳酸氢钠溶液冲洗，再用生理盐水彻底冲洗，至少持续 10 分钟，洗后滴入 1%阿托品 1～2 滴。

3. 洗胃 口服中毒者用清水、2%碳酸氢钠溶液或 1∶5000 高锰酸钾溶液（对硫磷忌用）反复洗胃并保留胃管 24 小时以上，直至洗清为止。

(1)洗胃要早、彻底和反复进行，直到洗出的胃液无农药味并澄清为止。

(2)一般选用 1%～2%碳酸氢钠溶液（敌百虫中毒禁用）、1∶5000 高锰酸钾溶液、0.45%盐水（不用热水，以免增加毒物溶解吸收）洗胃。

(3)敌百虫中毒时应选用清水洗胃，忌用碳酸氢钠溶液和肥皂水洗胃。对硫磷、甲拌磷、乐果、马拉硫磷等忌用高锰酸钾溶液洗胃。若不能确定有机磷种类，则用清水、0.45%盐水彻底洗胃。

(4)洗胃过程中应密切观察生命体征的变化，如有心脏骤停，应立即停止洗胃并进行抢救。

4. 导泻 从胃管注入硫酸钠 20～40g（溶于 20ml 水）或注入 20%甘露醇 250ml 进行导泻治疗，这可抑制毒物吸收，促进毒物排出。

（二）病情观察

1. 生命体征观察 有机磷中毒所致呼吸困难较常见，在抢救过程中应严密观察患者的呼吸、血压、脉搏、体温，即使在“阿托品化”后亦不应忽视。

2. 神志、瞳孔变化的观察 多数患者中毒后即出现意识障碍，有些患者入院时神志清楚，但随着毒物的吸收很快陷入昏迷。瞳孔缩小为有机磷中毒患者的特点之一。严密观察神志、瞳孔的变化，有助于准确判断病情。

（三）药物的观察及护理

1. 应用阿托品的观察与护理

(1)阿托品不能作为预防用药。

(2)阿托品兴奋心脏作用很强，中毒时可导致室颤，故应充分吸氧，使血氧饱和度保持在正常水平。

(3)应及时纠正酸中毒，因胆碱酯酶在酸性环境中作用减弱。

(4)大量使用低浓度阿托品输液时，可发生血液低渗，致红细胞破坏，发生溶血性黄疸。导致“阿托品化”和阿托品中毒的剂量接近，后者可引起抽搐、昏迷等。因此使用过程中应严密观察病情变化，注意区别“阿托品化”与阿托品中毒(表 12-1)。

表 12-1 阿托品化与阿托品中毒的主要区别

	阿托品化	阿托品中毒
神经系统	意识清楚或模糊	谵妄、躁动、幻觉、双手抓空、抽搐、昏迷
皮肤	颜面潮红	紫红、干燥
瞳孔	由小扩大后不再缩小	极度散大
体温	正常或轻度升高	高热，>40℃
心率	≤120 次/分，脉搏快而有力	心动过速，甚至有室颤发生

2. 应用胆碱酯酶复能剂的观察和护理

(1)早期用药，边洗胃边应用特殊解毒剂，首次应足量给药。

(2)轻度中毒可用复能剂，中度以上中毒复能剂必须与阿托品并用，两者可取长补短，取得较好、较快的疗效。两种解毒药合用时，阿托品的剂量应减少，以免发生阿托品中毒。

(3)复能剂如应用过量、注射太快或未经稀释，均可产生中毒，抑制胆碱酯酶，发生呼吸抑制，用药时应稀释后缓慢静推或静滴为宜。

(4)复能剂在碱性溶液中不稳定，易水解成有剧毒的氰化物，所以禁与碱性药物配伍使用。

(5)碘解磷定药液刺激性强，漏于皮肤下可引起剧痛及麻木感，确定针头在血管内方可注射给药，不宜肌注用药。

3. 密切观察防止“反跳”与“猝死”的发生 “反跳”和“猝死”一般多发生在中毒后 2～7 天，其死亡率占急性有机磷中毒者的 7%～8%，因此，应严密观察反跳的先兆症状，如胸闷、流涎、出汗、言语不清、吞咽困难等，若出现上述症状，应迅速通知医师进行处理，立即静脉补充阿托品，再次迅速达阿托品化。

（四）维持有效通气功能

中毒早期，呼吸道有大量分泌物且常伴有肺水肿，因呼吸肌麻痹或呼吸中枢抑制致呼吸衰竭，故保持呼吸道通畅、维持呼吸功能至关重要。及时有效地清除呼吸道分泌物、气管插管和气管切开的正确维护、机械通风的正确应用等都能达到维持患者有效通气的目的。

（五）心理护理

护士应了解患者服毒或染毒的原因，根据不同的心理特点予以心理疏导，以诚恳的态度为患者提供情感上的支持，并认真做好家属的思想工作。

（六）健康教育

1. 普及预防有机磷农药中毒的相关知识，如喷洒时戴好帽子、口罩和手套，加强个人防护。

2. 农药器具要专用，严禁装食品、牲口饲料。

3. 低毒农药如乐果喷洒后的瓜果蔬菜，至少相隔1周后才可食用。

4. 患者出院后在家休息2～3周，需要按时服药；为防止发生迟发型多发性神经损害，患者不要独自外出。

5. 对自杀造成中毒者，要教给患者应对压力的方法，并获得社会支持网的帮助。

【护理评价】

患者呼吸困难是否减轻或消失；意识障碍是否减轻或神志是否清醒；疼痛是否缓解或消失；是否学会应对生活、工作压力的方法和技巧；患者是否能够说出应用农药的自我防护知识和掌握相关的技能；患者有无并发症的发生，一旦发生能否及时妥善处理。

第三节　急性一氧化碳中毒患者的护理

一氧化碳（CO）俗称煤气，为无色、无臭、无味、无刺激性的气体，凡含碳物质燃烧不完全均可产生。比重为0.967，几乎不溶于水，易溶于氨水。人体经呼吸道吸入空气中CO含量超过0.01%时，即有急性缺氧，严重者可因为心、肺、脑缺氧衰竭而死亡，临床上称为急性一氧化碳中毒。

CO中毒主要引起组织缺氧。CO吸入体内后，85%与血液中红细胞的血红蛋白（Hb）结合，形成稳定的COHb。CO与Hb的亲和力比氧与Hb的亲和力大240倍，COHb不能携带氧，且不易解离，是氧合血红蛋白（HbO_2）解离度的1/3600。又由于血中CO使氧解离曲线左移，HbO_2中O_2与Hb结合较前紧密，组织缺氧加重。中枢神经系统对于缺氧最为敏感，故首先受累。脑内小血管麻痹、扩张，严重者有脑水肿，继发脑血管病变及皮质或基底节的局灶性缺血性坏死以及广泛的脱髓鞘病变，致使少数患者发生迟发性脑病。

【护理评估】

（一）健康史

1. 工业中毒　通常为意外事故。如炼钢、炼焦、烧窑等工业生产中，炉门关闭不严或管道泄漏及煤矿瓦斯爆炸时都有大量CO产生，容易发生一氧化碳中毒。

2. 生活中毒　室内门窗紧闭，火炉无烟囱，烟囱堵塞、漏气、倒风以及在通风不良的浴室内使用燃气加热器淋浴，密闭空调车内滞留时间过长，都可能发生CO中毒。失火现场空气中CO浓度可高达10%，也可发生中毒。

（二）身体状况

与空气中CO、血中COHb浓度有关，也与患者中毒前的健康状况以及中毒时的体力活动有关。

1. 轻度中毒 血液COHb浓度为10%～30%。患者表现为头痛、头晕、乏力、恶心、呕吐、心悸、四肢无力，甚至短暂性晕厥等。原有冠心病患者可出现心绞痛。患者如果能够及时脱离中毒环境，吸入新鲜空气或氧疗，症状很快消失。

2. 中度中毒 血液COHb浓度为30%～40%。除上述症状外，皮肤黏膜呈樱桃红色，神志不清、呼吸困难、烦躁、谵妄、昏迷，对疼痛刺激可有反应，瞳孔对光反射、角膜反射可迟钝，腱反射减弱，脉快、多汗等。患者经积极治疗可以恢复正常，且无明显并发症和后遗症。

3. 重度中毒 血液COHb浓度大于50%。患者处于深昏迷，各种反射消失，可呈去大脑皮质状态。患者可以睁眼，但无意识，不语、不动、不主动进食或大小便，呼之不应、推之不动，并有肌张力增强。还可发生脑水肿伴惊厥、呼吸抑制、休克、心律失常、上消化道出血等危及生命。重毒中毒患者清醒后可有遗忘症，一般可痊愈，少数患者清醒后数天、数周后出现一氧化碳中毒的迟发型脑病症状。

一氧化碳中毒患者出现以下情况提示病情危重：①持续昏迷抽搐达8小时以上；②PaO_2低于4.8kPa(36mmHg)，$PaCO_2$＞6.66kPa(50mmHg)；③昏迷伴严重的心律失常或心力衰竭；④并发肺水肿。

（三）实验室及其他辅助检查

1. 血液COHb测定 是诊断CO中毒的特异性指标，离开中毒现场8小时内取血检测，具有检测意义。

2. 脑电图检查 可见弥漫性不规则性慢波、双额低幅慢波及平坦波。

3. 头部CT检查 可发现大脑皮质下白质，包括半卵圆形中心与脑室周围白质密度减低或苍白球对称性密度减低。

4. 血气分析 急性一氧化碳中毒患者的动脉血中PaO_2和SaO_2降低。

（四）心理-社会状况

急性一氧化碳中毒多由于生活意外引起，患者对这种意外的打击往往难以承受，常有恐惧、焦虑，部分患者出现悲观失望或绝望心理。

（五）治疗要点

迅速脱离现场，纠正缺氧，防治脑水肿，支持对症治疗。

【护理诊断及医护合作性问题】

1. 气体交换受损 与血红蛋白携氧能力减弱有关。

2. 疼痛 头痛，与一氧化碳中毒致脑缺氧有关。

3. 急性意识障碍 与一氧化碳中毒导致脑缺氧，使组织细胞与神经细胞坏死有关。

4. 皮肤完整性受损 与肢体受压及皮肤缺氧性损伤有关。

5. 潜在并发症 脑水肿、肾衰竭。

6. 知识缺乏 缺乏对一氧化碳毒性的认识和预防措施。

【护理目标】

缺氧状况得到纠正，呼吸困难减轻或消失；疼痛减轻或消失；意识逐渐清醒；患者皮肤红肿和水疱及时处理，未发生感染和组织坏死现象；无并发症发生，一旦发生能及时妥善处理；

患者具有一定的预防一氧化碳中毒的知识。

【护理措施】

（一）现场急救

1. 进入中毒现场，迅速断绝煤气来源，打开门窗进行通风、换气，迅速将患者移至空气清新的地方。

2. 轻症患者予以呼吸新鲜空气、对症处理，患者可迅速恢复。

3. 重症患者采取平卧位，解开衣扣，松开腰带，保持呼吸道通畅。如发生呼吸、心脏骤停，应立即进行心、肺、脑复苏。

（二）氧气吸入的护理

氧疗是一氧化碳中毒最有效的治疗方法。有条件者应积极采用高压氧治疗，可以减少神经、精神后遗症和降低病死率。

1. 患者脱离现场后应立即采用高浓度面罩给氧或鼻导管给氧（流量应保持在8～10L/min）。给氧时间一般不应超过24小时，以防发生氧中毒和二氧化碳潴留。条件许可时可在患者呼吸浅弱时，吸含3%～5%二氧化碳的氧气，呼吸深快的患者亦可吸含二氧化碳的氧气，可改善呼吸性碱中毒。

2. 重症患者及早采用高压氧治疗。最好在中毒后4小时进行，轻度中毒治疗5～7次，中度中毒10～20次，重度中毒20～30次。中毒36小时后用高压氧治疗收效不大。

知识链接

高压氧舱对哪些病疗效好

高压氧舱治疗是通过将人体置于一个舱内，在高压状态下吸氧以达到治疗疾病的目的。应用范围十分广泛，如心脑血管疾病、煤气中毒、脑外伤、骨折术后、植皮术后，皮肤坏死、糖尿病、突发性耳聋等。与普通吸氧相比，高压氧的力度更大，效果更好，能够直接利用氧量解决缺氧问题，高压氧还具有抗菌等效果。

（三）防治脑水肿

严重中毒后2～4小时，即可出现脑水肿，24～48小时达高峰，并可持续多天。应尽快应用脱水剂，通过快速静滴20%甘露醇250ml，6～8小时一次，必要时可与呋塞米联合或交替使用。也可适量补充能量合剂、细胞色素C、胞磷胆碱、脑活素等药物，以促进脑细胞代谢。

（四）病情观察

1. 生命体征的观察 重点是呼吸和体温。高热伴抽搐者应密切观察，防止坠床和自伤。

2. 神经系统功能的观察 如瞳孔大小，有无急性痴呆性木僵、癫痫、失语、惊厥、肢体瘫痪等表现。

3. 皮肤、肢体受压部位损害情况。

（五）一般护理

1. 重度昏迷伴有高热和抽搐患者应给予以头部降温为主的冬眠疗法。降温和解痉的同时应注意保暖。

2. 准确记录出入量，注意液体的选择与滴速。防治脑水肿、肺水肿及水、电解质代谢紊乱等并发症。

(六) 健康教育

1. 加强防御 CO 中毒的宣传 居室内火炉要安装烟囱,烟囱室内结构要严密,室外要通风良好;厂矿使用煤气或产生煤气的车间、厂房要加强通风,加强 CO 的监测报警设施;进入高浓度 CO 环境内执行紧急任务时,要戴好特制的 CO 防毒面具,系好安全带。

2. 对于出院时留有后遗症的患者,应鼓励其继续治疗的信心,如痴呆或智力障碍者应嘱其家属细心照顾,并教会家属对患者进行语言和肢体锻炼的方法。

【护理评价】

患者缺氧状况是否得到纠正,呼吸困难是否减轻或消失;疼痛是否减轻或消失;意识是否清醒;皮肤黏膜是否存在感染和组织坏死现象;情绪是否稳定;有无并发症发生;患者是否具备预防一氧化碳中毒的知识。

第四节 镇静催眠药中毒患者的护理

镇静催眠药物是中枢神经系统抑制药,具有镇静和催眠作用,小剂量时可使人处于安静或嗜睡状态,大剂量可麻醉全身,包括延髓中枢。一次性大量服用可引起急性中毒。常用的镇静催眠药见表 12-2。

表 12-2 常用的镇静催眠药分类

类别	主要药物
苯二氮䓬类	氯氮䓬、地西泮、阿普唑仑、三唑仑
巴比妥类	巴比妥、苯巴比妥、异戊巴比妥、硫喷妥钠
非巴比妥非苯二氮䓬类	水合氯醛、格鲁米特(导眠能)、甲喹酮、甲丙氨酯(眠尔通)
吩噻嗪类	氯丙嗪、硫利达嗪(甲硫达嗪)、奋乃静、三氟拉嗪

【护理评估】

(一) 健康史

有可靠的应用镇静催眠药史,了解用药种类、剂量及服用时间,是否经常服用该药,服药前后是否有饮酒史,病前有无情绪激动。

(二) 身体状况

1. 巴比妥类中毒 分为轻度、中度和重度中毒,具体表现如下:

(1)轻度中毒:表现为嗜睡或意识障碍,可唤醒,有判断力和定向力障碍、步态不稳、言语不清、眼球震颤。各种反射存在,体温、脉搏、呼吸、血压正常。轻度中毒无须治疗即可恢复。

(2)中度中毒:表现为沉睡或进入昏迷状态,强烈刺激虽能唤醒,但不能言语,旋即又沉睡。腱反射消失、呼吸浅而慢,血压仍正常,角膜反射、咽反射仍存在。中度中毒经精心护理和适当治疗,在 24～48 小时内可恢复。

(3)重度中毒:表现为进行性中枢神经系统抑制,由嗜睡到深昏迷。呼吸抑制由呼吸浅而慢到呼吸停止。心血管功能由低血压到休克。体温下降常见。肌张力下降、腱反射消失、胃肠蠕动减慢、皮肤可起大疱。长期昏迷的患者可并发炎症、肺水肿、脑水肿、肾衰竭而威胁生命。重度中毒患者可能需要 3～5 天才能恢复意识,病死率低于 5%。

2. 苯二氮䓬类中毒 中枢神经系统抑制较轻，主要症状是嗜睡、头晕、言语含糊不清、意识模糊、共济失调。很少出现严重的症状，如长时间深度昏迷和呼吸抑制等。如果出现，应考虑同时服用了其他镇静催眠药或酒等。

3. 非巴比妥非苯二氮䓬类中毒 药物类型不同，中毒表现也有所不同。

(1)水合氯醛中毒：心、肝、肾损害，局部刺激性，可有心律失常，口服时胃部灼烧感。

(2)格鲁米特中毒：意识障碍有周期性波动。有抗胆碱能神经症状，如瞳孔散大等。

(3)甲喹酮中毒：可有明显的呼吸抑制，出现锥体束征，如肌张力增强、腱反射亢进、抽搐等。

(4)甲丙氨酯中毒：常有血压下降。

4. 吩噻嗪类药物中毒 最常见表现为锥体外系反应：①震颤麻痹综合征；②静坐不能；③急性肌张力障碍反应：如斜颈、吞咽困难、牙关紧闭等。还可以引起血管扩张、血压降低、心动过速、肠蠕动减慢，病情严重者可发生昏迷、呼吸抑制。

(三) 实验室及其他辅助检查

1. 血液、尿液、胃液中药物浓度测定，对诊断有参考意义。

2. 血液生化检查，包括血糖、尿素氮、肌酐、电解质等。

3. 动脉血气分析。

(四) 心理-社会状况

由于发病突然，自觉症状明显，往往产生紧张及焦虑心理。自杀者多处于应激心理状态，不能自拔，极其痛苦。

(五) 治疗要点

迅速清除毒物，应用特效解毒剂，对症支持治疗。

【护理诊断】

1. 气体交换受损 与镇静催眠药引起呼吸系统抑制、呼吸肌麻痹及肺水肿有关。

2. 急性意识障碍 与镇静催眠药对中枢神经系统的抑制有关。

3. 清理呼吸道无效 与镇静催眠药对呼吸中枢抑制有关。

4. 有皮肤完整性受损的危险 与意识障碍，皮肤长期受压有关。

5. 潜在并发症 呼吸衰竭、休克、肺部感染等。

【护理目标】

患者呼吸困难减轻或消失，意识逐渐清醒；呼吸平稳，能有效排痰，保持呼吸道通畅；皮肤未有压疮现象；未出现并发症，一旦出现能及时处理。

【护理措施】

(一) 迅速清除毒物

1. 洗胃 口服中毒者早期用1∶5000高锰酸钾溶液或清水或淡盐水洗胃，服药量大者超过6小时仍需洗胃。

2. 活性炭及泻剂的应用 首次活性炭剂量为50～100g。用2倍的水制成混悬液口服或胃管内注入。应用活性炭的同时常给予硫酸钠250mg/kg导泻，一般不用硫酸镁导泻。

3. 碱化尿液、利尿 用5%的碳酸氢钠碱化尿液，用呋塞米利尿。对吩噻嗪类中毒无效。

4. 血液透析(hemodialysis)、血液灌流(hemoperfusion)：对苯巴比妥有效，危重患者可考虑应用；对苯二氮䓬类无效。

知识链接

血液灌流(HP)是一种新的血液净化系统。该系统采用动脉血液体外分流的技术，将患者动脉血流经管道引向灌流器，血液经过灌流器时受到吸附剂或其他生物材料的作用而得到净化或生化处理，灌流后的血液再经管道返回静脉。血液灌流有赖于吸附剂、酶、活细胞等对血液某些成分进行吸附、粘除或加工处理。血液透析(HD)借超滤及透析作用而除去小分子代谢废物及水分。将HP-HD串联，既能迅速清除毒物，减轻毒物对各系统的损害，减少并发症的发生，又能迅速改善内环境，纠正水、电解质紊乱，纠正急性左心衰竭、肾衰竭、肺水肿等严重并发症，还能避免单纯HP所致患者因体热丢失而引起的寒战、低血压，甚至休克。为临床上抢救急性中毒合并急性肾衰竭病例提供了安全、可靠的方法。

(二) 应用特效解毒剂的护理

氟马西尼是苯二氮䓬类拮抗剂，能通过竞争性抑制苯二氮䓬类受体而阻断苯二氮䓬类药物的中枢神经系统作用。用法为0.2mg缓慢静脉注射，需要时重复注射，总量可达2mg。

(三) 一般护理

1. 定时测量生命体征，观察意识状态、瞳孔大小、对光反应、角膜反射，若瞳孔散大、血压下降、呼吸变浅或不规则，常提示病情恶化，应及时向医师报告，采取紧急处理措施。

2. 保持呼吸道通畅、给氧　仰卧位时头偏向一侧，可防止呕吐物或痰液阻塞气道。应及时吸出痰液，并给予持续氧气吸入，防止脑组织缺氧促进脑水肿，加重意识障碍。

3. 昏迷时间超过3～5天，患者营养不易维持者，可用鼻饲补充营养及水分。应给予高热量、高蛋白质、易消化的流质饮食。

(四) 心理护理

多与患者沟通，了解中毒的原因，保守患者的秘密，加以疏导、教育。对服药自杀者，不宜让其单独留在病房内，加强看护，防止再度自杀。

(五) 健康教育

1. 向失眠者宣教导致睡眠紊乱的原因及避免失眠的常识，必须用药时要防止产生药物依赖性；长期服用大量催眠药的人，包括长期服用苯巴比妥的癫痫患者，不能突然停药，应在医师指导下逐渐减量后停药。

2. 严格管理镇静药、催眠药处方的使用，加强药物的保管，特别是家庭中有情绪不稳定或精神不正常的人。

【护理评价】

患者呼吸困难是否减轻或消失，意识是否清醒，能否有效排痰，保持呼吸道通畅；患者皮肤是否出现压疮；是否发生并发症，或一旦出现能否及时处理。

第五节　细菌性食物中毒患者的护理

细菌性食物中毒是食物中毒中最常见的一种类型，是因摄入被致病菌或其毒素污染的食物后引起的一系列临床症状。本病多发生于夏秋季节。细菌性食物中毒发病机制可分为三型。

1. 感染型　病原菌随食物进入肠道，附着于肠黏膜或侵入黏膜及黏膜下层，引起肠黏膜充血，白细胞浸润、水肿、渗出等炎性病理变化，并产生胃肠道症状。有些细菌进入黏膜固有层后可被吞噬细胞吞噬或杀灭，大量死亡的病原菌释放出内毒素，可引起发热及全身症状。

2. 毒素型

(1)肠毒素：某些病原菌污染食物后，在食物中迅速生长繁殖并产生引起急性胃肠道炎性反应的肠毒素，其随食物进入肠道后主要作用于小肠，可以激活黏膜细胞膜上的腺苷酸环化酶，引起细胞内环磷酸腺苷升高，从而导致细胞对 Na^{+}、水吸收抑制和对 Cl^{-} 分泌亢进，使 Na^{+}、水、Cl^{-} 在肠腔滞留而导致腹泻。

(2)神经毒素型：肉毒梭状芽胞杆菌可产生外毒素，其是一种强烈的神经毒素，可以经小肠吸收入血，作用于外周神经-肌肉接头处、自主神经末梢及脑神经核，阻止胆碱能神经末梢释放乙酰胆碱，使神经-肌肉冲动传递障碍，导致肌肉麻痹和瘫痪。

(3)溶血毒素型：副溶血性弧菌在肠道生长繁殖，并产生耐热性溶血毒素，可以导致肠黏膜坏死及中性粒细胞浸润，引起洗肉水样便。

3. 混合型　某些病原菌进入胃肠道，除侵入肠黏膜引起炎性反应外，还可以产生肠毒素，其两者协同作用产生中毒症状，即为混合型。

【护理评估】

(一) 健康史

1. 了解有无食用细菌污染的食物或饮料史。

2. 询问进食情况、进餐时间和同时进餐者有无同样的症状。

(二) 身体状况

由于引起细菌性食物中毒的细菌种类多种多样，导致临床表现各有不同，病情的轻重也会有所差异。但是都具备急性胃肠炎的症状，表现为食欲减退、恶心、呕吐、腹痛和腹泻等(表 12-3)。

表 12-3　常见细菌性食物中毒的鉴别

名称	主要致病菌	中毒食物	发病时间	主要临床表现
致腹泻性大肠杆菌	大肠杆菌	未加热的食物与水	餐后的 10～15 小时	严重可发生肠道功能紊乱，肾功能障碍和脑神经损伤
沙门菌属	鼠伤寒沙门菌、猪霍乱沙门菌 肠炎沙门菌	肉、禽、蛋类	餐后 10～14 小时	发热、黄绿色水样便，伴有黏液和脓血；重者惊厥、谵妄和昏迷
变形杆菌属	普通变形杆菌、奇异变形杆菌、草根变形杆菌	熟制的动物性食品	餐后 10～12 小时	水样便并常伴有黏液、恶臭，偶有过敏反应
副溶血性弧菌	副溶血性弧菌	海产品和盐渍食物	餐后 6～12 小时	发热、水样便或脓血便
肉毒梭菌毒素	梭状芽胞杆菌	食盐含量低的植物性食物	1 小时至数天	头晕、步态不稳、吞咽困难、眼肌及调节功能麻痹，重者出现呼吸肌麻痹、呼吸衰竭
葡萄球菌肠毒素	葡萄球菌肠毒素	奶、肉、蛋、鱼类	餐后 2～4 小时	腹痛、黄水样便伴有恶臭

（三）实验室及其他辅助检查

取可疑食物、患者呕吐物或排泄物进行细菌分离培养、菌种鉴定、毒素鉴定及血清学鉴定。

（四）心理-社会状况

由于事发突然，患者多无心理准备，往往表现为紧张、恐惧，对预后甚为担忧。患者由于心理作用相互影响而使自觉症状加重。

（五）治疗要点

清除毒物，维持水、电解质平衡，对肉毒梭菌毒素食物中毒者予以多价肉毒抗毒素血清，支持对症治疗。

【护理诊断及医护合作性问题】

1. 低效性呼吸形态 与呼吸肌麻痹有关。

2. 体温过高 与毒素吸收有关。

3. 腹痛、腹泻 与毒素刺激有关。

4. 体液不足 与高热、体液丢失过多有关。

5. 潜在并发症 呼吸衰竭、休克。

【护理目标】

患者呼吸道保持通畅，中毒症状得到改善；体温恢复正常；腹痛、腹泻症状减轻或缓解；水、电解质维持平衡，未发生酸碱失衡；未出现并发症或一旦出现能及时处理。

【护理措施】

1. 对于食用可疑食物而无呕吐及腹泻者，立即给予催吐洗胃。后用活性炭25～35g加水50ml配成混悬液口服，并用硫酸镁15～30g口服导泻，必要时通过插胃管洗胃。

2. 维持水、电解质平衡 能口服的患者鼓励多喝糖盐水，不能口服者静脉滴注等渗葡萄糖溶液或生理盐水，根据患者的情况选择合适的输液速度，同时注意纠正脱水严重者的酸中毒和低血钾。

3. 对症护理 对腹痛明显者给予阿托品0.5mg，肌内注射；对烦躁不安、抽搐频繁者给予地西泮10mg，肌内注射；对于高热者给予物理降温，必要时给予静脉注射地塞米松5～10mg或氢化可的松50～100mg加入补液中；对于感染严重者，给予抗生素治疗，密切观察治疗效果及副作用。

4. 注意观察患者的尿量、血压、进食量、口渴以及皮肤的弹性情况；观察呕吐及腹泻情况。收集残剩食物、呕吐物、排泄物送检。

5. 抗毒素血清治疗 应尽早对肉毒梭菌毒素食物中毒者予以多价肉毒抗毒素血清治疗，对于过敏试验阳性者进行脱敏注射。

6. 健康教育

(1)做好防蝇灭蝇、灭蟑螂工作，防止食物被细菌污染。餐饮具和加工器皿严格清洗消毒，生熟食具分开放置。缩短剩余食物的低温贮存时间，使用前一定要加热。

(2)加强禽畜类宰杀前后的普通检查。烹调肉食时，应炖熟煮烂。不吃生的虾、蟹或经盐腌制的蟹。

(3)养成良好的卫生习惯，便后注意洗手，常剪指甲，尽量不直接用手抓取食品等。

【护理评价】

患者呼吸道是否保持通畅，中毒症状是否得到改善；体温是否恢复正常；腹痛、腹泻症状是否减轻或缓解；水、电解质是否维持平衡，是否发生酸碱失衡；是否出现并发症或一旦出现是否能及时处理。

第六节 急性乙醇中毒患者的护理

乙醇别名酒精，是无色、易燃、易挥发的液体，具有醇香气味，能与水和大多数有机溶剂混溶。一次饮入过量酒精或酒类饮料引起中枢神经系统由兴奋转入抑制的状态称为急性乙醇中毒或急性酒精中毒。

中毒机制

1. 中枢神经系统的抑制作用 乙醇具有脂溶性，可迅速透过大脑神经细胞膜，并作用于膜上的某些酶而影响细胞功能。乙醇对中枢神经系统的抑制作用，随着剂量的增加，由大脑皮质向下，通过边缘系统、小脑、网状结构到延髓，小剂量出现兴奋作用。血中乙醇浓度增高，作用于小脑，引起共济失调，作用于网状结构，引起昏睡和昏迷，极高浓度乙醇抑制延髓中枢引起呼吸衰竭或循环衰竭。

2. 代谢异常 乙醇在肝细胞内代谢生成大量还原型烟酰胺腺嘌呤二核苷酸(NADH)，使之与氧化型的比值(NADH/NAD)增高，甚至可高达正常的2～3倍。相继发生乳酸增高、酮体蓄积导致的代谢性酸中毒以及糖异生受阻所致低血糖。

【护理评估】

(一) 健康史

1. 有一次性大量饮入含乙醇高的烈性酒或酒饮料史。

2. 询问饮酒的种类、饮用的量、饮用的时间、饮酒时的心情如何、平时的饮酒量以及是否服用了其他的药物。

(二) 身体状况

症状轻重与饮酒量、个体敏感性有关。小儿乙醇中毒后很快进入昏睡，甚至发生惊厥，也可发生高热、休克、吸入性肺炎和颅内压升高等；老年人如肝脏功能较差，症状较重，死亡率较高。乙醇的中毒大约可分为三期，各期的界限不明显。

1. 兴奋期 身心愉快、外露、健谈、怒、悲、喜、静都可见，颜面潮红或苍白，呕吐物和呼气中有酒味，驾车易发生车祸。

2. 共济失调期 行动笨拙、步履蹒跚、言语不清、视物模糊、眼球震颤等。

3. 昏睡期 颜面苍白、皮肤湿冷、口唇微紫、体温下降、瞳孔散大、呼吸慢并有鼾音，严重者导致呼吸或循环衰竭。

知识链接

慢性酒精中毒

长期酗酒可以造成多系统损害。Wernicke脑病是慢性酒精中毒常见的代谢性脑病，是维生素B_1缺乏导致的急症。临床表现为意识障碍(如谵妄)、眼肌瘫痪、外直肌麻痹、眼球震颤及平衡紊乱(前庭核受损)、共济失调(小脑皮质受损)等，如不及时抢救，病死率比较高。维生素$B_1$100mg静脉推注对该病治疗效果较好。

(三) 实验室及其他辅助检查

血清或者呼出气中乙醇浓度测定：对诊断、判断中毒轻重及评估预后有重要参考价值。

(四) 心理-社会状况

大多数患者清醒后常因饮酒入院有损面子或入院引致经济损失，表现为后悔，同时又怕家人埋怨，出现情绪抑郁、烦躁不安、焦虑等。

(五) 治疗要点

催吐洗胃，促进乙醇氧化，对抗中枢神经系统抑制，支持对症治疗。

【护理诊断及医护合作性问题】

1. 急性意识障碍 与摄入乙醇过量有关。

2. 活动无耐力 与乙醇对中枢神经系统的抑制作用有关。

3. 有受伤的危险 与感觉减退及运动功能障碍有关。

4. 知识的缺乏 缺乏酗酒有害的相关知识。

5. 潜在并发症 呼吸衰竭、循环衰竭。

【护理措施】

1. 催吐洗胃 立即探咽催吐，继用温开水、盐水或2%碳酸氢钠溶液反复洗胃。

2. 促进乙醇氧化，使患者清醒 给予葡萄糖、胰岛素、维生素C静脉注射；肌内注射维生素 B_1、维生素 B_6 都可加速乙醇在体内的氧化代谢。

3. 应用纳洛酮对抗急性酒精中毒引起的中枢神经系统的抑制，常用量是0.4～0.8mg稀释后静推，也可以用1.2～2mg加入5%～10%葡萄糖溶液中持续静脉滴注。

4. 将患者安置成头低左侧卧位，防止呕吐物误吸，保持呼吸道通畅。

5. 兴奋躁动者应适当约束，对于共济失调患者应严格限制活动，以免摔伤或撞伤。

6. 维持重要脏器功能 呼吸抑制、严重昏迷者可用呼吸兴奋剂，并吸氧；兴奋期烦躁不安者，可用地西泮或水合氯醛。脑水肿者限制水入量，并注射利尿剂；低血压、休克者给予扩容，应用血管活性药物，纠正酸中毒。

7. 健康教育

(1)向公众进行酗酒有害身体的宣传：长期酗酒可造成营养缺乏、肝细胞坏死、肝功能异常等。

(2)酒后驾车会导致人身公共安全的损害和财产的损失。

8. 对酗酒严重者应与家属配合监督其戒酒。

知识链接

国家质量监督检验检疫局发布的《车辆驾驶人员血液、呼气酒精含量阈值与检验》规定中指出，饮酒驾车是指车辆驾驶人员血液中的酒精含量大于或者等于20mg/100ml，小于80mg/100ml的驾驶行为。醉酒驾车是指车辆驾驶人员血液中的酒精含量大于或者等于80mg/100ml的驾驶行为。

第七节 强酸强碱中毒患者的护理

强酸主要指硫酸、硝酸和盐酸，具有强烈的刺激和腐蚀作用，氢氟酸及浓的有机酸也有较强的腐蚀作用。腐蚀作用强的强碱类物质包括：氢氧化钠、氢氧化钾、氧化钠和氧化钾等。

强酸主要经呼吸道、消化道及皮肤接触而吸收，可使接触部位的蛋白质凝固，造成凝固性坏死。作用于局部如口腔、支气管、肺泡、食管、胃、肠、皮肤等可引起充血、水肿、坏死及溃疡，严重时导致受损器官的穿孔、瘢痕形成、狭窄及畸形。肝、肾常有脂肪变性和坏死。

强碱类物质接触皮肤或进入消化道后，可与组织蛋白结合形成可溶性、胶样的碱性蛋白盐，并能皂化脂肪，使组织脱水，造成严重的组织坏死。此种坏死组织易于溶化而遗留较深的溃疡。碱吸收后可引起碱中毒和肝、肾脂肪变性与坏死。

【护理评估】

（一）健康史

了解有无强酸强碱类毒物接触史或误服史。

（二）身体状况

1. 局部皮肤症状 局部皮肤出现灼伤、腐蚀、坏死和溃疡。硫酸所致皮肤溃疡界限清楚，周围微红，溃疡较深，溃疡面上覆以灰白色或棕黑色痂皮，局部疼痛难忍。接触50%～60%硝酸后局部皮肤呈黄褐色，并有结痂，1～2周后脱落。如接触98%的硝酸，皮肤呈Ⅲ°灼伤，局部呈褐色，结痂的皮肤界限清楚，周围红肿起疱，痂皮脱落后形成溃疡。盐酸接触皮肤后易出现红斑和水疱。强碱类毒物损伤后，发生充血、水肿、糜烂，局部先为白色，后变为红色和棕色，并形成溃疡。

2. 酸碱物质刺激眼部可引起结膜炎症、角膜炎、角膜溃疡，严重时引起全眼炎，甚至失明。

3. 口服强酸或强碱后，可发生口腔、咽喉、食管和胃的严重灼伤和腐蚀，严重者可发生食管、胃及十二指肠穿孔。呕吐物含血液和黏膜组织；腹绞痛，常有腹泻及血性黏液便。强酸强碱吸收入血后，可发生中毒和肝肾损害。病程后期，患者可发生食管、幽门狭窄。

4. 吸入强酸或强碱烟雾后能引起上呼吸道刺激性症状，轻者产生鼻炎、咽炎、喉炎及支气管炎，严重者发生喉头水肿、支气管肺炎，甚至肺水肿。

（三）心理-社会状况

由于发病突然，自觉症状明显，往往产生紧张及焦虑心理。自杀者多处于应激心理状态，不能自拔，极其痛苦。脸部皮肤灼伤造成毁容或出现食管狭窄不能进食者极易产生悲观绝望的情绪。

（四）治疗要点

清除强酸强碱，使用弱碱弱酸中和，营养支持和对症治疗。

【护理诊断及医护合作性问题】

1. 疼痛 与坏死组织易于溶化而遗留较深的溃疡有关。

2. 组织完整性受损 与口腔、咽喉、食管和胃的严重灼伤和腐蚀有关。

3. 体液不足 与体液大量渗出有关。

4. 焦虑 与担心预后有关。

5. 有感染的危险 与皮肤的完整性受损有关。

6. 低效型呼吸形态 与呼吸道烧伤有关。

7. 自我形象紊乱 与强酸、强碱烧伤后形成的瘢痕有关。

8. 潜在并发症 休克、肾衰竭、呼吸衰竭。

【护理措施】

（一）迅速清除强酸强碱

1. 皮肤灼伤后，立即用大量流动水冲洗。强酸灼伤者局部给予2%～5%碳酸氢钠或

1%氨水或肥皂水以中和酸，然后再用水冲洗。强碱灼伤者以1%醋酸中和剩余碱，切忌在冲洗前应用中和剂，以免产生中和热，加重组织灼伤。

2. 如眼受到损害，应立即用大量清水或生理盐水彻底冲洗，然后给予可的松及抗生素眼药水交替滴眼，疼痛明显时可滴0.5%丁卡因溶液。

3. 口服中毒者紧急催吐和用胃管洗胃

(1)口服强酸者：禁服碳酸氢钠溶液，以免产生二氧化碳气体而使胃肠道胀气，甚至穿孔。尽快给患者口服弱碱溶液，如镁乳60ml或石灰水上清液200ml保护消化道黏膜，也可服米汤、豆浆、淀粉糊后再服植物油100～200ml，作为润滑剂。

(2)口服强碱者：立即用食醋、3%～5%醋酸、5%稀盐酸、大量橘汁或柠檬汁中和，然后服用生蛋清或牛奶。碳酸盐中毒时忌用醋或醋酸，以免发生穿孔。早期应用肾上腺皮质激素，地塞米松20mg/d，连用2～3周，可预防和减轻消化道瘢痕狭窄。

(二)营养支持

早期严格禁食，静脉补充营养，恢复期时宜给予流质饮食，以后逐渐过渡到半流质饮食及普食，避免生硬、刺激性食物。如较早发生吞咽困难者，应留置胃管鼻饲供给营养。

(三)防治肺水肿

及早应用肾上腺素皮质激素，可预防性给予口服泼尼松，每次5～10mg，每日3次。已发生肺水肿者，给予氢化可的松200～300mg或地塞米松20～30mg，加入5%葡萄糖溶液500ml中静脉滴注。并应适当控制输液量，给予吸氧及利尿等措施。

(四)一般护理

1. 应给予吸氧，保持呼吸道通畅，必要时气管切开，并针对喉头痉挛和肺水肿给予必要的处理。

2. 补液和纠正电解质紊乱 每日输液总量为1500～2500ml。铬酸中毒时，应用5%硫代硫酸钠每次10～20ml，每日1～2次缓慢静注。氢氟酸或草酸中毒时，应用10%葡萄糖酸钙10ml缓慢静注。

3. 注意观察有无纵隔炎、腹膜炎的表现；观察患者有无腹痛、腹肌紧张，压痛、反跳痛等情况出现，及早发现穿孔情况的发生。

4. 止痛 吗啡10mg皮下注射或哌替啶50～100mg肌内注射。

5. 口腔护理 可用1%～4%过氧化氢溶液擦洗口腔，防止厌氧菌感染等，注意动作应轻柔，尽量避开新鲜创面。

(五)心理护理

加强与患者的沟通，进行心理疏导，鼓励患者树立战胜疾病的信心和生活的勇气。密切监控患者，防止过激行为。

(六)健康教育

1. 积极宣传，遵守操作规程，加强个人防护，安全生产。

2. 生产和使用部门，完善生产工艺，减少腐蚀剂的跑、冒、滴、漏现象。

3. 针对毁容的患者，不仅要求家属配合心理护理，还要积极地给予医学美容方面的指导。

(王继彦)

思考题

1. 简述急性中毒的治疗原则。

2. 叙述阿托品用药的注意事项。

3. 简述常用镇静催眠药中毒患者的护理措施。

4. 简述乙醇中毒患者的护理措施。

5. 病例分析题

男性,35 岁。突然昏迷 1 小时,被人发现后紧急送入医院。患者以往身体健康。查体:皮肤湿冷,面部肌肉抽搐,双瞳孔呈针尖样,双肺底有少量湿啰音,呼吸有蒜臭味。请问:

(1)该患者最可能的诊断是什么?

(2)为进一步确定诊断,需要做哪些检查?

(3)如何进行急救?

第十三章　理化因素急症患者的护理

学习目标

1. 掌握中暑、淹溺、触电患者的评估及护理措施。
2. 熟悉中暑、淹溺、触电患者的护理诊断及医护合作性问题。
3. 了解中暑、淹溺、触电患者的定义。

中暑、淹溺和触电是三种常见的物理性损伤，致病因子均为外界环境中的物理因子，既往健康的人遭遇此类损伤也会很快出现危及生命的病理生理变化。

第一节　中暑患者的护理

中暑(heat illness)常发生在高温、高湿环境或烈日暴晒下，是以体温调节中枢发生障碍、汗腺功能衰竭和水、电解质丢失过多为特征的疾病。

正常人体在下丘脑体温调节中枢的控制下，体内产热与散热处于动态平衡，使体温维持在37℃左右。对高温环境的适应能力不足是致病的主要原因。在烈日的暴晒下、或在高温(气温＞35℃)、高湿(相对湿度＞80％)环境中，从事长时间的工作、运动等，又无防暑措施，常易发生中暑。诱发中暑的因素有：①在高温环境下，气压低，风力小，空间小或通风不良都会影响机体的散热；②运动强度大，劳动时间长，都会导致产热过多；③老年体弱、过胖过瘦者，饥饿时、饮酒后，其体温调节功能下降；④患有慢性疾病者，如先天性汗腺缺乏；或服用某些药物后，如阿托品会抑制汗腺的分泌。

【护理评估】

(一) 健康史

了解发病现场的情况，包括环境温度与湿度、通风情况、持续时间、活动强度、身体状况及个体适应力等，尽快确定是否中暑，以利于采取有效措施。

(二) 身体状况

1. 先兆中暑　有乏力、头晕、注意力不集中、眼花、耳鸣、胸闷、心悸、恶心、大汗及肢体发麻等症状，体温正常或稍高。

2. 轻度中暑　除上述症状外，还出现体温升高至38℃以上，出现面色潮红、胸闷和皮肤灼热等症状，或面色苍白、皮肤湿冷、弹性下降、脉搏细弱、血压偏低、躁动不安或表情淡漠等循环衰竭的早期表现。

3. 重度中暑　在上述表现的基础上，病情进一步加重，出现晕厥、昏迷、痉挛和高热等症状，典型的有中暑高热、中暑痉挛、中暑衰竭和日射病的临床表现。

（1）中暑高热：多见于老年人。常发生在持续高温数天后，早期表现为大量出汗、高热、肛温可超过41℃，甚至高达43℃。继而皮肤干燥无汗，呼吸浅快，脉搏细速达140次/分，血压正常或降低，患者烦躁不安、神志模糊、谵妄，逐渐转入昏迷伴有抽搐。严重者可发生肺水肿、心功能不全、弥散性血管内凝血（DIC）、肝肾功能损害等严重并发症。

（2）中暑痉挛：由于大量电解质丢失引起肌痉挛，患者出现肠绞痛、腹壁痛和四肢痛，小腿腓肠肌的痉挛性疼痛最常见，多呈对称性、发作性，严重者发生呼吸肌痉挛可危及生命，此型患者的体温多不高。

（3）中暑衰竭：往往是老年体弱、患有慢性病者或孕妇等热调节能力较差者，出现面色苍白、大汗淋漓、血压下降及神志恍惚等循环衰竭、休克表现。此型患者的体温也多不高。

（4）日射病：患者体温短时间内急剧升高，出现超高热，可达40～42℃。在高热作用下，脑组织充血、水肿、散在出血，脑细胞变性、坏死，中枢神经系统功能严重紊乱，患者可出现狂躁、谵妄、昏迷、手足抽搐、呼吸急促及大小便失禁等症状，还可出现心力衰竭、肺水肿及肾衰竭等多器官衰竭，死亡率较高，是中暑中最严重的类型。

重度中暑的4种表现类型常不同程度地混合存在，评估病情时注意仔细、全面，以利措施得当。

（三）实验室及其他辅助检查

1. 血液检查　外周血白细胞总数增高，以中性粒细胞增高为主，血尿素氮、血肌酐可升高。

2. 尿液检查　可有不同程度的蛋白质、血尿、管型尿改变。

3. 血电解质检查　可有高钾血症、低氯血症、低钠血症。

（四）心理-社会状况

因中暑是在高温环境下，患者体温调节中枢失调而引发的身体不适，患者心情紧张、焦虑或自我贬低等。

（五）治疗要点

尽快使患者脱离高温环境，迅速降温和保护重要脏器功能。

【护理诊断及医护合作性问题】

1. 体温调节失调　与患者所处的环境温度有关。

2. 体温过高　与体温调节中枢功能紊乱，产热、散热障碍有关。

3. 有体液不足的危险　与患者出汗过多、水分和电解质补充不足有关。

4. 知识缺乏　缺乏中暑预防保健知识。

5. 潜在并发症　休克、心肾衰竭等。

【护理措施】

（一）先兆中暑和轻度中暑的护理

1. 迅速将患者搬离高热环境；安置到通风良好的阴凉处，有条件者保持在20～25℃的空调抢救室内；解开或脱去外衣；取平卧位。

2. 反复应用冷水擦面部、四肢或采取全身的物理降温措施，并密切观察体温变化，直到体温降至38℃以下。测量体温应采用肛温，因直肠温度稳定而准确。

3. 缓慢饮入含盐的冰水或清凉饮料。

4. 体温维持在38.5℃以上者可给予口服解热药；如有头痛、恶心、呕吐者，可适当给予口服镇静剂。

5. 出现早期呼吸、循环衰竭，如恶心、呕吐、面色苍白、四肢皮肤湿冷、多汗、脉搏细速、血压下降等症状者，应给予5%葡萄糖盐水500ml快速静脉滴注，必要时可使用呼吸和循环兴奋剂。

(二) 重度中暑的护理

1. 降温 迅速降温是抢救重度中暑的关键。高热持续时间越长，组织损害越严重，预后也越差，故需积极、迅速和有效地采取措施降温。

(1)环境降温：迅速将患者安置在通风的树荫下；可使用电风扇吹风；有条件者可置于室温调节在20～25℃之间的空调室内。

(2)体表降温：有两种方法：①用冰水或乙醇擦拭：在头、颈、腋窝、腹股沟等大血管走行处放置冰袋。用加入少量乙醇(浓度：5%～10%)的冰水或冷水擦拭全身皮肤。冰(冷)水擦拭顺序，上肢擦拭顺序：自侧颈→肩→上臂外侧→手背；自侧胸→腋窝→上臂内侧→肘窝→手心；背部擦拭顺序：自颈下至臀部；下肢擦拭顺序：自髂骨→大腿外侧→足背；自腹股沟→大腿内侧→足内踝；自臀下→大腿后侧→腘窝→足跟。②冰水浸浴：将患者采用半坐卧位，浸入含有碎冰块，水温在15～16℃的冷水中，水面不超过患者的乳头平面。并随时控制水温，保持在15～16℃；浸浴每达10～15分钟应将患者抬离水面，测肛温1次，一般在20分钟内体温可下降2～4℃，如肛温下降至38℃时，即停止浸浴；若温度又回到39℃以上时，可再行浸浴。

(3)体内降温：可用4～10℃的10%葡萄糖盐水1000ml经股动脉向心性注入患者体内；或用4～10℃的10%葡萄糖盐水1000ml注入患者胃内；或用4～10℃的10%葡萄糖盐水1000ml给患者灌肠。

(4)药物降温：必须与物理降温同时使用。药物降温可防止肌肉震颤，减少机体分解代谢，从而减少机体产热，扩张周围血管，以利散热。①氯丙嗪：25～500mg稀释在4℃的葡萄糖盐水500ml内，快速静脉滴注，要求2小时内滴注完毕。②山莨菪碱(654-2)：10～20mg稀释在5%的葡萄糖盐水500ml内，静脉滴注，可改善微循环，防止DIC的发生。

2. 改善周围循环、预防休克发生 对伴有周围循环衰竭的患者，可酌情输入5%的葡萄糖盐水1500～2000ml，但速度不宜过快，以防发生心力衰竭。改善周围循环的同时，应防止水、电解质紊乱，注意纠正酸中毒，可酌情静脉滴入5%碳酸氢钠200～250ml。

3. 急性肾衰竭的防治 中暑高热时由于大量水分自汗液排出，血液浓缩，心排出量降低，可使肾小球滤过率下降，导致肾衰竭。因此，凡疑有急性肾衰竭者，应早期快速注射20%甘露醇250ml及静脉注射呋塞米20mg，保持尿量在30ml/h以上。

(三) 护理要点

1. 保持有效降温

(1)室温：为使患者的体温尽快恢复正常，应注意患者所处的环境温度。有条件者可调节室温在20～25℃。

(2)准确执行各种降温措施

1)冰水或乙醇擦拭时应注意冰袋放置位置准确，注意及时更换，尽量避免于同一部位长时间接触，以防止冻伤。

2)冰(冷)水擦拭和冷水浴者，在降温过程中必须用力按摩患者四肢及躯干，以防止周围血管收缩，导致皮肤血流淤滞。

3）冰水浸浴禁用于新生儿以及昏迷、休克、心力衰竭等患者。浸泡过程中应不断用力按摩患者颈、躯干及四肢肌肉，使皮肤潮红，加速散热；同时检测患者的脉搏、呼吸，必要时测量血压。

2. 密切观察病情变化

（1）降温效果观察

1）在物理降温或药物降温过程中，应密切检测肛温，每15～30分钟测量1次，根据肛温变化调整降温措施。体温的突然下降伴有大量出汗，可导致虚脱或休克，年老体弱患者尤其应注意此种情况。

2）观察末梢循环情况：冰（冷）水浸浴过程中，注意观察患者反应，高热而四肢末梢厥冷者，往往提示病情更为严重。经治疗后体温下降和四肢末梢转暖，则提示治疗有效。有寒战、毛囊棘起表现，提示药物降温不足，需补加用药。

3）如果有呼吸抑制、深昏迷、收缩压低于80mmHg则停用药物降温。

（2）监测患者脉搏、呼吸、血压、神志变化和皮肤出汗情况，以了解病情及观察治疗反应，防止虚脱、衰竭发生。

3. 保持呼吸道通畅　休克患者采取平卧位，头部偏向一侧，可防止舌后坠阻塞气道，也便于分泌物从口角流出，避免吸入呼吸道。及时清除鼻咽分泌物，保持呼吸道通畅。

4. 加强基础护理，防止并发症

（1）口腔护理：高热患者唾液分泌减少，口腔黏膜干燥，容易发生舌炎、牙龈炎等，应注意清洁口腔。高热患者尤其应重视口腔护理以防感染和黏膜溃破等。

（2）皮肤护理：高热患者在降温过程中伴有大汗者，应及时更换衣裤和被褥，注意皮肤清洁卫生和床单舒适干燥平整。定时翻身防止压疮。使用冰水擦拭和冰袋者应随时按摩躯体、躯干皮肤以增加局部血液循环，避免皮肤血液淤滞。

（3）高热惊厥的护理：高热惊厥患者应置于保护床内，防止坠床和碰伤。为防舌咬破，床边应备开口器与舌钳。

（4）饮食：高热患者以清淡、易消化、高热量、高维生素、高蛋白质、低脂肪饮食为宜。要求患者多饮水、多吃新鲜水果和蔬菜。

第二节　淹溺患者的护理

淹溺（drowning）是指人淹没于水中，吸入水、污泥或杂草等物造成呼吸道堵塞或因受到强烈刺激使喉头、气管反射性痉挛，造成窒息，导致严重的缺氧、高碳酸血症和酸中毒。如不及时抢救，可导致呼吸、心跳停止而死亡。造成淹溺的主要原因有以下几方面：

1. 意外落水或投水自杀。

2. 在游泳时，因体力耗竭、受冷水刺激发生肢体抽搐，或被水草缠身或被动物咬伤，或患有不能胜任游泳的疾病等导致淹没于水中。

3. 在浅水区跳水时因头部撞击硬物，导致颅脑外伤或颈椎骨折、脊髓损伤。

4. 潜水意外造成淹溺。

5. 违规游泳造成淹溺。如入水前饮酒过量，或使用过量的镇静药物，或患有心、肺、脑及癫痫等疾病不能胜任游泳者入水游泳。

人体淹没于液体中，首先发生本能的屏气，后因不能耐受缺氧而深呼吸，导致液体和杂物大量进入呼吸道或伴发喉痉挛，使通气和气体交换受阻，引起严重的缺氧、酸中毒。淹溺可分为干性和湿性两类。

1. 干性淹溺 指人体淹没于液体中时，因强烈刺激而引起喉头痉挛、呼吸道完全梗阻后窒息死亡或反射性心脏停搏而死亡。此型约占淹溺者的10%。

2. 湿性淹溺 指人体淹没于液体中时，因缺氧而被迫深呼吸，使大量水分进入呼吸道和肺泡后引起窒息，呼吸道内的液体迅速经肺泡吸收进入血液循环引起一系列的临床症状。此型约占淹溺者的90%。通常分为海水淹溺和淡水淹溺两种类型：

(1)海水淹溺：海水内含有3.5%氯化钠和大量钙盐、镁盐，与体液相比为高渗性液体。当海水进入肺泡后，使肺毛细血管内的水分渗入肺泡内，加上海水对呼吸道的化学性刺激，损伤呼吸道上皮，可引起急性肺水肿而死亡。此外，高渗海水使血液浓缩可出现高钠血症，血容量降低可使循环衰竭。海水中的钙盐吸收引起高钙血症可导致心跳缓慢、心律失常和传导阻滞，甚至心脏停搏。镁盐吸收引起的高镁血症可抑制中枢和周围神经，导致血管扩张和血压降低。

(2)淡水淹溺：淡水为低渗液，当大量吸入淡水后，水分经肺组织渗透，迅速进入血液循环，可出现低钠、低氯和低蛋白血症，血容量剧增，引起肺水肿和心力衰竭，重者发生溶血，造成高钾血症和血红蛋白血症。血红蛋白堵塞肾小管引起急性肾衰竭、高钾血症，可使心脏骤停。如为污水淹溺，污染进入肺内，因腐生生物和化学物质的刺激、中毒作用，可发生急性中毒、肺部感染和肺不张，病死率极高。海水淹溺与淡水淹溺的病理改变特点见表13-1。

表13-1 海水淹溺与淡水淹溺的病理特点比较

项目	海水淹溺	淡水淹溺
血液总量	减少	增加
血液性状	浓缩	稀释
红细胞损害	少	多
血浆电解质变化	Na^+、Ca^{2+}、Mg^{2+} ↑	K^+ ↑，Na^+、Ca^{2+}、Cl^- ↓
心室纤颤	极少	常见
主要致死原因	急性肺、脑水肿、心力衰竭	急性肺、脑水肿，心力衰竭、室颤

【护理评估】

(一) 健康史

了解有无水中游泳或落水史。注意向陪护人员询问时间、地点、水源性质，以利急救。注意查寻头部有无硬物碰撞痕迹，以便及时诊治颅脑外伤。

(二) 身体状况

根据溺水持续时间、吸入水量、器官损害的程度以及个体差异等不同情况，可出现不同的表现。

1. 轻者 神志清，呼吸、心跳存在，面色苍白、口唇青紫、恐惧。

2. 重者 口鼻充满泡沫、污物或外溢血性泡沫，颜面肿胀、皮肤苍白、眼结膜充血、四肢厥冷、寒战、脉搏细弱、呼吸浅快或不规则、呼吸困难、发绀，可伴有剧烈咳嗽，咳粉红色泡沫痰，上腹部膨胀等。

3. 危重者 出现意识丧失，或伴有抽搐，呼吸停止，心脏停搏。

（三）实验室及其他辅助检查

1. 血液检查　外周血白细胞总数和中性粒细胞增多，红细胞和血红蛋白因血液浓缩或稀释情况不同而不同，血中尿素氮增高。

2. 血电解质检查　海水淹溺者血钠、血氯增高，血钾变化不明显。淡水淹溺者血钾增高，血钠、血氯下降。

3. 胸部X线检查　常规显示斑片状浸润，有时出现典型肺水肿征象。住院12～24小时，吸收好转或进展恶化。如果胸片异常加重或肺内阴影持续存在10天以上，则提示吸入水后继发细菌性肺炎。约有20%的病例胸片无异常发现。

（四）心理-社会状况

淹溺患者面临死亡，往往出现紧张、恐惧、绝望的心理。

（五）治疗要点

迅速将患者救离出水，立即恢复有效通气，给予心肺复苏术。根据病情对症处理。

【护理诊断及医护合作性问题】

1. 清理呼吸道无效　与污泥和水进入体内太多有关。

2. 无能为力感　与患者不会游泳或水中体力消耗有关。

3. 有感染的危险　与水中污物进入体内有关。

4. 潜在并发症　肺水肿、心脏骤停。

【护理措施】

（一）急救方法

1. 迅速使淹溺者出水，以改善淹溺者的呼吸功能及尽量减少缺氧时间。

（1）水中救人方法：对神志不清的落水者，救护者可以从头部接近；对神志清楚的落水者，救护者应从背后接近，一手从后背抱住落水者的头颈，另一只手抓住落水者的手臂，游向岸边。若被落水者紧抱而双双发生危险时，救护者应放手自沉，促使落水者松手后再进行救护。

（2）水中自救方法：不熟悉水性者，应保持清醒的头脑，采取仰面位，头顶向后，口向上方，浅呼气、深吸气，使身体浮在水面，切忌上举手臂或挣扎。熟悉水性者在水中发生小腿痉挛时，不要紧张，应将身体抱成一团，深吸气后，将面部浸入水中，用手将痉挛小腿的足指向上扳，直至剧痛消失。

2. 保持呼吸道通畅　立即为淹溺者清除口鼻中的污泥、杂物，有义齿者取下义齿，以防坠入气道；并将舌头拉出，牙关紧闭者应设法撬开，松解领口和紧裹的内衣、胸罩、腰带，确保呼吸道通畅。

3. 倒水处理　可选用下列方法迅速倒出淹溺者呼吸道、胃内积水：①膝顶法：急救者取半蹲位，一腿跪地，另一腿屈膝，将淹溺者腹部横置于救护者的大腿上，使其头部下垂，并用手按压其背部，使呼吸道及消化道内的水倒出（图13-1A）。②肩顶法：急救者抱住淹溺者的双腿，将其腹部放在急救者的肩部，使淹溺者头胸下垂，急救者快步奔跑，使积水倒出（图13-1B）。③抱腹法：急救者从淹溺者背后双手抱住其腹部，淹溺者背部在上，头胸部下垂，摇晃淹溺者，以利倒水（图13-1C）。注意切勿倒水时间过长，以免影响淹溺者心肺复苏的进行；倒水时注意使淹溺者头胸部保持下垂位置，以利积水流出。

4. 心肺复苏　清理呼吸道后尽快实施心肺复苏。

5. 转送　经现场初步处理后应迅速转送至附近医院进一步救治。

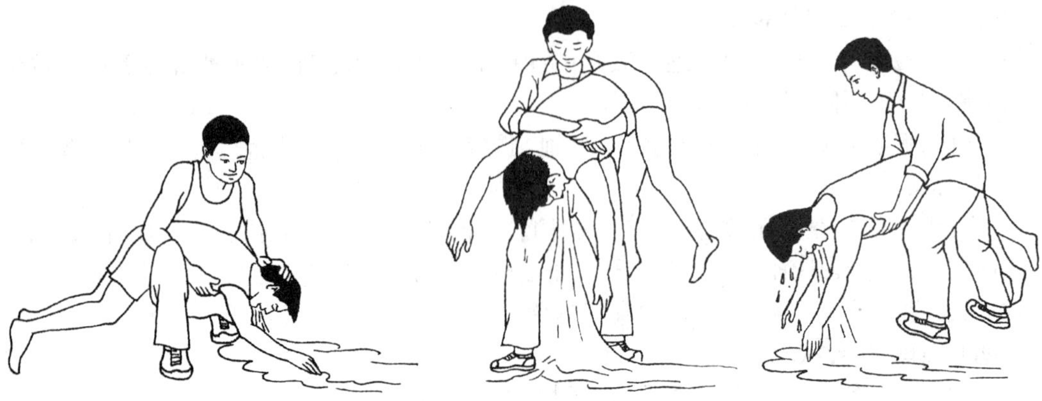

图 13-1 淹溺倒水方法

A. 膝顶法;B. 肩顶法;C. 抱腹法

(1)维持呼吸功能:保持呼吸道通畅,继续进行有效的人工通气,促进自主呼吸尽快恢复正常。可静脉注射呼吸兴奋剂。对污染水淹溺者应尽早实施经支气管镜下灌洗。

(2)维持循环功能:加强循环功能检测,观察有无室颤存在,如有室颤,可采取电除颤或药物除颤。

6. 对症治疗 海水淹溺者,静脉滴注5%葡萄糖溶液或输入血浆,以稀释血液;勿用盐水。淡水淹溺者,静脉滴注2%~3%氯化钠500ml或输入全血或红细胞,以纠正血液稀释和阻止红细胞溶解;应限制给水。根据情况选用强心、利尿等药物。使用大剂量皮质激素和脱水剂防治脑水肿。给予抗生素防治肺部感染。

(二)护理要点

1. 密切观察病情变化 严密观察患者的神志、呼吸、循环情况,准确记录尿量。

2. 保持呼吸道通畅 及时清除口鼻内杂物,必要时行气管插管或气管切开。

3. 输液护理 正确控制输液速度,对淡水淹溺者应从小剂量、低速度开始,避免短时间内输入大量液体,加重血液稀释程度。海水淹溺者出现血液浓缩症状的应及时输入5%葡萄糖溶液和血浆等,切忌输入盐水。

4. 心理护理 消除患者焦虑和紧张心理;保持适度的心理反应,协助患者消除自杀念头。

第三节 触电患者的护理

触电(electric injury)是指一定量的电流通过人体时,造成机体损伤或功能障碍,甚至死亡。触电的时间越长,电压越高,人体所受的电损伤就越严重。自然界的雷击也是一种触电形式,其电压可高达几千万伏特,造成极强的电流电击,危害极大。

电流对人体的伤害包括电流本身以及电流转换为电能后的热或光效应两个方面的作用。电流击伤人对人的致命作用:一是引起心室颤动,导致心脏停搏,此常为低电压触电死亡的原因。二是对延髓呼吸中枢的损害,引起呼吸中枢抑制、麻痹,导致呼吸停止,此常为高压触电死亡的原因。电流转换为热和光效应则多见于高压电流对人的损害，造成人体的电烧伤，轻者仅烧伤局部皮肤和浅层肌肉，重者则可烧伤肌肉深层，甚至骨髓。电流对机体的伤害和引起的病理改变极为复杂，主要机制是组织缺氧。

【护理评估】

（一）健康史

查看受伤者的触电现场，了解触电情况，包括触电原因、方式、时间、位置及电压等情况，以利急救。

（二）身体状况

1. 全身表现 头痛、头晕、心悸等。高压触电，特别是雷击时，常发生意识丧失、心脏呼吸骤停，如复苏不及时可致死亡。幸存者可有定向力丧失和癫痫发作。部分病例有心肌和心脏传导系统损害，心电图出现心房颤动、心肌梗死和非特异性 ST 段降低。组织损伤区或体表烧伤处丢失大量液体时可出现低血容量性休克。肾脏直接损伤和坏死肌肉组织产生肌球蛋白尿、溶血后血红蛋白损伤肾小管，可发生急性肾衰竭，脱水和血容量不足亦加速急性肾衰竭的发生。

2. 局部表现

（1）低压电引起的烧伤：常有进出两个伤口，电流入口处较出口处严重。伤口小，多呈椭圆形或圆形，皮肤表面呈灰白色或黄色斑点，与正常皮肤边界清楚，中心部位低陷，无痛感，无炎性反应，创面干燥，偶可见水疱。

（2）高压电引起的烧伤：有一处进口和多处出口，由于电离子的强大穿透力，有时出现体表伤口不明显，而深部肌肉、血管、神经和骨骼损伤重的现象。

（3）触电可引起肌肉痉挛，如手抓住电线可紧紧不放，使局部烧伤和全身损伤加重。

（4）电火花引起的烧伤与普通热力烧伤相似，以皮肤的损伤最重，深部组织可无损伤或损伤较轻。

雷击的危害类似触电，只是更快、更严重。当雷击直接击中人体时，会立即引起死亡。如果人在雷击点方圆 10m 以内，有时会受到跨步电压的伤害。

3. 并发症 可有短期精神异常、心律失常、肢体瘫痪、继发性出血或血供障碍、局部组织坏死、继发感染、高钾血症、酸中毒、急性肾衰竭、周围神经炎、永久性失明或耳聋、内脏破裂或穿孔等。

（三）实验室及其他辅助检查

1. 血液检查 早期可有肌酸磷酸激酶（CPK）、心肌型肌酸激酶同工酶（CK-MB）、乳酸脱氢酶（LDH）、天冬氨酸氨基转移酶（AST）的活性增高。

2. 尿液检查 尿中可查见血红蛋白或肌红蛋白尿。

（四）心理-社会状况

因电击伤发生得太突然、太意外，患者表现为害怕、紧张、焦虑、恐惧等情绪。部分患者担心电击后留下的瘢痕或伤残会影响社会适应能力。

（五）治疗要点

应迅速将患者脱离电源，维持呼吸功能；维持循环功能。

【护理诊断及医护合作性问题】

1. 皮肤完整性受损 与电击伤有关。

2. 知识缺乏 缺乏安全用电的知识。

3. 恐惧 与电击伤、担心预后有关。

4. 潜在并发症 心律失常、急性肾衰竭、窒息、肢体瘫痪、继发感染、高钾血症、周围神经炎等。

【护理措施】

(一) 现场救护

1. 迅速脱离电源 根据触电现场情况,采取最安全、最迅速的办法,使触电者脱离电源。具体方法包括:①关闭电掣:迅速关闭电源或拔掉插座。②挑开电线:用干燥竹竿或木棍等绝缘物,将触电者的电线挑开,并将挑开的电线处置妥当,以免再触及他人。③切断电线:如在野外或远离电掣以及存在电磁场效应的触电现场,抢救者不能接近触电者或不便将电线挑开时,可用绝缘钳子或干燥带木柄的刀、斧或锄头斩断电线,使电流中断,并妥善处理电线断端。④拉开触电者:如触电者俯卧在电线或漏电的电器上、上述方法不易使用时,可用干木棍将触电者拨离触电处,或用干燥绝缘的绳索套在触电者身上,将其拉离电源。

在使触电者脱离电源的抢救过程中,应注意:①避免给触电者造成其他伤害。如人在高处触电时,应采取适当的安全措施,防止脱离电源后从高处坠下导致骨折或死亡。②抢救者必须注意自身安全,严格保持自己与触电者的绝缘,未断离电源前决不能用手牵拉触电者。脚下垫放干燥的木块、厚塑料块等绝缘物品,使自己与大地绝缘。

2. 轻型触电者 就地观察及休息 1～2 小时,以减轻心脏负荷,促进恢复。

3. 重型触电者 对心脏停搏或呼吸停止者立即进行心肺复苏,以减少并发症和后遗症。并迅速转送医院,途中不中断抢救。

(二) 院内救护

1. 维持有效呼吸 给予鼻导管吸氧。在进行人工呼吸的同时,准备气管插管用物及人工呼吸机。配合医师行气管插管,接好呼吸机维持正常通气。按医嘱使用呼吸兴奋剂。

2. 纠正心律失常 最严重的心律失常是心室颤动。常用的除颤方法有电除颤和药物除颤。胸外电除颤效果确实可靠,药物除颤效果稍差。常用药物包括:①盐酸肾上腺素:一般采用 1～5mg 静脉注射或气管内滴入,如无效可每 5 分钟注射一次。如触电后心搏存在,或有房性或室性期前收缩者禁止使用肾上腺素,以免引起心室颤动。②利多卡因:对异位心律有效,触电发生心室颤动,如使用胸外电除颤无效,可继续进行心肺复苏,同时静脉给予利多卡因和加大电量除颤,常有较好疗效。常用剂量:室颤时首次用量 1mg/kg,稀释后静脉缓慢注射,必要时 10 分钟后再注射 0.5mg/kg,总量不超过 3mg/kg。

3. 创面处理 局部电烧伤的处理与烧伤处理相同。在现场应保护好电烧伤创面,防止感染。在医院应用消毒无菌液冲洗后以无菌敷料包扎。局部坏死组织与周围健康组织分界清楚,应在伤后 3～6 日及时切除焦痂。如皮肤缺损较大,则需植皮治疗。必要时应用抗生素和预防破伤风的发生。

4. 筋膜松解术和截肢 肢体受高压电热灼伤,大块软组织灼伤引起的局部水肿和小血管内血栓形成,可使电热灼伤远端肢体发生缺血性坏死。因而需要进行筋膜松解术,减轻灼伤部位周围压力,改善肢体远端血液循环。必要时行截肢手术。

5. 其他对症处理 预防感染,纠正水、电解质紊乱,防治肺水肿和急性肾衰竭。

(三) 护理要点

1. 严密观察病情变化 ①定时监测生命体征:测量呼吸、脉搏、血压及体温。注意呼吸频率,判断有无呼吸抑制及窒息发生;注意患者神志变化,对清醒患者应给予心理安慰,消除其恐惧心理，同时注意患者出现电击后精神兴奋症状，应说服患者休息。②心律失常监测：复苏后患者尤其应仔细检查心率和心律，每次心脏听诊应保持 5 分钟以上，判断有无心律失常。③肾功能监测：观察尿的颜色和量的变化，对严重肾功能损害或脑水肿损害使用利尿剂或脱水剂者，应准确记录尿量。

2. 合并伤的护理　注意触电者有无其他合并伤存在，因患者触电后弹离电源或自高空跌下，常伴有颅脑损伤、气胸、血胸、内脏破裂、四肢骨折、骨盆骨折等，应配合医师做好抢救工作。

3. 加强基础护理　病情严重者注意口腔护理、皮肤护理，预防口腔炎和压疮的发生。保持患者局部伤口敷料的清洁、干燥，防止脱落。

（四）健康教育

1. 宣传安全用电知识，选择合格的电器产品，有可靠的接地线。学会用电自我保护和触电救护，特别防止儿童触电。

2. 严格安全生产用电管理，遵守用电操作规程，执行保护防范措施。

3. 遇到雷雨天气，避免外出，切断电源线和外接天线。闪电打雷时不在山坡上或树下躲雨，远离避雷器。

（黄艳萍）

思考题

1. 简述中暑的临床表现、现场救护要点。
2. 简述淹溺的救治原则与护理要点。
3. 如何对触电患者进行现场紧急救护？

实 践 指 导

实践一　见习或电教急救中心

一、实 践 内 容

1. 急救中心的设置与管理。
2. 急救中心工作流程。

二、实 践 目 标

1. 了解急救中心布局、设施。
2. 熟悉急救中心工作内容。

三、实 践 方 法

参观、见习急救中心。

实践二　见习或电教医院急诊科

一、实 践 内 容

1. 急诊科的设置与管理。
2. 急诊科工作流程。
3. 急诊科护理工作。

二、实 践 目 标

1. 了解急诊科布局、设施。
2. 熟悉急诊科工作流程。
3. 掌握急诊科护理工作。

三、实 践 方 法

参观、见习、电教急诊科。

实践三　见习或电教重症监护病房

一、实践内容

1. ICU 的设置与管理。
2. ICU 患者的收治流程。
3. ICU 的护理工作特点。
4. 重症监护技术。

二、实践目标

1. 了解 ICU 的病房布局、设施、护理工作特点。
2. 熟悉 ICU 患者的收治过程、工作内容。
3. 初步掌握常见监测操作。

三、实践方法

1. 参观、见习 ICU。
2. 模拟 ICU 患者的接诊。

实践四　常见急症患者的分诊与救护

一、实践内容

常见急症患者的分诊与救护。

二、实践目标

1. 了解常见急症患者的评估。
2. 熟悉常见急症患者的分诊与救护。

三、实践方法

见习、电教或模拟训练常见急症患者的救护。

实践五　常用急救技术

一、实践内容

常用急救技术:环甲膜穿刺术、气管插管术、气管切开术、深静脉穿刺插管术、动脉穿刺插管术、止血术、包扎法、固定技术、转运技术。

二、实践目标

掌握环甲膜穿刺术、气管插管术、气管切开术、深静脉穿刺插管术、动脉穿刺插管术、止血术、包扎法、固定技术、转运技术。

三、实践方法

在模型或动物上进行练习、电教常用急救术。

实践六　常用监测技术

一、实践内容

常用监测技术：中心静脉压监测技术、动脉血压直接监测技术、血流动力学监测技术、心电监护、呼吸机。

二、实践目标

1. 了解急救、治疗呼吸机的基本构造。
2. 熟悉中心静脉压监测技术、动脉血压直接监测技术、血流动力学监测技术和心电监护。
3. 掌握呼吸机使用前的检查内容及方法。

三、实践方法

临床见习、模拟ICU病房实训、电教机械通气。

实践七　心肺脑复苏术

一、实践内容

初期心肺脑复苏术。

二、实践目标

1. 掌握初期心肺脑复苏术内容及方法。
2. 了解初期心肺脑复苏术原理。
3. 熟悉进一步生命支持方法。
4. 了解脑复苏方法。

三、实践方法

在心肺复苏模型上进行练习、电教心肺脑复苏。

实践八　休克患者的护理

一、实践内容

休克患者的救护。

二、实践目标

1. 熟悉休克患者的治疗。
2. 掌握休克患者的急救方法及护理。

三、实践方法

见习、电教或模拟训练休克患者的救护。

实践九　器官功能衰竭患者的护理

一、实践内容

器官功能衰竭患者的护理。

二、实践目标

1. 了解器官功能衰竭患者的治疗。
2. 熟悉器官功能衰竭患者的救护。

三、实践方法

见习、电教或模拟训练器官功能衰竭患者的救护。

实践十　创伤患者的护理

一、实践内容

创伤患者的护理。

二、实践目标

1. 了解多发伤患者的评估。
2. 熟悉创伤患者的救护。

三、实践方法

见习、电教或模拟训练创伤患者的救护。

实践十一　急性中毒患者的护理

一、实践内容

急性中毒患者的救护。

二、实践目标

1. 了解急性中毒患者的治疗。
2. 熟悉急性中毒患者的急救方法及护理。

三、实践方法

见习、电教或模拟训练急性中毒患者的救护。

实践十二 理化因素急症患者的救护

一、实践内容

中暑、淹溺、触电患者的救护。

二、实践目标

1. 熟悉中暑、淹溺、触电患者的健康教育。
2. 掌握中暑、淹溺、触电患者的救护。

三、实践方法

见习、电教或模拟训练中暑、淹溺、触电患者的救护。

急危重症护理学教学大纲

（供五年一贯制护理学专业用）

一、课程任务与性质

《急危重症护理学》是护理学的重要组成部分，护士在面对急危重症患者时，能否及时无误的对患者作出判断和救护，直接关系到患者的安危和抢救的成败。本课程是一门研究急性病、急性创伤、慢性病急性发作等危重症患者急救护理的临床护理学必修课程。本课程树立"生命第一，时效为先"的救护理念，以"培养能力"为目标，培养具有现代护理理论，并能够应用护理理论及熟练技术抢救急危重症患者的高级护理人才。

本课程主要以临床常见的急危重疾病，如心搏骤停与心肺脑复苏、创伤、休克、器官功能衰竭、急性中毒、理化因素所致急症等及常用的急救和监护技术为主要内容。通过急危重症护理学教学，使学生了解急危重症护理学的范畴，急诊科的设备与管理；掌握常见急危重症的护理评估、救护原则及护理措施，实施监护、配合抢救和进行基础生命支持的基本操作技能。

本课程在护理专业五年制第七或第八学期开设，总时数为 54 学时，理论讲授 28 学时，实践 26 学时。

二、课程教学目标

（一）知识目标

1. 理解急危重症护理学的基本理论和基本概念。
2. 掌握常用的急救知识。
3. 掌握急救时常用的护理知识。

（二）能力目标

1. 具备正确熟练地进行现场救护的能力。
2. 具备正确的转运、护送患者的能力。
3. 具备基本的病情判断和分诊能力。
4. 熟练进行常用急救技术的操作。
5. 能正确使用常用的急救和监护设备。
6. 具备一定的急救管理能力。

（三）思想目标

1. 培养救死扶伤、爱岗敬业的职业道德素质。
2. 树立时间就是生命的观念。
3. 培养反应敏捷、严谨、细致的工作作风，争分夺秒的抢救意识。

三、教学内容、教学要求与学时分配

单元	内容	教学要求			参考时数	
		掌握	熟悉	了解	理论	实践
第一章 绪论	第一节　急危重症护理学的概念和范畴				1	
	概念	√				
	研究范畴		√			
	第二节　急危重症护理的发展简史					
	急危重症护理学的起源			√		
	国际急危重症护理的发展简史			√		
	我国急危重症护理学的发展			√		
	第三节　急诊医疗服务体系					
	概念	√				
	急诊医疗服务体系的管理		√			
	第四节　急危重症护理人员的素质要求					
	培养良好的职业道德			√		
	具有良好的管理协调能力			√		
	掌握扎实的理论知识			√		
	熟悉常用急救技术			√		
	具备健康的体魄和良好的心理素质			√		
第二章 院前急救	第一节　概述				2	1
	概念		√			
	院前急救的特点		√			
	院前急救的任务		√			
	院前急救原则		√			
	第二节　院前急救模式					
	国外院前急救模式			√		
	我国院前急救模式			√		
	第三节　院前急救护理					
	现场评估	√				
	急救护理措施	√				
	第四节　灾难现场救护					
	概述			√		
	常见灾害的特点与急救			√		
	突发公共卫生事件的救护			√		

续表

单元	内容	教学要求			参考时数	
		掌握	熟悉	了解	理论	实践
第三章 急诊科的管理与护理	第一节 急诊科设置				2	1
	急诊科设置原则			√		
	急诊科的设置			√		
	急救绿色通道		√			
	第二节 急诊护理工作流程					
	接诊	√				
	分诊	√				
	急诊护理	√				
	转诊	√				
	第三节 急诊科护理管理					
	急诊科的护理人员要求			√		
	急诊科的护理管理制度			√		
	涉及法律问题的患者的处理			√		
第四章 常见急症患者的分诊与救护	第一节 发热患者的分诊与救护				2	1
	护理评估	√				
	护理措施	√				
	第二节 呼吸困难的分诊与救护					
	护理评估	√				
	护理措施	√				
	第三节 胸痛患者的分诊与救护					
	护理评估	√				
	护理措施	√				
	第四节 腹痛患者的分诊与救护					
	护理评估	√				
	护理措施	√				
	第五节 意识障碍患者的分诊与救护					
	护理评估	√				
	护理措施	√				
	第六节 抽搐患者的分诊与救护					
	护理评估	√				
	护理措施	√				

续表

单元	内容	教学要求			参考时数	
		掌握	熟悉	了解	理论	实践
第五章 ICU的管理与护理	第一节　ICU的设置与管理				3	2
	ICU的设置			√		
	ICU的管理			√		
	ICU感染控制			√		
	第二节　ICU的监测技术					
	体温监测	√				
	循环系统监测	√				
	呼吸系统监护	√				
	脑功能监测	√				
	肾功能监测	√				
	消化系统监测	√				
	血液系统功能监测	√				
	第三节　ICU患者的护理					
	ICU收治与治疗		√			
	ICU的监测分级		√			
	转入的护理		√			
	护理评估		√			
	心理护理		√			
第六章 常用急救技术	第一节　环甲膜穿刺术				2	8
	目的		√			
	适应证			√		
	术前护理	√				
	术中护理	√				
	术后护理	√				
	第二节　气管插管术					
	目的		√			
	适应证			√		
	禁忌证			√		
	术前护理	√				
	术中护理	√				
	术后护理	√				

续表

单元	内容	教学要求			参考时数	
		掌握	熟悉	了解	理论	实践
第六章 常用急救 技术	第三节　气管切开术				2	8
	目的		√			
	适应证			√		
	禁忌证			√		
	术前护理	√				
	术中护理	√				
	术后护理	√				
	第四节　深静脉穿刺插管术					
	目的		√			
	适应证			√		
	禁忌证			√		
	术前护理	√				
	术中护理	√				
	术后护理	√				
	第五节　动脉穿刺插管术					
	目的		√			
	适应证			√		
	禁忌证			√		
	术前护理	√				
	术中护理	√				
	术后护理	√				
	第六节　止血术					
	目的		√			
	适应证		√			
	止血前准备	√				
	止血方法	√				
	护理要点	√				
	第七节　包扎法					
	目的		√			
	适应证		√			
	包扎前准备	√				

续表

单元	内容	教学要求			参考时数	
		掌握	熟悉	了解	理论	实践
第六章 常用急救技术	包扎方法	√			2	8
	护理要点	√				
	第八节　固定技术					
	目的		√			
	适应证		√			
	固定前准备	√				
	固定方法	√				
	护理要点	√				
	第九节　转运技术					
	目的	√				
	适应证		√			
	转运前准备	√				
	转运方法及护理	√				
第七章 常用监测技术	第一节　中心静脉压监测技术				2	6
	目的		√			
	适应证			√		
	禁忌证			√		
	术前护理	√				
	术中护理	√				
	术后护理	√				
	第二节　动脉血压直接监测技术					
	目的		√			
	适应证			√		
	禁忌证			√		
	术前护理	√				
	术中护理	√				
	术后护理	√				
	第三节　血流动力学监测技术					
	目的		√			
	适应证			√		
	禁忌证			√		

续表

单元	内容	教学要求			参考时数	
		掌握	熟悉	了解	理论	实践
第七章 常用监测技术	术前护理	√			2	6
	术中护理	√				
	术后护理	√				
	第四节　心电监护					
	目的					
	适应证		√			
	心电监护的方法			√		
	护理措施	√				
	第五节　机械通气技术					
	目的		√			
	适应证			√		
	禁忌证			√		
	机械通气的方法	√				
	机械通气步骤	√				
	护理措施	√				
第八章 心肺脑复苏	第一节　心搏骤停的评估				1	2
	心搏骤停的原因		√			
	心搏骤停的类型		√			
	心搏骤停的诊断	√				
	第二节　心肺脑复苏					
	基础生命支持	√				
	进一步生命支持		√			
	延续生命支持		√			
第九章 休克患者的护理	第一节　概述				1	1
	病因		√			
	分类		√			
	病理生理			√		
	第二节　休克患者的护理					
	护理评估	√				
	护理诊断及医护合作性问题		√			
	护理目标			√		
	护理措施	√				
	护理评价			√		

续表

单元	内容	教学要求			参考时数	
		掌握	熟悉	了解	理论	实践
第十章 器官功能 衰竭患者 的护理	第一节　急性肾衰竭患者的护理				3	1
	护理评估	√				
	护理诊断及医护合作性问题		√			
	护理目标			√		
	护理措施	√				
	护理评价			√		
	第二节　弥散性血管内凝血患者的护理					
	护理评估	√				
	护理诊断及医护合作性问题		√			
	护理目标			√		
	护理措施	√				
	护理评价			√		
	第三节　多器官功能障碍综合征患者的护理					
	护理评估	√				
	护理诊断及医护合作性问题		√			
	护理目标			√		
	护理措施	√				
	护理评价			√		
第十一章 创伤患者 的护理	第一节　概述				2	1
	分类		√			
	病理生理			√		
	创伤组织的修复和愈合			√		
	创伤院前评分		√			
	护理措施	√				
	第二节　多发伤患者的护理					
	概述	√				
	护理评估		√			
	护理诊断及医护合作性问题			√		
	护理措施		√			
第十二章 急性中毒 患者的 护理	第一节　概述				4	1
	中毒机制		√			
	护理评估	√				
	护理措施	√				

续表

单元	内容	教学要求			参考时数	
		掌握	熟悉	了解	理论	实践
第十二章 急性中毒患者的护理	第二节 急性有机磷农药中毒患者的护理				4	1
	护理评估	√				
	护理诊断及医护合作性问题		√			
	护理目标			√		
	护理措施	√				
	护理评价			√		
	第三节 急性一氧化碳中毒患者的护理					
	护理评估	√				
	护理诊断及医护合作性问题		√			
	护理目标			√		
	护理措施	√				
	护理评价			√		
	第四节 镇静催眠药中毒患者的护理					
	护理评估	√				
	护理诊断		√			
	护理目标			√		
	护理措施	√				
	护理评价			√		
	第五节 细菌性食物中毒患者的护理					
	护理评估	√				
	护理诊断及医护合作性问题		√			
	护理目标			√		
	护理措施	√				
	护理评价			√		
	第六节 急性乙醇中毒患者的护理					
	护理评估	√				
	护理诊断及医护合作性问题		√			
	护理措施	√				
	第七节 强酸强碱中毒患者的护理					
	护理评估	√				
	护理诊断及医护合作性问题		√			
	护理措施	√				

续表

单元	内容	教学要求			参考时数	
		掌握	熟悉	了解	理论	实践
第十三章 理化因素急症患者的护理	第一节　中暑患者的护理				1	1
	护理评估	√				
	护理诊断及医护合作性问题		√			
	护理措施	√				
	第二节　淹溺患者的护理					
	护理评估	√				
	护理诊断及医护合作性问题		√			
	护理措施	√				
	第三节　触电患者的护理					
	护理评估	√				
	护理诊断及医护合作性问题		√			
	护理措施	√				
机动					2	
合计					28	26

四、教学建议

1. 作为一门具有很强的综合性和实践性的学科，在教学中注重急救技术的训练与操作，同时注意学生急救意识与应变能力的培养。

2. 本学科是一门新兴学科，发展迅速，在教学中还应注意讲授有关内容的最新进展与观点。

3. 充分利用视听光盘、教学录像等多媒体课件，搭建多维动态、活泼生动、模拟场景的课程训练平台，以多种教学活动形式调动学生学习主动性和积极性。

4. 充分利用实训中心、教学医院、实习基地等，开展技能操作、课间见习、医院实习，强化操作应用等职业能力的锻炼，满足学生职业综合能力的培养需求。

5. 充分利用学校图书馆、专业期刊、网络教育资源等教学资源库，使学生活动内容从单一化向多元化方向转化，提高与拓展学生自主学习能力。

五、说　　明

教学内容分三级要求，第一级是学生必须掌握的内容，教师一般应于理论课讲授，亦为实践课与考试的重点。第二级是熟悉内容，教师应选择性讲授，亦在考试范围内，未讲授部分由学生自学。第三级为了解内容，供学生自学，但不在考试范围内（凡教科书中有而本大纲未述及者均为了解内容）。为适应现代化科学的迅猛发展，教师在教学过程中可补充一些本学科的新进展。

本课程教学认知分三层次要求：①掌握：能够“应用”，能分析知识的联系和区别，并能综合运用知识解决问题；②熟悉：懂得“为什么”，能领会概念的含义，并能解释知识点的内容；③了解：知道“是什么”，能够记住学过的知识要点。

中英文名词对照索引

参考文献

1. 周秀华. 急危重症护理学. 第 2 版. 北京：人民卫生出版社，2010.
2. 孙菁. 急重症护理学. 北京：人民卫生出版社，2006.
3. 谭进. 急救护理. 北京：高等教育出版社，2004.
4. 刘化侠. 急危重症护理学. 北京：人民卫生出版社，2007.
5. 黄显凯. 急诊医学. 北京：人民卫生出版社，2009.
6. 敖薪. 急救护理学. 北京：高等教育出版社，2006.
7. Adam，S. K，Osborne，S. 危重病护理科学与实践. 李宁，译. 北京：高等教育出版社，2011.
8. 中国红十字会总会. 救护. 北京：社会科学文献出版社，2007.
9. 张松峰. 急救医学. 郑州：河南科学技术出版社，2005.
10. 沈洪. 急诊医学. 北京：人民卫生出版社，2009.
11. 党世民. 外科护理学. 北京：人民卫生出版社，2006.
12. 曹伟新，李乐之. 外科护理学. 第 4 版. 北京：人民卫生出版社，2007.
13. 杨晓媛. 灾害护理学. 北京. 军事医学科学出版社，2009.
14. 杨丽丽. 急救护理学. 北京：清华大学出版社，2008.